独龙族常用药物

主 编

尹子丽　陈　佳　冯德强　谭文红

上海科学技术出版社

图书在版编目（ＣＩＰ）数据

独龙族常用药物 / 尹子丽等主编. -- 上海 ： 上海
科学技术出版社，2023.1
ISBN 978-7-5478-5996-4

Ⅰ．①独⋯ Ⅱ．①尹⋯ Ⅲ．①独龙族－中草药－研究
－中国 Ⅳ．①R296.5

中国版本图书馆CIP数据核字(2022)第210137号

独龙族常用药物

主编　尹子丽　陈　佳　冯德强　谭文红

上海世纪出版(集团)有限公司
上 海 科 学 技 术 出 版 社　出版、发行
(上海市闵行区号景路 159 弄 A 座 9F - 10F)
邮政编码 201101　　www.sstp.cn
苏州工业园区美柯乐制版印务有限责任公司印刷
开本 787×1092　1/16　印张 11
字数：180 千字
2023 年 1 月第 1 版　2023 年 1 月第 1 次印刷
ISBN 978 - 7 - 5478 - 5996 - 4/R・2658
定价：148.00 元

内容提要

独龙族是我国人口较少的少数民族之一，没有本民族文字，传统医药经验都是通过口授、手传保留，并以实践经验的方式世代相传，未形成系统理论。关于独龙族传统用药经验、用药特色等医药知识的调查及整理研究也还没有系统地展开。

本书是第一本独龙族药物专著，对尚未发掘的独龙族医药文献、医药知识、方剂、用药经验、药用资源等进行系统整理。全书分为总论和各论两部分。总论部分主要介绍独龙族简史、独龙族医药史、独龙江地区药用植物资源和独龙族医药保护传承与发展对策。各论部分收录了独龙族常用药物130味，每味药内容涵盖了独龙族药名、异名、来源、形态特征、采收加工、性味归经、功效、主治、用法用量、宜忌、区域民族用药经验、现代研究，并附有实地拍摄照片。

本书适合民族医药研究学者和民族医药相关专业的本科生、研究生参考阅读。

编委会

前　言

　　独龙族是我国少数民族中人口最少的民族之一,现约有 7 000 人,95％以上聚居于云南省贡山独龙族怒族自治县独龙江流域的河谷地带,部分散居于维西傈僳族自治县、西藏察隅县和缅甸境内。

　　独龙族主要聚居地处于滇西北怒江大峡谷北段,北邻西藏自治区林芝市察隅县,东与云南省迪庆藏族自治州的德钦县和维西傈僳族自治县接壤,南邻云南省怒江傈僳族自治州福贡县,西邻缅甸,地势呈"三山夹两江"的高山峡谷地貌。

　　独龙族是直接从原始社会末期过渡到社会主义社会的"直过"民族。因特殊的历史发展和地理环境,当地的医疗卫生条件不足,缺医少药现象突出,在民族医药研究上亦十分欠缺。

　　独龙族没有本民族文字,亦没有关于本民族传统医药的记载和记录可查,治疗疾病的方法在民间民俗中有部分体现,药物应用经验都是通过口授、手传保留,并以实践经验的方式世代相传,未形成系统理论。独龙族医学不仅仅是防病治病的知识体系,亦是民族的一种生活方式,防病治病经验历代已成一种习俗而传承下来。

　　独龙族医药文化的核心就是生命健康力问题,生命健康力是医药文化发展的内在动力。独龙族的生命健康力在饮食习惯、服饰特征、出行方式、住宅样式、婚育丧葬等方面都有个性特征,能直观说明独龙族具有与自然和谐共处的能力。民俗的禁忌、传承本身就反映了独龙族对生命健康利弊的一种选择,能够长久保存并流传的多为有利于生命健康的行为。民俗民风是获取独龙族医药信息的重要途径之一,从中可挖掘独龙族的生命观念、健康观念、疾病观念,整理收集独龙族对生、老、病、死的信仰及其习俗行为,可获取独龙族防病治病经验信息。

　　独龙族聚居地生物资源丰富,民间医生在家族口承传授及长年实践经验积累的基础上,利用当地丰富的药用资源为患者治疗疾病。"药食同用"是独龙族治疗疾病的主要方式之一,亦是独龙族医药的主要补充。同时,独龙族利用药用植物资源和中草药传统的历史较久远,相关资料记载,独龙族曾用 100 多种药用植物,包括大宗和贵重的药材,用于同外界进行交换,换取盐、茶、铁锅、铁三脚之类的生活用品和祭祀用的牛等。其中,虫草、天麻、黄连、贝母是经济价值最高的药用资源,也是最早与外界交换的药材;天麻、黄连、贝母可交换盐、铁器和黄牛,而采集天麻、黄连、贝母也是独龙族重要的生产活动之一。

与独龙族医药相关的文献极少，目前还未有独龙族医药专著，本书是第一部独龙族药物专著。为保障药物基原的准确性，本书作者历经 3 年时间，对独龙族常用药物进行了田野调查和数据资料整理，收集了独龙族常用药物 130 种。本书关于独龙族药物的描述内容翔实、系统，所附药物原植物插图均为实地拍摄，文献主要参考《怒江流域民族医药》《云南民族药大辞典》《独龙江地区植物》等。

全书分为总论和各论两部分。总论部分主要介绍独龙族简史、独龙族医药史、独龙江地区药用植物资源和独龙族医药保护传承与发展。各论部分收录了 130 味独龙族常用药物，内容包括独龙族药名、异名、来源、形态特征、采收加工、性味归经、功效、主治、用法用量、有毒药物的宜忌、区域民族用药经验、现代研究等。其中涉及的穿山甲、金钱豹、云豹、熊等已是禁用或限用的动物药，仅仅作为对独龙族医药文化的记录，不作为使用参考。

本书以"抢救、挖掘独龙族医药，普及传承独龙族医药知识"为原则，系统地研究、整理了独龙族医药知识，旨在保护、保留和传承独龙族医药文化遗产，为更好地开发利用独龙族居住地区丰富多彩的药物资源，为独龙族医疗发展、科研、教学等提供重要的参考依据。

本书是国家重点研发计划"中医药现代化研究"专项民族医药发掘整理与学术传统研究课题——"独龙族等 8 个民族医药抢救性发掘研究"（项目编号：2017YFC1703901）和云南省傣医药与彝医药重点实验室的研究成果，主要由课题组成员、云南省傣医药与彝医药重点实验室研究人员和云南中医药大学教师等共同编著。

冯德强

2022 年 5 月

凡　例

本书基于以下编写原则完成编撰。

1. 总论是在田野调查的基础上参考了《云南省特有民族百年实录——独龙族》《独龙江地区植物》《云南省药品标准》(1974年版)、《怒江流域民族医药》等专著和其他文献，引用的专著和其他参考文献见文后。

2. 各论的独龙族常用药以当地使用率进行筛选，均为使用频率较高的药物。药物在书中按药材名首字汉语拼音排序，首字相同按第二个字汉语拼音排序，以此类推。

3. 每种独龙族药物包括独龙族药名、异名、来源、形态特征、分布生境、采收加工、性味归经、功效、主治、用法用量、区域民族用药经验、现代研究等条目。部分药材有宜禁论述。

4. "独龙族药名"条目中罗列该种独龙药名的独龙语及其音译。

5. "异名"条目中罗列该种独龙药在云南各地的常见别名。

6. "来源"条目中包括该种独龙药的基原植物和入药部位。

7. "形态特征"条目中描述了该种独龙药基原植物的植物特征。

8. "分布生境"条目中罗列药用物种在云南省分布的主要地区，描述其常见生境。

9. "采收加工"条目描述独龙药的入药部位的采集时间和加工方法。

10. "性味归经"条目描述独龙药的药性和归经。

11. "功效"条目描述独龙药的常用功效。

12. "主治"条目描述独龙药治疗的临床疾病。

13. "区域民族用药经验"条目中包括独龙江地区使用该种独龙药的常用验方或当地的用药经验。

14. "现代研究"条目中包括该药的化学成分、药理作用及以该独龙药为原料药开发的云南民族制剂。

15. 另附药物基原拉丁学名索引、药物中文名索引，方便读者查阅。

目　录

总　论

独龙族是我国少数民族人口中较少的跨境民族之一，现有约 7 000 人，使用独龙语，没有本民族文字。独龙族主要分布在云南省西北部怒江傈僳族自治州的贡山独龙族怒族自治县西部的独龙江峡谷两岸、北部的怒江两岸，以及相邻的维西傈僳族自治县齐乐乡和西藏自治区察隅县察瓦龙乡等地。95％的独龙族聚集居住在贡山县西部的独龙江峡谷两岸，部分散居于维西傈僳族自治县、西藏察隅县，缅甸境内也有独龙族人居住。

第一节　独龙族简史

独龙族的族称，在历史的文献记载中，曾有"俅帕""俅人""俅子""曲子""曲洛""曰撬"等不同的称法。他称一般因为当地各民族称独龙江为"俅江"，因而称独龙族人为"曲子""俅人"或"俅子"。1952 年，废除了"俅帕""俅子""曲洛"等他称，依据本民族的意愿，正式定名为"独龙族"。

独龙族的族源及民族的形成，时至今日还没有较为清楚的脉络及线索，但从语言系属上来看，作为汉藏语系藏缅语族的独龙族，应来源于氐羌族群。

独龙江流域历史上是缅甸、印度和我国藏滇之间的重要通道。波涛汹涌的独龙江贯穿了 1994 平方千米的独龙江峡谷，独龙族人民世代在那里繁衍生息。独龙族的村寨较分散，

大多分布在江边和山腰的台地上。多则 20 户左右，少则不足 5 户，大多村寨已固定，部分住户仍保有自由流动迁徙的习俗。

独龙族有自己的语言——独龙语，独龙语和景颇语、僜语、珞巴语等比较接近，属同一语支，其中贡山怒语与独龙语基本相通，受外界影响小，语言发展缓慢，在一定程度上具有藏缅语的特征。

独龙族分布的地区，处于我国西南著名的横断山脉中心，方圆上百千米皆为连绵起伏的高山峻岭，江河湍急多石，交通极为不便。独龙江源于西藏地区，经麻必洛河与科罗洛河，在斯尤汇合成独龙江，汹涌向南，到下游钦郎当处，向西流入缅甸的恩梅开江，全程约 178.6 千米。大部分独龙族世代居住在这条险峻河

谷两岸狭小的冲洪积扇或坡麓盆地上。由于孟加拉湾暖湿气流影响,年平均温度 10.9 ℃,年降雨量近 4 000 mm,年无霜期 280 天左右。2014 年以前,由于当地山高谷深,沟壑纵横,每年大雪封山长达半年之久,封山期间交通隔断、行人断绝,长期处于与世隔离状态。

独龙族饮食习俗的形成与其社会经济发育程度及周围的自然生态环境有极大关系。由于历史上食物来源匮乏,加之独龙江雨水充沛,植物种类繁多且生长较快,形成粮食和野生植物各占一半的杂食型结构的饮食风俗。其中,粮食型食物主要是玉米、土豆、青稞、稗子、荞子、燕麦等,其中淀粉质食物常常占有绝大部分的比例。可食用的野生植物达 30 多种,很多是药食同用的植物,如漆油是当地最具特色的食用油,常以圆饼状或块状固态"漆油"出售,漆油炒鸡肉加白酒是当地著名的饮食,称为"下拉",食用后可补充和恢复体力。董棕,独龙江地区的居民常将其髓心粉末沉淀后加入红糖,煮成糊状做早餐食用,且可用于小儿食积、腹胀下利、赤白痢疾。

近年来随着各种豆类或其他蔬菜的陆续传入,独龙族的佐食习惯也有所改变。独龙族人日常饮食一日只吃早、晚两顿,早餐以炒面、烧烤土豆为主,晚饭多是吃玉米及其他杂粮。因条件所限,独龙族一般口味清淡,油盐不多。

好饮酒,喝的是自酿的低度水酒。凡亲友来往、生产协作、婚丧嫁娶、宗教仪式和节庆活动等都少不了酒,酒在独龙族社会生活中占有特殊的重要位置。另外,受附近藏族的影响,独龙族还喜欢将茶叶、盐和熬熟的动植物油混合在特制的竹筒里"打"茶饮用。

独龙江地区平坝少,几乎都是高山陡坡、山泉、箐沟等地形,独龙族大都居住在独龙江河谷两岸的山坡台地上,并按照家族和血缘近亲关系组成大小不等的自然村落。独龙族的房屋一般很小,建房材料主要有冬瓜树、竹、草等。独龙族素有"一家建房、全村相帮"的良好习惯。男人们帮主人将砍倒的冬瓜树分别加工成圆木梁、木板,将竹子破成篾条编织篾笆;女人们则每人送上一束草;在一日之内就将新房建好。房屋有木楞房和竹篾房两种,房子为两面滴水的茅草顶,楼楞用粗细相等的冬瓜木铺成,上面覆盖竹篾笆。房子下层矮小,只做饲养猪、鸡之用。这种房子一般有两间,一间立火塘,是主人做饭和睡觉的地方;另一间做未婚儿女卧室或用来招待客人。在独龙江乡巴坡村,过去还有较大的木栏排式房,通常有一连四五间。独龙族贮放粮食的仓库一般都在离住房 20~30 m 的地方另搭。一年收获的粮食均放在里面,只到食用前才去取用。他们这种屋外另建粮仓的习惯,反映了独龙族内部无偷盗的美德。

第二节　独龙族医药史

独龙族是直接从原始社会末期过渡到社会主义社会的"直过"民族。因特殊地理环境,独龙族人民长期生活在"刻木结绳记事,鸟语开花为节令"的状态中,缺乏基本的医药知识和医疗保健条件,缺医少药现象明显,整体健

康水平与外地差距比较明显。

独龙族医药的起源离不开人类的生产,如清道光的《云南通志》(卷 185)中有记载:"俅人居澜沧江大雪山外,系鹤庆、丽江西域外野夷。其居处结草为庐,或以树皮覆之。男子披发,

着麻布短衣裤,跣足,妇女缀铜环,衣亦麻布……更有居山岩中者,衣木叶,茹毛饮血,宛然太古之民。"独龙族的初始阶段常集体出猎,所得食物共同消费,在此过程中,常因误食有毒食物的花、叶、根、茎和果实而发生呕吐、腹泻、昏迷甚至死亡等情况。经过长期的实践经验,独龙族逐步积累了许多植物药的知识;通过狩猎,独龙族又逐步识别了许多动物药。

独龙族没有自己的文字,医药经验是采用口传心授的方式进行传播,医药文字记载资料甚少。独龙族医药究竟起源于何时,虽无确切的文献可考,但之前其落后的生产方式和经济发展使独龙族医药早期表现出鬼神色彩和巫医结合的医学模式。由于独龙族所处的自然环境和历史发展的背景,独龙族的医药发展还在初级阶段,尚未上升成为自己的医药学理论,属于医药知识积累阶段的民族医药学。

从历代史书记载得知,独龙族很早就使用山区土特产与外界进行交换,以获取生存物质,其中就有药材的交换,以麝香、黄连最为常见,药材交换文献记载最早见夏瑚《怒俅边隘详情》。独龙族历史上曾作为商品交换的药用植物主要有云黄连、卷叶贝母、贡山厚朴、辛夷、珠子参、重楼、石斛、续断、羌活等。2010 年出版的《怒江流域民族医药》中收载 96 种独龙族植物药和 30 种动物药,对每味药物的民族药名、来源、形态特征、别名、生境、采集加工、行为功能、区域用药特色、主治用法等方面进行了论述。因此,无论是种类还是储藏量,独龙族地区药材资源特别是植物药资源是十分丰富的。

独龙江是中国仅存的原生态河流之一,动植物物种保存完好,是动植物的基因宝库。尽管对独龙族传统采集利用药用植物的文献记载很少,但独龙族人在极其艰苦的环境下,依靠当地丰富的自然资源,逐步掌握了动植物的属性及功能,用于抗御毒虫、猛兽、病魔的侵袭,以及恶劣的生活条件,创造了具有本民族特色的传统医药。

目前对独龙族医学的相关文献甚少,对独龙族传统用药经验、用药特色等医药知识的调查及整理研究还没有系统地展开。独龙族的医药文化研究表明独龙族的民俗活动中包含有许多重要的医学行为,具有医学价值。2017 年国家重点研发计划项目"民族医药发掘整理与学术传承研究"以中医药传统理论为指导,以深入细致的田野调查为主要方法,并以独龙族的民风、民俗、宗教信仰作为研究的入手点,对独龙族古籍文献、诊疗方法、病名、经验方、用药经验等医药知识进行全面抢救性发掘和系统整理。

独龙族的民族医药渗透在日常的生活习惯和风俗中,只因特殊的地理环境,社会形态发育不完全,文化交流缺失,没有自己的文字,医药文字记载资料甚少,导致大多数民族医药知识没有得到及时记录和保存。在很多少数民族地区,民族医学不仅仅是防病治病的知识体系,亦是民族的一种生活方式,防病治病经验历代已成一种习俗而传承下来。

第三节　独龙江地区药用植物资源

一、药用资源

独龙族对植物资源和中草药利用传统历史较久远,有相关资料记载,独龙族曾用 100 多种药用植物,包括大宗和贵重的药材,用于同外界进行交换,换取盐、茶、铁锅、铁三脚之类的生活用品和祭祀用的牛等。其中,虫草、天麻、黄连、贝母是经济价值最高的药用植物,也是最早与外界交换的药材;天麻、黄连、贝母可交换食盐、铁器和黄牛,而采集天麻、黄连、贝母也是独龙族重要的生产活动之一。董棕是当地最具特色的药用植物和经济植物,可以食疗的方式治疗消化不良,如将董棕髓心的粉末沉淀后加入少量红糖,煮成糊状,用于治疗红白痢疾,效果较好。桤木是独龙族种植最多的树种,也是唯一的造林树种,树皮具有消炎止血的功效,独龙族常用它治疗痢疾、腹泻、水肿、肺炎、漆疮等病症。

独龙江地区高山深谷,海拔高低不一,温差比较大,动植物分布较广,且种类繁多。李恒教授在独龙江地区发现的特有植物达200种,共采制21 000份标本,包括蕨类和种子植物199科2 278种,其中蕨类植物41科275种,种子植物158科682属2 003种,药用植物有700多种,田野调查有近百种。2010年出版的《怒江流域民族医药》,收载96种独龙族植物药和30种动物药,对每味药物的民族药名、来源、形态特征、别名、生境、采集加工、行为功能、区域用药特色、主治用法等方面进行了论述。近年来,独龙江地区大规模种植草果、董棕、重楼、花椒等植物,并已形成了产业链,推动地方经济的发展。

二、药食同用资源

高黎贡山所在的独龙江地区为生物基因宝库,物种繁多,特别是植物种群较丰富。很多树木、花草、菌类都是药食两用植物,在充饥的同时,无意中治愈了疾病,这种大自然的不缺行为同时也保护了独龙族人民的健康。采集的食物如百合、董棕、竹叶菜、山药、野韭菜等有数百种,采集的食用菌有木耳、松茸、羊肚菌等数十种,这些药物以食物的用途吃到人体,以充饥行为无意中保养了身体。

独龙族在与大自然和疾病的抗争中,积累了防病治病的丰富经验,药食同用是最常见的一种方法。据不完全统计,独龙江地区有药用植物超过500种,而在独龙族的采集历史中,药食同用的植物达到百种。贡山县集市和独龙江乡镇集市,均可见很多药食两用的植物交易。

经市场调查、文献资料整理,独龙江地区独龙族药食同用植物资源丰富,见表1。

表1 独龙江地区独龙族药食同用植物资源

药材	基原植物	分布	药用情况	食用情况
董棕	短穗鱼尾葵 *Caryota mitis* Lour.	贡山、西畴、麻栗坡等地	董棕粉(髓心粉末加工品):止泻,和胃,收敛,止痢。用于小儿食积,腹胀下利,赤白痢疾。 花、果、棕根和叶基棕板:用于金创、便血、痢疾等	董棕粉:加水裹成团用铁锅烤或蒸着吃;也可加水煮成糊状,加适量的糖做早餐;或加鸡蛋调成粥状,用平底锅油煎;亦有做成董棕粉凉粉,加调料吃。 开花的花苞:作蔬菜食用
葛根	食用葛 *Pueraria edulis* Pampan.	贡山、丽江、维西、香格里拉、大理、泸水、福贡、兰坪、峨山、元江、昆明等地	根:解肌发表,降糖降脂,升举阳气,醒酒解酒。用于高血压、高血脂、高血糖及偏头痛等心脑血管病	葛根:作"零食"切片后含食

药材	基原植物	分布	药用情况	食用情况
木耳	黑木耳 Auricularia auricula（L. ex Hook.）Underw. 和金耳 Tremella aurantia Schw. ex Fr.	广泛分布于独龙江地区，特别是下游地区	子实体:用于气虚或血热所致腹泻、崩漏、尿血、齿龈疼痛、脱肛、便血等	子实体:作为食用菌
漆树	漆 Toxicodendron vernicifluum（Stokes）F. A. Barkley.	富民、双柏、兰坪、丽江、维西、贡山、香格里拉、德钦	漆油（种子加工品）:可防治风湿类疾病	漆油:用作食用油
羽叶鬼灯檠	羽叶鬼灯檠 Rodgersia pinnata Franch.	德钦、维西、丽江、香格里拉、贡山、大理、福贡、景东、彝良	根状茎:用于麻醉、止痛、镇静,外敷治刀伤出血	根状茎:制酒、醋、酱油
山药	独龙薯蓣 Dioscorea birmanica Prain.	独龙江沿岸	块根:促消化。用于泄泻、妇女白带多、小便频数和糖尿病	块根:作为制作婴儿强化营养米粉及其他冲调食品的配料
大百合	荞麦叶贝母 Cardiocrinum giganteum（Wall.）Makino.	贡山、德钦、泸水、福贡、丽江、维西、大理、腾冲、临沧、镇雄、彝良、文山、广南	鳞茎:用于肺结核咯血、小儿高热	鳞茎:用于酿制水酒
食用莲座蕨	食用莲座蕨 Angiopteris esculenta Ching.	潞西、腾冲、盈江、福贡、贡山	根状茎:止咳止血、清热消肿、散瘀	根状茎:提取淀粉作粮食
鼻涕果	尼泊尔水东哥 Saurauia napaulensis DC.	云南南部	果实和根:用于骨折、跌打损伤	果实:可食用
头状四照花	头状四照花 Dendrobenthamia capitata（Wall.）Hutch.	云南各地	树皮和叶:消肿镇痛;果实和花:治肝炎,驱蛔虫	果实:可生吃、酿酒、制醋
花椒	花椒 Zanthoxylum bungeanum Maxim.	滇西北、滇西、滇中、滇东北、滇东南及临沧	果实:温中止痛、杀虫止痒	果皮:做调味品叶:食用或制成椒茶
草果	草果 Amomum tsaoko Crevost et Lemarie.	贡山、西畴、麻栗坡、金平	果实:治痰积聚,除瘀消食、截疟疾	果实:作为调味香料
竹叶菜	蕹菜 Ipomoea aquatica Forsk.	贡山、泸水、福贡	全株:内服解饮食中毒,外敷用于骨折、腹水及无名肿毒	全株:作食用野菜,如煮清汤、凉菜、炒食、火锅
鱼腥草	蕺菜 Houttuynia cordata Thunb.	云南各地	茎:清热解毒,消痈排脓,利尿通淋	茎叶:可凉拌,开发成饮料
蒌叶	蒌叶 Piper betle Linn.	景洪、思茅、临沧、富宁、瑞丽、保山、大理、贡山	全株:温中、散结、消痰	茎叶:作为调料

续 表

药材	基原植物	分布	药用情况	食用情况
山鸡椒	山鸡椒 *Litsea cubeba* (Lour.) Pers.	云南大部分地区	全株：祛风、散寒、理气、止痛。用于感冒，或预防感冒； 果实：用于胃寒痛、血吸虫病	果实及花蕾：作为腌菜的原料
蜘蛛香	马蹄香 *Valeriana jatamansi* Jones.	云南大部分地区	根：止痛止泻、祛风除湿	根：可与肉或鸡蛋炖服
野拔子	野拔子 *Elsholtzia rugulosa* Hemsl.	云南大部分地区	地上部分：用于风感冒、消化不良、肠胃炎、痢疾	地上部分：作为火锅蘸料，炖鸡食用

第四节　独龙族医药保护传承与发展

一、抢救性发掘与收集整理

独龙族宝贵的治病用药经验急需"抢救性"地收集和整理。独龙族医药文献资料较少或没有记载可寻，在收集和整理民族传统医药知识和经验的过程中，以人类学深入细致的田野调查为主要方法，如问卷调查、集中调查、关键人物访谈、个别访问、追访调查、参与观察等。其中，关键人物是对本民族的社会、民俗、文化有相当了解，并具有丰富的防病治病经验的人。实地调查工作中要与关键人物长期合作，并对其他有代表性的群体进行个别访问，以增加信息的准确性，并对已获信息进行交叉检验。

在很多少数民族地区，民族医学不仅仅是防病治病的知识体系，亦是民族的一种生活方式，防病治病经验历代已成一种习俗而传承下来。同时，深入挖掘蕴藏在独龙族文化中的生命观念、健康观念、疾病观念，整理收集独龙族对生、老、病、死的信仰及其习俗行为，以获取独龙族防病治病经验信息。深入调查独龙族防病保健的方法、疾病防御和应对的方法、独具特色的诊疗方法和用药特点等，并探讨民俗民风对其医学思想和行为的影响，并找出内在联系和规律。

二、提高思想认识，营造传承和发扬民族医药文化的社会环境

独龙族的医药文化核心就是生命健康力问题，生命健康力是医药文化发展的内在动力。独龙族的生命健康力在饮食习惯、服饰特征、出行方式、住宅样式、婚育丧葬等方面都有个性特征，能直观说明独龙族具有与自然和谐共处的能力。民俗的禁忌、传承本身就反映了独龙族对生命健康利弊的一种选择，能够长久保存并流传的多为有利于生命健康的行为。

三、坚持医药结合与医药并进，保持医药文化传承的有效性和完整性

独龙江地区缺少民间医生，原来少数掌握用药经验的"南木萨"先后去世；独龙族没有系统的医药理论，大多是单方用药经验和食疗经验；独龙族医药文化在历史发展进程中，没有形成自身的体系，医药分离现象明显。因此，在独龙族医药研究中须医药结合，在医药之间找到相互结合和支撑点。同时扩宽视野，以民族民俗、饮食文化、宗教文化、经济和社会角度综合看待独龙族关于健康和疾病的认识、关于生存与生命的态度。只有医药结合、文化结合，才不会割断独龙族民族医药文化的整体性和完整性，才能在独龙族民族文化中沉淀出医药文化。

四、提升独龙族医药研究的层次和水平

独龙族医药系统研究起步较晚，仅有医药文化的相关研究，须通过各方面工作来提升独龙族医药研究的层次和水平，如制定独龙族医药保护和开发条例；设立独龙族医药保护与开发基金，鼓励当地群众发展民族医药产业；全面做好民族药物资源普查与保护工作，对常用和有效的药物进行筛选；加强野生药材资源的人工驯化和繁殖工作，推广人工种植和养殖技术；构建独龙族医药相关信息数据库和知识产权保护体系，保护独龙族医药核心竞争力；构筑药企、药农利益联盟，推动独龙族医药产业化发展；等等。

各 论

芭蕉·Bajiao

独龙族药名 · kə luŋ（音：葛伦）。

异名 · 牙蕉、芭蕉头、板蕉。

来源 · 芭蕉科植物芭蕉 *Musa basjoo* Sieb. et Zucc. 的根、茎汁、叶和花。

形态特征 · 多年生丛生草本，高 2.5～4 m。叶片长圆形，长 2～3 m，宽 25～30 cm，先端钝，基部圆形或不对称，叶面鲜绿色，有光泽；叶柄粗壮，长达 30 cm。花序顶生，下垂；苞片红褐色或紫色；雄花生于花序上部，雌花生于花序下部；雌花在每一苞片内 10～16 朵，排成 2 列；合生花被片长 4～4.5 cm，具 5 齿裂，离生花被片几与合生花被片等长，顶端具小尖头。浆果三棱状，长圆形，长 5～7 cm，具 3～5 棱，近无柄，肉质，内具多数种子。种子黑色，具疣突及不规则棱角，宽 6～8 mm。

分布生境 · 云南南部、西南部有野生。多栽培于庭园及农舍附近。

采收加工 · 叶、根：四季可采，洗净鲜用或晒干备用。茎汁：茎干近根部切直径约 5 cm 的小孔，即有灰黑色之液汁渗出，引流入容器供用；或以嫩茎捣烂绞汁亦可。花：花开时采收，鲜用

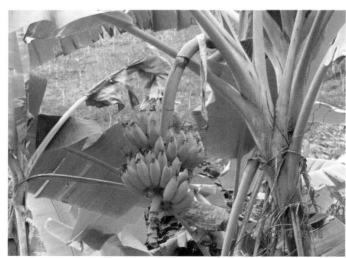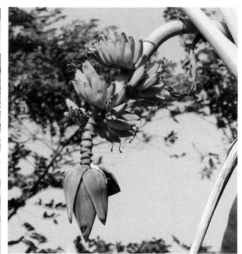

芭蕉 *Musa basjoo* Sieb. et Zucc.

或阴干。

性味归经 · 根:甘,大寒;归胃、肝经。茎汁:甘,寒;归心、肝、胃经。叶:甘、淡、寒;归心、肝经。花:甘、淡、微辛,凉;归心、肝、胃、大肠经。

功效 · 根:清热,止渴,利尿,解毒。茎汁:清热,止渴,解毒。叶:清热,利尿,解毒。花:化痰软坚,平肝,和瘀,通经。

主治 · 根:用于烦闷,消渴,黄疸,水肿,脚气,血淋,血崩,痈肿,疔疮,丹毒。茎汁:用于热病烦渴,惊风,癫痫,高血压头痛,疔疮痈疽,烫火伤。叶:用于热病,中暑,脚气,痈肿热毒,烫伤。花:用于胸膈饱胀,脘腹痞痛,吞酸反胃,呕吐痰涎,头目昏眩,心悸怔忡,经行不畅,子宫脱垂。

用法用量 · 根:内服:煎汤,15～30 g,鲜品 30～60 g;或捣汁。外用:适量,捣敷;或捣汁涂;或煎水含漱。茎汁:内服:50～250 mL。外用:适量,滴耳;或含漱。叶:内服:煎汤,6～9 g;或烧存性研末,每次 0.5～1 g。外用:适量,捣敷;或烧存性研末调敷。花:内服:煎汤,6～9 g;或烧存性研末。

区域民族用药经验 ·

1. 反胃,吐呃饮食酸痰,中脘腹痛,胸膈饱胀 · 芭蕉花 10 g。水煎,点水酒服。忌鱼、羊、生、冷、蛋、蒜。

2. 血淋涩痛,鼻衄 · 芭蕉鲜根茎 10 g,旱莲草 25 g。煎服。

3. 中耳炎 · 芭蕉茎汁滴耳内或冲洗。

4. 烧烫伤 · 芭蕉茎汁外涂;或果皮烧灰存性外敷。

5. 心悸 · 芭蕉花、冰糖各 50 g。水煎服,每日 1 剂,日服 3 次。

6. 阳水证 · 芭蕉根 30 g,胡椒 10 粒。水煎服,每日 1 剂,日服 3 次。

7. 百日咳 · 芭蕉根、桑白皮、川芎、竹茹各 10 g。上药用水煎取药液调红糖服,每日 1 剂,

日服 3 次。

8. 夜啼 · 芭蕉花 10～20 g,灯心草 3 g,红糖适量。水煎服,每日 1 剂,日服 3 次。

现代研究 ·

化学成分:主要含有挥发油类、酚类、生物碱类等化学成分。

药理作用:具有抗炎、抑菌、抗肿瘤、降血糖、降血压、促进骨形成等药理作用。

白牛胆 · Bainiudan

独龙族药名 · nʊ wʌ bə lə(音:奴瓦北勒;意:牛舌头)。

异名 · 山白芷、土白芷、小茅香、黑骨风、寻骨风、铁杆香、白面风根。

来源 · 菊科植物羊耳菊 *Duhaldea cappa* (Buch.-Ham. ex D. Don) Pruski & Anderberg 的全株。

形态特征 · 亚灌木,高 30～200 cm。茎直立,粗壮,灰棕色或有时暗紫色,中部以上有多数灰黄色的分枝,茎和枝具纵棱,密被淡黄褐色或污白色的茸毛,密生叶。茎下部叶在花期凋落,并留下被白色或污白色绵毛的腋芽;中部叶斜展,叶片长圆形、狭长圆形或长圆状披针形,长 10～16 cm,宽 3～6 cm,先端钝或急尖,基部宽楔形或圆形,边缘具锯齿或尖头状浅齿,表面绿色,密被具疣状基部的糙毛,沿中脉毛更密,背面被白色或灰白色厚茸毛,侧脉 10～16 对,和中脉在背面凸起,叶柄粗壮,长 0.3～1 cm,密被淡黄褐色或污白色的茸毛;上部叶渐小,近无柄或无柄。头状花序径 5～8 mm,多数于茎、枝顶端排列成聚伞圆锥状花序;花序梗粗壮,长 2～5 mm,密被茸毛,有线形的苞叶;总苞近钟形;总苞片约 5 层,外层长 2～3 mm,先端钝,中层渐长,内层长 5～7 mm,先端渐尖,全部总苞片披针状线形,背面被污

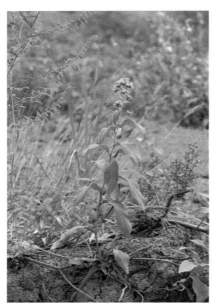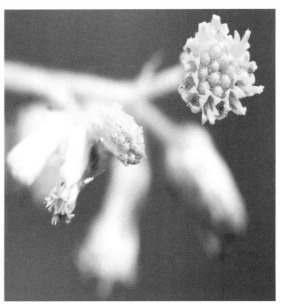

羊耳菊 *Duhaldea cappa* (Buch.-Ham. ex D. Don) Pruski & Anderberg

白色或淡黄褐色茸毛。外围雌花花冠黄色,管状,长 4.5~5.5 mm,先端 3~4 浅裂,无舌片或有时具极短小的舌片,花柱外露;中央两性花花冠黄色,管状,长 4.5~5.5 mm,较雌花的粗壮,冠檐狭钟形,先端 5 裂,冠管长 1~1.5 mm,花柱外露。瘦果圆柱形,长 1.5~2 mm,被白色绢毛;冠毛 1 层,污白色,与花冠近等长,糙毛状。花期 6~10 月,果期 8~12 月。

分布生境 · 云南除滇东北外大部分地区有分布。生于海拔(180~)800~2 800 m 的林下、林缘、灌丛下、草地、荒地或路边。

采收加工 · 夏、秋季采割,洗净,除去杂质,鲜用或晒干备用。

性味归经 · 辛、微苦,凉。归肝、脾、肺经。

功效 · 祛风散寒,止咳定喘,行气止痛。

主治 · 用于风寒感冒,咳嗽哮喘,头痛,牙痛,胃痛,疝气,风湿疼痛,跌打损伤,月经不调,白带,肾炎水肿。

用法用量 · 内服:煎汤,15~30 g,鲜品 50~100 g。外用:捣敷;或煎水洗。

宜忌 · 用药期间禁食酸、辣食物。

区域民族用药经验 ·

1. 感冒高热 · 羊耳菊、千里光各 15 g,牡蒿 20 g。水煎服。

2. 全身皮肤瘙痒 · 羊耳菊适量,血满草、柽柳各 30 g。煎水外洗。

3. 毒蛇咬伤 · 羊耳菊、地锦草、地蒌各 50~100 g。煎水外洗,1 日 1~3 次。

4. 慢性气管炎 · 羊耳菊 15 g,杜鹃枝叶 50 g,五指毛桃 100 g,鱼腥草 40 g,胡颓子叶 25 g。用温水 3 碗,先将药浸泡 30 分钟,然后小火煎煮 40 分钟左右,约煎至 1 碗,分 2 次服。10 天为 1 个疗程。

5. 扭挫伤 · 羊耳菊、石南藤、南五味子根、连钱草、酢浆草、水泽兰各适量。捣烂外敷。

6. 乳腺炎,气管炎,淋巴腺炎,膀胱炎,肾炎,睾丸红肿疼痛,牙痛 · 羊耳菊适量。水煎服。

现代研究 ·

化学成分:主要含有挥发油、黄酮、香豆素、甾醇和酚类等化学成分。

药理作用:具有抗氧化、抑菌、抗炎镇痛等药理作用。

制剂:1. 鼻康片·成分:羊耳菊、鱼腥草、绣线菊、大蓟根、漆姑草、路路通、鹅不食草。功效主治:清热解毒,疏风消肿,利咽通窍。用于风热所致的急慢性鼻炎、鼻窦炎及咽喉炎。

2. 雅叫哈顿散·成分:羊耳菊根、小百部、藤苦参、苦冬瓜、箭根薯、蔓荆子茎及叶。功效主治:清热解毒,止血止痛。用于感冒发热,喉炎,胸腹胀痛,虚劳心悸,月经不调,产后流血。

百合·Baihe

独龙族药名·mu ʨi(音:木几)。

异名·野百合、喇叭筒、山百合、药百合、家百合、百合片。

来源·百合科植物野百合 Lilium brownii *F. E. Brown. ex Miellez* 的鳞茎。

形态特征·多年生草本。鳞茎近球形,白色、黄白色,高 4 cm,直径 5～6 cm;鳞瓣数十枚,卵状披针形,长 3 cm,宽 5～8 mm,肉质,茎叶萌发后,外面数层先后消耗变为纸质、膜质;鳞茎基部生细长的根束。茎高 1～2 m,常具乳头状短毛,地下部分直立、根茎状,长 3～10 cm,散生须根。叶散生,绿色,背面淡绿色,披针形、狭线形,长 7～14 cm,宽 0.6～3.5 cm,通常中部的最宽,上部的狭长,也有上下同形而较宽的,先端渐尖,基部渐狭,具 5～7 脉,全缘,两面无毛。花单生或 2～3 朵排成顶生的伞形花序;花梗长 3～10 cm,稍弯;花大,芳香,喇叭形,多少下垂,白色、乳白色,偶有外轮外面染红色的,无其他颜色的斑点;花被长 17～19 cm,下部筒状,上部外翻展开,花被片椭圆形、椭圆状匙形,先端急尖,背面中肋暗紫色,宽达 4 mm,突起;外轮花被片宽 3.5 cm,内轮宽 4.5 cm,基部内面蜜腺两侧常有乳头状短毛;花丝淡绿色,均向上弯,长 12.5～14 cm,基部渐宽,中部以下常被短毛,有时无毛;花药肾状长圆形,棕褐色,长 8～15 mm,粗约 3 mm;子房圆柱形,绿色,长 3～3.5 cm,粗 4 mm,有 6 条纵槽;花柱淡绿色,长 12 cm,具棱下部有毛,柱头大,钝三角形,绿色,3 浅裂。蒴果上举,褐色,圆柱形,具 6 棱,长 3～8 cm,粗 2.8～3 cm,基部骤狭为长 5～15 mm 的粗柄;果梗上弯,长 3～10 cm,与果柄连接处具关节。种子极多数,淡褐色,扁平,倒卵状长圆形,连同周围的翅长 7～8 mm,宽 5 mm。花期 5～8 月,果期 10～11 月。

分布生境·云南分布于泸水、福贡、凤庆、景东、江川、昆明、镇雄、大关、屏边、马关、西畴、富宁、砚山。生于海拔 700～2 500 m 的草坡、常绿阔叶林下、石灰岩灌丛下。

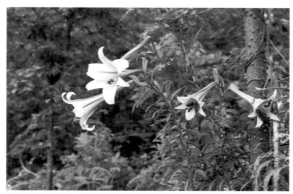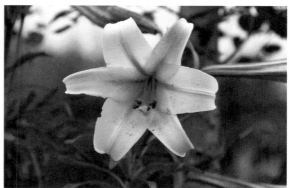

野百合 *Lilium brownii* F. E. Brown ex Miellez

采收加工 · 冬季或春季采挖鳞茎,洗净,晒干备用。

性味归经 · 甘,寒。归心、肺经。

功效 · 养阴润肺,清心安神。

主治 · 用于肺结核,虚劳咳嗽,吐血,支气管炎,肺虚咳嗽,痰中带血,虚烦惊悸,失眠多梦,形体衰弱,精神恍惚,骨折,各种疮毒,疖,痈,疮疡,湿疮。

用法用量 · 内服:煎汤,10~15 g;或入丸、散;亦可蒸食、煮粥。外用:适量,捣敷。

区域民族用药经验 ·

1. 高热喘嗽 · 百合、黄花地丁、沙参、石椒草各 15 g。水煎服。

2. 咳嗽胸痛 · 百合、韭菜白、藤耳箭、甘草各 10 g,珍珠枫 15 g,槲蕨汁、木通、三白根各 6 g。水煎服。

3. 咳嗽 · 百合、蜂子草全草各 10 g,四片瓦、鹅子树、桔梗、山姜、淫羊藿各 6 g。水煎服。

4. 百日咳 · ①百合 10 g,麦冬、天冬各 15 g,鲜竹叶 6 g。水煎服。②百合 15 g,兰花参 30 g,石胡荽 6 g。水煎服。

5. 肺痨 · 百合、白及各 60 g,红糖 30 g。药先煎,加入红糖熬成胶状,每次服 1 茶匙。

6. 肺痈 · 百合、百部、白及、结儿根各 60 g。各药研末混匀,每服 10 g,1 日 2 次,米汤送服。连服 12 日。

7. 阴虚潮热 · 百合 30 g,十大功劳、多穗石柯叶各 15 g,五味子 10 g。水煎服。

8. 自汗,肺结核,支气管炎,肺炎,咳嗽 · 百合 20 g,五味子 10 g,长叶火绒草 15 g,土黄芪 30 g。水煎服。

9. 失眠 · 鲜百合 30 g,糯米 80 g,冰糖适量。将百合洗净,剁成瓣备用。糯米煮粥,将熟时加入百合,再煮至粥熟,用冰糖调味。1 日 1 剂,分 2 次温服。

现代研究 ·

化学成分:主要含有甾体皂苷、多糖、酚酸甘油酯、生物碱、黄酮等化学成分。

药理作用:具有抗肿瘤、抗抑郁、抗氧化、降血糖、抗疲劳与耐缺氧、免疫调节、抗炎等药理作用。

制剂:1. 利肺片 · 成分:百合、五味子、白及、枇杷叶、牡蛎、百部、甘草、冬虫夏草、蛤蚧。功效主治:驱痨补肺,镇咳祛痰。用于肺痨咳嗽,咯痰咯血,气虚哮喘,慢性气管炎。

2. 百贝益肺胶囊 · 成分:百合、百部、浙贝母、桔梗、紫菀、功劳木、白及、海浮石、三七、甘草。功效主治:滋阴润肺,止咳化痰。用于治疗肺阴不足之久咳,以及支气管炎、肺痨久咳。

稗米 · Baimi

独龙族药名 · dʒʌ bei(音:贾杯)。

异名 · 稗、稗子。

来源 · 禾本科植物稗 *Echinochloa crus-galli* (L.) P. Beauv. 的种子。

形态特征 · 一年生草本。秆高 50~160 cm,基部直径 2~6 mm,光滑无毛,丛生,直立或基部倾斜而稍展开。叶鞘疏松包茎,光滑无毛,下部者长而上部者短于节间;叶舌缺;叶片扁平,线形,长 10~40 cm,宽 5~20 mm,先端渐尖或长渐尖,基部圆形,两面无毛,边缘粗糙。圆锥花序常呈金字塔形,长 6~26 cm;主轴具棱,棱上粗糙或疏被疣基长刺毛,后者常在节处更密;分枝长 2~5(~11)cm,常斜升,稀贴近主轴,在主轴上的排列不太整齐,下部者稀疏,常单生,上部者较密;穗轴有棱,棱上粗糙或疏被疣基刺毛,单一或有时具小分枝;小穗卵形或阔卵形,长 3~4 mm,脉上被密或疏的疣基硬毛,脉间粗糙,具短柄或近无柄,簇生或上者单生于穗轴一侧;第一颖三角形,先端尖,基部包

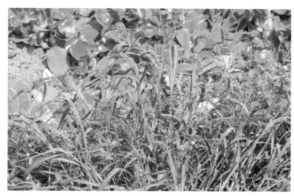 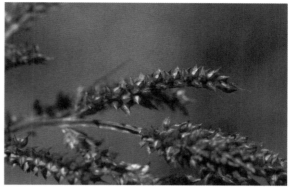

稗 *Echinochloa crus-galli* (L.) P. Beauv.

卷小穗,长为小穗的 1/3～1/2,具 3～5 脉;第一小花中性,外稃草质,上部 7 脉,侧脉靠近边缘,脉上有疣基硬毛,先端常延伸成粗壮的芒,芒长 0.5～3 cm 或更长,内稃膜质,具 2 脊;第二外稃椭圆形,平滑而光亮,成熟后变硬,先端具小尖头,尖头有细毛。花果期夏秋季。

分布生境· 云南大部分地区有分布。生于海拔 2 500 m 以下的沼泽地上、沟边湿地及稻田中。

采收加工· 夏、秋季果实成熟时采收,舂去壳,晒干。

性味归经· 辛、甘、苦,寒。归脾、胃经。

功效· 益气健脾。

主治· 用于脾胃虚弱。

用法用量· 内服:煎汤,6～15 g。

区域民族用药经验·

1. 痢疾· 稗子、铁藤、毛果算盘子根、山芝麻根、黄栌树根、青冈栎树根、饿饭果根各 10 g。水煎服。每日 1 剂,连服 3 剂。

2. 胆囊炎· 稗子、饿饭果各 20 g,大叶仙茅、车前草、石菖蒲、矮脚春兰、水菖蒲、白岩七、斑鸠菊、海金沙、木贼、闭鞘姜各 15 g。水煎服,每日 1 剂,连服 5～9 剂。

现代研究·

化学成分： 主要含有香豆素、苷类、黄酮等化学成分。

豹骨·Baogu

独龙族药名· goum(音:公)。

异名· 川四腿、金钱豹骨。

来源· 猫科动物云豹 *Neofelis nebulosa* Griffitch 和金钱豹 *Panthera pardus* L. 的骨骼。

形态特征· 1. 云豹· 体形小。长 75～110 cm,尾长 70～92 cm,重 15～20 kg。四肢较短,尾长超过体长之半。背毛灰黄色或黄色,具不规则的块状黑斑纹,宛如云朵,故称云豹。颈部有密集小黑斑点,眼周有不完全的鳞环,眼后有一明显的纵走黑纹,颈背 4 条黑纹,中间 2 条止于肩部,外侧两条粗,延伸至尾基部。四肢黄色具长形黑斑。尾色同背部,末端有数个非整环形的黑环,尾端黑色。

2. 金钱豹· 形似虎,比虎小。长 1～1.5 m,重达 50 kg。体格强健,四肢粗壮,前肢较后肢略宽大,前足 5 趾,后足 4 趾。跖行性,趾端具锐利而弯曲的硬爪,能伸缩。头圆耳短。夏毛棕黄色,冬毛黄色,背部较深。头面部具小而密的黑斑,并延伸至颈部及体背,于体背及体侧形成黑环圈,形如钱,故称金钱豹。颈下、胸部、腹部、四肢内侧均为白色,黑斑稀少。四肢外侧具黑褐色斑点,尾上亦有大小不等的黑斑,尾尖黑色。

分布生境·云南主要分布于高黎贡山、碧罗雪山、云岭山。活动于海拔 3 000 m 以下亚热带常绿阔叶林或针阔混交林。

采收加工·去净筋肉,洗净,阴干,临用时敲碎。

性味归经·甘、辛,温。归肝、肾、脾经。

功效·祛风湿,强筋骨,镇惊安神。

主治·用于风寒湿痹,筋骨疼痛,四肢拘挛麻木,腰膝酸楚,小儿惊风抽搐。

用法用量·内服:9～18 g,入丸剂;或浸酒服。

宜忌·血虚火盛者慎服。

区域民族用药经验·

1. 慢性风湿性关节炎,类风湿关节炎·豹骨、木瓜、牛膝各 9 g,桂枝 6 g。水煎服。或用白酒 500 mL 浸泡 1 个月,每日服 2 次,每次 9 g。

2. 惊悸,健忘·豹骨、龙骨、远志各等份。共研细末。每次 3 g,日服 3 次。

现代研究·

药理作用:具有抗炎、镇痛、镇静、抗惊厥药理作用。

鼻涕果·Bitiguo

独龙族药名·dʌ ʧu(音:达丘)。

异名·撒罗夷、马耳子果、密心果、粉心果、明星果、野枇杷。

来源·猕猴桃科植物尼泊尔水东哥 *Saurauia napaulensis* DC. 的树皮。

形态特征·乔木或灌木,高 2～20 m。小枝被爪甲状或钻状鳞片,被浅褐色短柔毛,或渐脱净。叶片薄革质,长椭圆形或倒卵状椭圆形,长 18～30 cm,宽 7～12 cm,先端钝或短渐尖,基部窄楔形或稍钝,叶缘具浅锯齿,齿端内弯,叶面无毛,几无鳞片,背面被薄层秕糠状短绒毛,不脱落或老叶上变秃净,中、侧脉上疏生细小鳞片,侧脉 30～40 对;叶柄长 2.5～5 cm,被鳞片,有毛或脱落。花序圆锥式,生于叶腋,长 12～33 cm,疏生鳞片,有易脱落的短绒毛,中部以上分枝,分枝处具苞片;花柄长约 1 cm;中部以下具近对生的苞片 2 枚,苞片卵状披针形,早落;花粉红色或红色,直径 0.8～15 cm。萼片 5,排成 2 轮,外 3 枚小,内 2 枚大;花瓣 5,矩圆形,长约 8 mm,基部合生;雄蕊 50～90 枚,着生于花瓣基部;子房扁球形或球形,花柱 5,中部以下合生。果扁球形或近球形,径 7～12 mm。绿色至淡黄色,有明显的 5 棱。花果期 5～12 月。

分布生境·云南分布于红河(金平、屏边、河口、绿春、元阳、蒙自、个旧)、普洱(景东、西盟、思茅、江城)、昭通(绥江、盐津)、楚雄、大理、丽江、临沧、德宏、景洪等地。生于海拔 450～

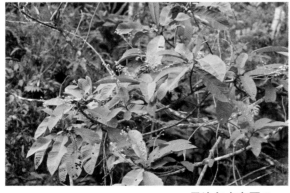
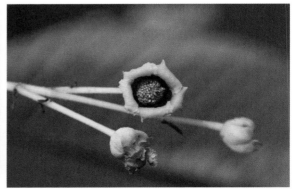

尼泊尔水东哥 *Saurauia napaulensis* DC.

2 500 m 的河谷或山坡常绿林或灌丛中。

采收加工 · 全年均可采集,用刀削取,晒干备用。

性味归经 · 甘,微辛。

功效 · 散瘀消肿,止血,解毒。

主治 · 用于跌打损伤,骨折,创伤出血,痈肿,慢性骨髓炎,尿淋。

用法用量 · 内服:煎汤,9～15 g。外用:适量,捣敷或研末调敷。

区域民族用药经验

1. 便秘 · 鼻涕果 50 g(刮去粗皮)。切片,煎水顿服,每日 1 剂。

2. 疮痛,无名肿毒 · 鼻涕果研末调敷或鲜用捣敷。

3. 刀枪伤,跌打肿痛,外伤出血,骨折 · 鼻涕果(鲜)捣敷或配方用。

4. 骨折 · 鼻涕果树皮、歪叶子兰、鱼子兰、接骨丹、石蚌腿、叶上花、续断,三条筋各等量。上药晒干研细末。开放性骨折用开水调和外敷;闭合性骨折可加少量白酒调和外敷,每日换药 1 次。

5. 无名肿毒 · ①鼻涕果 20 g,甘蔗嫩尖 5 个,胡椒 3 粒。煎水内服。②鼻涕果春细包敷于患部,1 日 1 换。

6. 胎儿不下 · 鼻涕果 20 g,甘蔗嫩尖 5 个,胡椒 3 粒。水煎服。

现代研究 ·

　　化学成分:主要含有齐墩果酸、β-谷甾醇、β-胡萝卜苷、乌苏酸等化学成分。

笔筒草 · Bitongcao

独龙族药名 · tʃi bən(音:吉本;意:长在沟边)。

异名 · 通气草、眉毛草、土木贼、节节菜、接骨草、锉刀草、木贼草、土麻黄、笔头草、野麻黄、锉草、虾蟆竹、锁眉草、草麻黄、节骨草、镶盖草、接管草、擦草、磨石草、笔管草、四角田槐、野木贼、驳节草、空心草、接骨筒、麻蒿。

来源 · 木贼科植物节节草 *Equisetum ramosissimum* Desf. 的全草。

形态特征 · 中小型植物。气生茎通常簇生于根状茎顶部或近顶部的节上,不分枝,或下部多分枝,向上分枝渐少,上部通常不分枝,每组分枝一般 2～5 条,稀 1 条;主茎细瘦,有时与侧枝不易区分,高 15～60 cm,直径通常 2～3 mm,中空;主茎的节间有棱脊 8～16 条,侧枝节间的棱脊 5～6 条,脊背狭窄弧形,有 1 行小疣状突起,或有浅色小横纹,棱脊间的纵沟内有气孔线 1～4 行;鞘筒狭长,略呈漏斗形,上部较宽松,不靠节间,口部略收缩,在充分发育的植株上长约 2 倍于宽;鞘筒的鞘片背面弧形,中央常隆起,两侧各有 1 条浅纵沟;鞘齿三

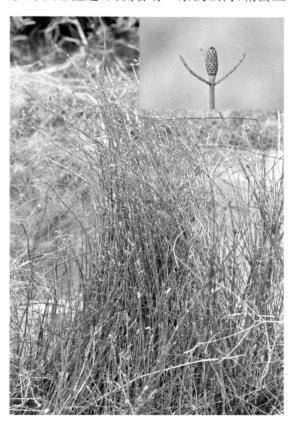

节节草 *Equisetum ramosissimum* Desf.

角形,通常宿存,黑棕色,有浅色的膜质狭边及易脱落的膜质尾尖,有时上半部均为膜质。孢子叶球椭圆笔头形,生于主茎及部分侧枝顶端,长约 1 cm,顶端有小突尖,成熟时有 1～2 mm 长的短柄。

分布生境 · 云南分布于巧家、禄劝、澄江、武定、元谋、双柏、绿春、云县、大理、丽江、德钦。生于海拔 600～3 000 m 的河谷岸边湿地及山谷路旁灌丛中。

采收加工 · 夏、秋采挖,洗净、鲜用或晾通风处阴干。

性味归经 · 甘、苦,平,微寒。归心、肝、胃、膀胱经。

功效 · 清肝明目,止血,利尿通淋。

主治 · 用于主风热感冒,咳嗽,目赤肿痛,云翳,鼻衄,尿血,肠风下血,淋证,黄疸,带下,骨折。

用法用量 · 内服:煎汤,9～30 g,鲜品 30～60 g。外用:适量,捣敷,或研末撒。

区域民族用药经验 ·

1. 急淋 · 笔筒草 50 g,冰糖 25 g。加水煎服。

2. 肠风下血,赤白带下,跌打损伤 · 笔筒草 6 g。水煎服。

3. 血尿 · 笔筒草、羊蹄、鳢肠各 15 g,檵木花 50 g,白茅根 200 g。水煎服。

4. 肾盂肾炎 · 笔筒草、一包针、车前草、马蹄金各 15 g,黄毛耳草、活血丹各 50 g。水煎服。

5. 疟疾 · 笔筒草 3 g。水煎服。或捣烂敷大椎穴。

现代研究 ·

化学成分:主要含有黄酮、皂苷、生物碱等化学成分。

药理作用:具有抗心肌缺血、降血压、降血脂、降血糖、镇痛、保肝及抗肿瘤等药理作用。

荜澄茄 · Bichengqie

独龙族药名 · bu lau(音:布劳)。

异名 · 山鸡椒、山胡椒、味辣子、山苍子、木姜子、木香子、野胡椒、臭樟子。

来源 · 樟科植物山鸡椒 *Litsea cubeba*（Lour.）Pers. 的果实。

形态特征 · 落叶灌木或小乔木,高 3～8(10) m。幼树树皮黄绿色,光滑,老树树皮灰褐色。小枝细长,绿色,无毛,枝、叶具芳香味。顶芽圆锥形,外面被柔毛。叶互生,披针形,椭圆状披针形或卵状长圆形,长 5～13 cm,宽 1.5～4 cm,先端渐尖,基部楔形,上面绿色,下面灰绿色,被薄的白粉,两面均无毛,羽状脉,侧脉

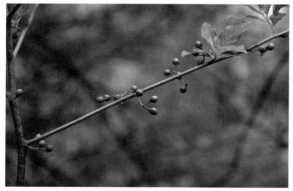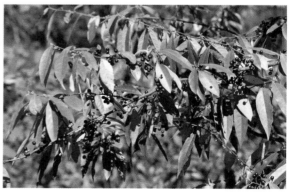

山鸡椒 *Litsea cubeba*（Lour.）Pers.

每边 6～10 条,纤细,与中脉在两面均凸起;叶柄长 0.6～2 cm,无毛。伞形花序单生或簇生于叶腋短枝上;总梗细长,长 6～10 mm;苞片 4,坚纸质,边缘有睫毛,内面密被白色绒毛;每一伞形花序有花 4～6 朵,先叶开放或与叶同时开放;花梗长约 1.5 mm,密被绒毛;花被片 6,宽卵形;雄花中能育雄蕊 9,花丝中下部有毛,第三轮雄蕊基部的腺体具短柄,退化雌蕊无毛;雌花中退化雄蕊中下部具柔毛;子房卵形,花柱短,柱头头状。果近球形,直径 4～5 mm,无毛,幼时绿色,成熟时黑色;果梗长 2～4 mm,先端稍增粗;果托小浅盘状,径约 2.5 mm。花期 11 月至翌年 4 月,果期 5～9 月。

分布生境 · 云南除高海拔地区外,大部分地区均有分布,以南部地区为常见。生于向阳丘陵和山地的灌丛或疏林中,海拔 100～2 900 m。

采收加工 · 采收季节性很强。7 月中下旬至 8 月中旬,当果实青色布有白色斑点,用手捻碎有强烈生姜味,为采收适时。

性味归经 · 辛,温。归脾、胃、肾、膀胱经。

功效 · 温中散寒,行气止痛。

主治 · 用于胃寒呕逆,脘腹冷痛,寒疝腹痛,寒湿郁滞,小便浑浊。

用法用量 · 内服:煎汤,1.5～3 g。外用:适量,研末撒或调敷。

宜忌 · 实热及阴虚火旺者忌用。

区域民族用药经验 ·

1. 感冒,头痛,呕吐 · 荜澄茄 9～15 g。研粉,分 3 次开水送服。

2. 风湿骨痛 · 荜澄茄、芦子、八角枫各 30 g,大将军根 1.5 g,白酒 500 mL。浸泡,每次服 10 mL。

3. 胃疼,消化不良 · 荜澄茄 10 g,山鸡椒叶 5 g。研粉,分 3 次服。

现代研究 ·

化学成分: 主要含有生物碱、黄酮类化学成分。

药理作用: 具有抗菌、镇痛、抗类风湿关节炎、抗哮喘、抗肿瘤等药理作用。

蓖麻 · Bima

独龙族药名 · da gə la(音:达嘎腊)。

异名 · 草麻、杜麻、大马子、天麻子果、蜀芥、红天麻子、红蓖麻、草麻子。

来源 · 大戟科植物蓖麻 *Ricinus communis* L. 的叶、根、油、种子。

形态特征 · 一年生粗壮草本或草质灌木,高达 5 m。小枝、叶和花序通常被白霜,茎多液汁。叶轮廓近圆形,长和宽达 40 cm 或更大,掌状 7～11 裂,裂缺几达中部,裂片卵状长圆形或披针形,先端急尖或渐尖,边缘具锯齿;掌状脉 7～11 条,网脉明显;叶柄粗壮,中空,长可达 40 cm,顶端具 2 枚盘状腺体,基部具盘状腺体;托叶长三角形,长 2～3 cm,早落。总状花序或圆锥花序,长 15～30 cm 或更长;苞片阔三角形,膜质,早落;雄花:花萼裂片卵状三角形,长 7～10 mm;雄蕊束众多;雌花:萼片卵状披针形,长 5～8 mm,凋落;子房卵状,直径约 5 mm,密生软刺或无刺,花柱红色,长约 4 mm,顶部 2 裂,密生乳头状突起。蒴果卵球形或近球形,长 1.5～2.5 cm,果皮具软刺或平滑;种子椭圆形,微扁平,长 8～18 mm,平滑,斑纹淡褐色或灰白色;种阜大。花期几全年。

分布生境 · 云南分布于海拔 2 300 m 以下地区。生于村旁疏林或河流两岸冲积地,常逸为野生。

采收加工 · 种子:秋季采摘成熟果实,晒干,除去果壳,收集种子。叶、根:夏秋采根及叶,分别晒干或鲜用。油:成熟种子经榨取并精制得到的脂肪油。

性味归经 · 种子:甘、辛,平;有毒;归大肠、肺

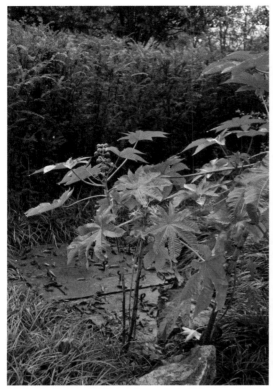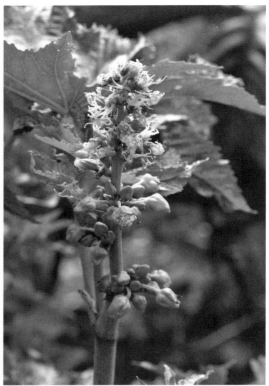

蓖麻 *Ricinus communis* L.

经。叶:甘、辛,平;有小毒;归心、肝经。根:淡、微辛,平;归心、肝经。油:甘、辛,平;有毒;归肺、大肠经。

功效 · 种子:消肿拔毒,泻下通滞。叶:祛风除湿,拔毒消肿。根:祛风解痉,活血消肿。油:润肠通便。

主治 · 种子:用于痈疽肿毒,喉痹,瘰疬,大便燥结。叶:用于脚气,风湿痹痛,痈疮肿毒,疥癣瘙痒,子宫下垂,脱肛。根:用于伤风,癫痫,风湿痹痛,痈肿瘰疬,跌打损伤,脱肛。油:用于肠燥便秘。

用法用量 · 种子:内服:入丸剂。外用:适量,捣敷。叶:内服:煎汤,5~10 g;或入丸、散。外用:适量,捣敷;或煎水洗;或热熨。根:内服:煎汤,15~30 g。外用:适量,捣敷。油:口服,1次 10~20 mL。

宜忌 · 油忌与脂溶性驱肠虫药同用。孕妇忌服。

区域民族用药经验 ·

1. 慢性骨髓炎、骨结核 · 蓖麻子、冰片各100 g,松香 500 g,樟脑、血竭各 200 g,银朱、铅粉各 300 g,石膏 250 g。将上药在石臼中锤成膏状(即千锤膏)、外敷患部。

2. 扭伤 · 蓖麻叶、小绿芨各适量。捣烂包患处。

3. 疮、疖、脓肿 · 蓖麻叶、小绿芨、小辣蓼各适量。捣烂包患处。

4. 痈肿疮毒、乳腺炎 · 蓖麻叶(或蓖麻子)适量。捣烂敷患处或水煎外洗。

5. 胎衣不下 · 蓖麻子捣烂贴脚心,胎衣下后及时取下,再贴百会穴片刻,时间不可过久。

6. 角膜溃疡 · 蓖麻 10 g,苦参、秦艽、九里光、牛膝、土大黄各等量。水煎外洗。

7. 外痔 · 蓖麻根适量。水煎洗患处。

8. 水肿、食物中毒、吐血、腹泻腹胀、消化不良、寄生虫·蓖麻叶、臭牡丹叶、鸡屎藤共捣外敷肚脐。

9. 跌打肿痛·蓖麻根 2～5 g。水煎服。

10. 小便混浊·蓖麻根 5 g,猪鬃草 50 g,铁线草 100 g。取鲜品,洗净、切断、水煎,每日 1 剂,分 3 次服。

11. 肺结核病·蓖麻根 5 g,倒钩草根、灯台树皮各 30 g,翻白叶根、白蔹各 50 g,红糖适量。各药取鲜品,洗净、切断、水煎,每日 3 次服用。

12. 舌上出血·蓖麻子油纸拈,烧烟熏鼻中。

13. 烧伤·蓖麻油、3%～5%漂白粉上滑液各等量。混匀呈乳状液。涂于患处,需要时隔日换药。

现代研究·

化学成分:主要含有挥发油、生物碱、酚类、黄酮等化学成分。

药理作用:具有抗肿瘤、抗艾滋病病毒、降血压、呼吸抑制、细胞免疫抑制、护肝、中枢神经兴奋等药理作用。

制剂:蓖麻油·成分:蓖麻。功效主治:润肠通便。用于肠燥便秘。

扁豆·Biandou

独龙族药名· to pʌ ʌ nau(音:托帕阿脑)。

异名·火镰扁豆、鹊豆、蛾眉豆、眉豆、膨皮豆、角豆子、茶豆、藤豆、沿篱豆。

来源·豆科植物扁豆 Lablab purpureus(L.)Sweet 的种子。

形态特征·多年生缠绕藤本。植物体几无毛,茎长可达 6 m,常呈淡紫色。托叶基着,披针形,小托叶线形,长 3～4 mm;小叶宽三角状卵形,长 6～10 cm,宽约与长相等,侧生小叶两边不等大,偏斜,先端急尖或渐尖,基部近截平。总状花序直立,长 15～25 cm,花序轴粗壮,总花梗长 8～14 cm;小苞片 2,近圆形,长 3 mm,脱落;花 2 至多朵簇生于节上;花萼钟状,长约

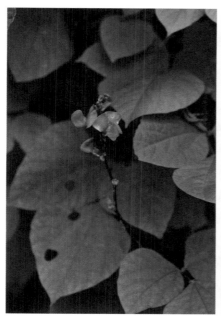
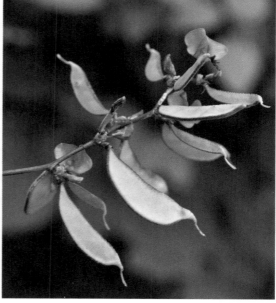

扁豆 *Lablab purpureus*(L.)**Sweet**

6 mm,上方 2 裂齿近合生,下方的 3 枚几相等;花冠白色或紫色,旗瓣圆形,基部两侧具 2 枚长而直立的小附属体,附属体下有 2 耳,翼瓣宽倒卵形,具截平的耳,龙骨瓣呈直角弯曲,基部渐狭成瓣柄;子房线形,无毛,花柱比子房长,弯曲不逾 90°,一侧扁平,近顶部内缘被毛。荚果长圆状菱形,长 5～7 cm,近顶端最阔,宽 1.4～1.8 cm,扁平,长椭圆形,直或稍向背弯曲,顶端有弯曲的尖喙,基部渐狭;种子 3～5 颗,扁平,长椭圆形,在白花品种中为白色,在紫花品种中为紫黑色,种脐线形,长约占种子周围的 2/5。花期 4～12 月。

分布生境·云南各地广泛栽培。

采收加工·秋、冬季采收成熟荚果晒干,剥出种子晒干。

性味归经·甘,微温。归脾、胃经。

功效·健脾化湿,和中消暑。炒白扁豆健脾化湿。

主治·用于脾胃虚弱,食欲不振,大便溏泻,白带过多,暑湿吐泻,胸闷腹胀。炒白扁豆用于脾虚泄泻、白带过多。

用法用量·9～15 g。

区域民族用药经验·

1. 小儿渴泻·扁豆、香薷、厚朴、茯苓、泽泻、麦芽各 6 g。水煎服。

2. 中暑发热头痛,烦渴出汗,腹痛水泻,小便短少,身体困顿·扁豆、香薷、神曲、栀子各 6 g,赤茯苓 9 g,荆芥穗 4.5 g。引用灯心草煎服。

3. 胃肠型感冒,急性胃肠炎·扁豆(炒) 18 g,香薷 4.5 g,厚朴 6 g。水煎服。

4. 肾结石·扁豆、海金沙、牛膝、甘草、鸡内金各 10 g,大金钱草 60 g,琥珀 6 g,滑石、芒硝各 15 g。水煎服,每日 1 剂,连服 10 日。

现代研究·

化学成分:主要含有挥发油、糖类、皂苷等化学成分。

药理作用:具有抑菌、抗肿瘤、增强细胞免疫药理作用。

制剂:参苓健脾胃颗粒·成分:扁豆(炒)、沙参、山药(炒)、薏苡仁(炒)、茯苓、砂仁(盐炙)、甘草、陈皮、白术、莲子。辅料为蔗糖。功效主治:补脾健胃,利湿止泻。用于脾胃虚弱,饮食不消,或泻或吐,形瘦色萎,神疲乏力。

蝙蝠·Bianfu

独龙族药名·bɑ wʌm(音:八晚)。

异名·服翼、天鼠、伏翼、飞鼠、老鼠、仙鼠、夜燕、盐老鼠。

来源·蝙蝠科动物蝙蝠 *Vespertilio superans* Thomas 的干燥粪便(即夜明砂)、肉、爪。

形态特征·体形较小,眼极小,耳短宽。由指骨末端向上至膊骨,向后至躯体两侧后肢及尾间,生有一层薄翼膜,膜上无毛,其他部分均有毛,呈黑褐色;腹面色较浅,下腹面为白色。蝙蝠前臂长 46～54 mm,颅基长约 18 cm。体形较小,耳短而宽,眼极细小,鼻正常。无鼻叶及其他衍生物。前肢特化,指骨延长。由指骨末端向上至膊骨,向后至躯体两侧后肢及尾间,生有一层薄的翼膜;膜上无毛,可见血管分布。尾发达,向后延伸至股间膜的后缘。躯体背部毛色呈灰棕色,具有花白细点;腹面浅棕色。雌兽腹部有乳头一对。背毛灰褐色,腹毛浅棕色。宽短,耳屏短。

分布生境·云南分布于南部地区洞栖。生活于海拔 2 000 m 左右杉树或针阔混交林中,群栖山洞中。冬季以倒挂姿势冬眠于山洞深处。

采收加工·肉、爪:夏秋季捕捉,捕后去毛及内脏,取肉、爪鲜用或阴干备用。粪便:去尽杂质,晒干备用。

性味归经·咸,平。归肝经。

功效 · 粪便:活血消积,明目退翳。肉、爪:止咳,平喘,消积,活血,明目。

主治 · 用于小儿府积,夜盲症,角膜云翳等,消化不良。

用法用量 · 5～10 g,作煎剂或散剂。

区域民族用药经验 ·

1. 哮喘 · 蝙蝠焙焦研粉,冰糖水冲服。每次 3 g,日服 2 次。

2. 久疟不止 · 蝙蝠 7 个(去头、翅、足)。捣千下,丸梧子大。每服 1 丸,清汤下,鸡鸣时 1 丸,日近午 1 丸。

3. 眼目昏花 · 蝙蝠肉、椒目各 30 g,无娘藤 20 g,白鸡肉 500 g。煮烂服用。

4. 梅毒 · 蝙蝠、白脸油、穿山甲壳、草果各适量。煨服。

5. 腿脚活动不灵活 · 蝙蝠肉适量。煮食。

6. 小儿疳积 · 蝙蝠 1～2 只。去毛和内脏,和猪瘦肉一起剁碎,加少量油盐,蒸熟吃。

7. 烫伤 · 蝙蝠(干品)数只。文火上焙黄,研成细粉备用。用时视口大小取适量撒敷在伤口上,每日换药 2 次,5～7 日可愈。

草灵脂 · Caolingzhi

独龙族药名 · den(音:登)。

异名 · 岩兔屎、岩鼠粪。

来源 · 鼠兔科动物藏鼠兔 *Ochotona thibetana* Milne-Edwardw 的粪便。

形态特征 · 体形相短,体长约 14 cm。头部长而狭,耳廓短而圆。上唇纵裂。吻部两侧有发达的触须。四肢短小。后肢比前肢略长,无尾。身体背面暗灰褐色,毛基暗灰色,中段黄白色,毛尖黑色。耳背黑色,内为棕黑色,耳缘具明显的白边。腹面色浅,毛尖黄或白,毛基为暗灰色。四足背面浅黄,掌面被深褐色密毛。头骨狭长,腭孔与门齿孔合而为一。

分布生境 · 云南主要分布于高黎贡山、碧罗雪山、云岭山。生活于海拔 2 500 m 以上的山坡灌丛。

采收加工 · 全年可采。粪便多堆集于洞口。收得后筛净泥土,拣去砂石,晒干。

性味归经 · 苦、咸,温。

功效 · 痛经,祛瘀。

主治 · 用于月经失调,产后腹痛,跌扑损伤及瘀血积滞。

用法用量 · 6～9 g,水煎服或作散剂服。

宜忌 · 血虚及孕妇忌服。

区域民族用药经验 ·

1. 血瘀经闭及产后腹痛 · 草灵脂、蒲黄等量。研末,黄酒送服。

2. 跌打损伤 · 草灵脂、当归、红花、赤芍、桃仁。煎水服。

3. 胃寒疼痛 · 草灵脂、炮姜。研细末,分数次温开水送服。

蟾酥 · Chansu

独龙族药名 · na kem(音:那肯)。

异名 · 蛤蟆酥、蛤蟆浆、癞蛤蟆酥、蟾蜍眉酥。

来源 · 蟾蜍科动物中华蟾蜍 *Bufo gargarizans* Cantor 或黑眶蟾蜍 *Bufo melanostictus* Schneider 的干燥分泌物。

形态特征 · 1. 中华大蟾蜍 · 体长一般在 100 mm 以上,头宽大而长;吻端圆;鼓膜明显,口中无齿。鼻孔近吻端,眼间距大于鼻间距。前肢长而粗壮,指、趾略扁,指侧微有缘膜而无蹼;趾侧有缘膜,蹼尚发达,皮肤极粗糙,头两侧有耳后腺,全身满布大小不等的圆形瘰疣。体色变异较大。

2. 黑眶蟾蜍 · 体长 70～100 mm,头宽短,头部沿吻棱,眼眶上缘,鼓膜前缘和上下颌缘有十分明显的黑色骨质棱或黑色线。趾的基部有半蹼。

分布生境 · 云南大部分地区有分布。生活于田边、住宅、水塘等隐蔽处。

采收加工 · 多于夏、秋季捕捉蟾蜍,洗净,挤取耳后腺和皮肤腺的白色浆液,加工,干燥。

性味归经 · 辛,温。有毒。归心经。

功效 · 开窍醒神,止痛,解毒。

主治 · 用于痈疽疔疮,咽喉肿痛,中暑神昏,痧胀腹痛吐泻。

用法用量 · 内服:0.015～0.03 g,入丸、散。外用:适量。

宜忌 · 有毒,内服切勿过量;外用不可入目;孕妇忌服。本品过量或注射过量可引起四肢麻木、口唇发麻等。

区域民族用药经验 ·

1. 疗黄及一切恶疮 · 蟾酥、轻粉各 5 g,川乌、莲花蕊、朱砂各 12.5 g,乳香、没药各 10 g,麝香 0.5 g。上为细末,糊丸豌豆大。每服 1 丸,病重者 2 丸,生葱三五茎捣烂,包药在内,热酒和葱送下,取汗。

2. 发背痈疽,无名肿毒,恶毒疔疮 · 蟾酥、血竭各 10 g,蜗牛 20 个(瓦上焙干,肉壳俱用),铜绿 1 g(与上三味同研),枯白矾 5 g,轻粉 10 g(二味同研),朱砂 15 g(研细,留 5 g 为衣)。上为细末,用人乳汁为丸,如绿豆大,朱砂为衣。捣葱二根令烂,裹药三丸在内吞下,热酒送之。

3. 喉痹 · 皂角、草乌头各等份,研细末。用蟾酥调和为小丸(小豆大)。每研 1 丸,点患处。

4. 痈疽初起,木肿作痛,皮色不红者 · 蟾酥片、草乌各 5 g,蝎尾 20 g,甲片、蜈蚣、藤黄、雄黄、乳香、没药、川乌、银朱各 10 g,麝香 1.5 g。研极细末,掺膏药内贴。

5. 肿毒 · 蟾酥、石灰各等份。和匀成小饼,贴疮头上,以膏盖之即破。

6. 破伤风病 · 蟾酥 10 g(汤化为糊),干蝎(酒炒)、天麻各 25 g。为末,合捣丸绿豆大,每服一丸至二丸,豆淋酒下。

7. 诸般瘰证 · 蟾酥、飞净朱砂、明雄黄、丁香各 25 g,上西黄 5 g,真茅术 50 g,麝香 8 g。共为极细末,水泛为丸如肥芥子大。轻者一粒,重者二粒,含于舌底。

现代研究 ·

化学成分: 主要含有蟾蜍内酯类、吲哚生物碱类、甾醇类、氨基酸等化学成分。

药理作用: 具有抗肿瘤、对心血管系统有影响、抑菌、镇痛和麻醉的药理作用。

长叶赤瓟 · Changyechipao

独龙族药名 · dung gua(音:东刮)。

异名 · 小苦瓜。

来源 · 葫芦科植物台湾赤瓟 *Thladiantha punctata* Hayata 的块根、果实。

形态特征 · 攀缘草本。茎、枝柔弱,有棱沟,无毛或被稀疏的短柔毛。叶柄纤细,长 2～7 cm,无毛或有极短的柔毛;叶片膜质,卵状披针形或长卵状三角形,长 8～18 cm,下部宽 4～8 cm,先端急尖或短渐尖,边缘具由于小脉稍伸出而成的胼胝质小齿,基部深心形,弯缺开张,半圆形,深 1.5～2 cm,宽 1.5～2.5 cm,基部叶脉不沿弯缺边缘;叶面有短刚毛,后断裂成白色小疣点,显得十分粗糙,脉上有短柔毛或近无毛,叶背稍光滑,无毛。卷须纤细,单一,光滑无毛。雌雄异株。雄花:3～9(～12)朵花生于总花梗上部成总状花序,总花梗细弱;花梗纤细,像总花梗那样,被稀疏短柔毛,后脱落变近无毛;花萼筒浅杯状,顶端宽 0.6 cm,脉上生短柔毛,裂片三角状披针形,1 脉;花冠黄色,裂片长圆形或椭圆形,顶端稍钝,具 5 脉;雄蕊 5 枚,两两成对,1 枚离生,花

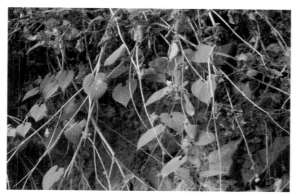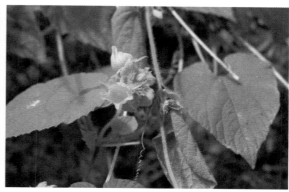

台湾赤瓟 *Thladiantha punctata* **Hayata**

丝向上渐细,花药长圆形。雌花:单生或2～3朵生于一短的总花梗上,花梗长2～4 cm;花萼和花冠与雄花同;退化雄蕊5,钻形,长约1.5 mm,两两成对,1枚分离;子房长卵形,两端狭,基部内凹且有小裂片,表面多皱褶,花柱柱状,顶端分3叉,柱头膨大,圆肾形。果实阔卵形,长达4 cm,果皮有瘤状突起,基部稍内凹。种子卵形,两面稍膨胀,有网脉,边缘稍隆起成环状,顶端圆钝。花期4～7月,果期8～10月。

分布生境 · 分布于湖北、四川、贵州、湖南和广西。生于海拔1 000～2 200 m的山坡杂木林、沟边及灌丛中。

采收加工 · 块根:秋季采挖,洗净泥土,切片晒干。果实:秋季采收,晒干或鲜用。

性味归经 · 辛,温。

功效 · 温经通阳。

主治 · 用于寒凝气滞所致脘腹寒痛、寒疝腹痛、呕吐、胃脘痛。

用法用量 · 内服:煎汤,3～10 g;或研末冲服。

区域民族用药经验 ·

　　1. 胸痹心痛 · 长叶赤爬果实、防风、马蹄叶各10 g。磨成细粉炖服,炖肉或炖乌骨鸡吃。

　　2. 胃寒腹痛 · 长叶赤爬根、山茨菰各5 g。共捣烂,水冲服。

车前草·Cheqiancao

独龙族药名 · wʌ nʌ ði mu(音:哇那西木;意:猪耳朵草)。

异名 · 牛舌草、虾蟆衣、牛遗、车轮菜、蛤蚂草、虾蟆草、钱贯草、野甜菜、地胆头、白贯草、猪耳草、饭匙草、七星草、五根草、黄蟆龟草、蟾蜍草、猪肚子、灰盆草、打官司草、车轱辘草、驴耳朵草、钱串草、牛甜菜、黄蟆叶。

来源 · 车前科植物车前 *Plantago asiatica* L. 和平车前 *Plantago depressa* Willd. 的全草。

形态特征 · 1. 车前 · 多年生草本,高15～40 cm。多须根。基生叶卵形或宽卵形,长4～12 cm,宽3～5 cm,先端圆钝,基部宽楔形,渐狭至叶柄,边全缘或波状或有疏钝齿至弯缺,两面无毛或被短柔毛;叶柄长4～16 cm。花葶数个,直立,长18～40 cm,被短柔毛;穗状花序狭长,占花葶的1/3～1/2,圆柱形,花绿白色;苞片宽三角形,较萼片短,具较宽的绿色龙骨状突起;花萼筒具短柄,萼片倒卵状椭圆形至椭圆形,长约2 mm,有较宽的龙骨状突起,边缘膜质;花冠裂片披针形,长约1 mm;雄蕊伸出花冠外,花丝纤细,花药椭圆形,先端具短尖头;花柱纤细,具长柔毛,子房壶形。蒴果椭圆状锥形,近基部处周裂,每果实有种子5～6粒,

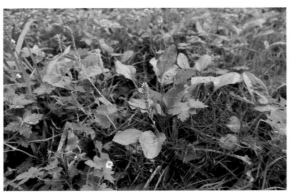
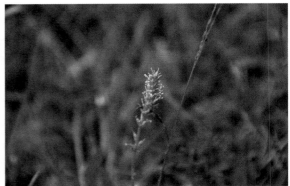

车前 *Plantago asiatica* L.

稀 11 粒,种子卵形或椭圆状多角形,长约 1.5 mm,成熟时黑褐色至黑色。花期 6～7 月,果期 8～9 月。

2. 平车前 · 多年生草本,高 5～20 cm。具圆柱状直根。叶基生,直立或平铺,椭圆形,椭圆状披针形或卵状披针形,长 4～12 cm,宽 1～4 cm,先端钝或短渐尖,基部楔形,渐狭成叶柄,叶面绿色,背面黄绿色,初时两面被白色柔毛,后变无毛或被极疏柔毛;纵脉 5～7 条,于叶面凹陷,背面突出;叶柄长 1.5～4 cm,基部有宽叶鞘及叶鞘残余。花葶少数,弧曲,长 4～17 cm,疏生柔毛;穗状花序长 4～10 cm,顶端花密集,下部花较疏;苞片三角状卵形,长约 2 mm,具绿色龙骨状突起;花萼裂片椭圆形,长约 2 mm,龙骨突起十分突出;花冠裂片椭圆形或卵形,顶端有浅齿;雄蕊稍超出花冠。蒴果圆锥形,长约 3 mm,种子 4～5 粒,无棱,长约 1.5 mm,黑棕色。花果期 7～9 月。

分布生境 · 车前:云南分布于贡山、昆明、姚安、罗平、镇雄、屏边、西畴、砚山、丽江、香格里拉;生于海拔 900～2 800 m 的山坡草地、路边、沟边或灌丛下。平车前:云南分布于大理、盈江、香格里拉、德钦、景东;生于海拔 750～2 900 m 的山坡草地或灌丛中。

采收加工 · 车前:夏季采挖,除去泥沙、晒干。平车前:夏季采收,去尽泥土、晒干。

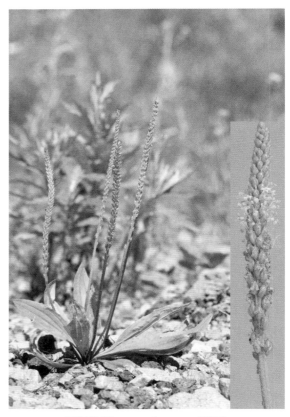

平车前 *Plantago depressa* Willd.

性味归经 · 甘,寒。归肝、肾、肺、小肠经。

功效 · 清热利尿,祛痰止咳,明目。

主治 · 用于小便不通,淋浊,带下,尿血,暑湿泻痢,咳嗽多痰,湿痹,目赤障翳。

用法用量 · 15～30 g,煎服。

区域民族用药经验·

1. 热毒痈肿·车前草适量。捣烂外敷患处。

2. 肠炎·鲜车前草 15 g。水煎服。

3. 麻疹出不透·车前草 30 g，黄果皮 20 g，陈猪胆适量。水煎服。

4. 发寒腹痛·车前草 20 g，无花果 30 g，苦蒿芽 20 g。泡开水服。

5. 生疮，疖痈·车前草、竹根各 30 g。水煎服。

6. 膀胱结石·车前草 30 g，铁疙瘩、黄药草、海金沙草、红草藓、过路黄草各 20 g。水煎服。

7. 胆囊炎，胆结石·车前草、大叶仙茅根、石菖蒲、矮脚春蓝、水菖蒲、白岩七、斑鸠菊、海金砂、木贼、闭鞘姜各 15 g，野稗子、饿饭果根各 20 g。水煎服。每日 1 剂，连服 5～9 剂。

8. 尿道炎·车前草 15 g，大叶麦冬 30 g。煎服。

9. 风湿关节炎，跌打损伤·鲜品车前草、大将军、除风草、酢浆草各适量。加酒炒热外敷患处。

10. 小便热涩疼痛，口干臭，牙龈，口舌生疮·车前草、十大功劳、定心藤、竹叶兰各 30 g，大黄藤、马鞭草、肾茶各 15 g。煎汤内服。

11. 慢性肾炎·车前草、积雪草、兖州卷柏各 15 g，大蓟根 30 g，中华石荞芋 12 g，猪瘦肉适量。水炖，早晚分服。

12. 热淋，血淋·车前草、虎枝各 15 g，马齿苋 60 g，玉米须 20 g，金钱草 18 g，甘草 6 g。水煎服。

13. 急性黄疸型传染性肝炎·车前草、山栀子各 15 g，马蹄金、鸡骨草各 50 g。水煎服。

现代研究·

化学成分：主要含有齐墩果酸、木犀草素、车前醚苷、车叶草苷、大车前草苷等化学成分。

药理作用：具有抑制消化系统、抗炎的药理作用。

冲天子·Chongtianzi

独龙族药名· ʌ du（音：阿堵）。

异名·闹鱼藤、苦檀子、土大风子、苦蚕子、猪腰子、日头鸡、厚果鸡血藤。

来源·豆科植物厚果鱼藤 *Derris taiwaniana* (Hayata) Z. Q. Song 的根、叶、果实、种子。

形态特征·大型木质藤本。幼年时直立如小乔木状，嫩枝褐色，密被黄色绒毛，后渐秃净，老枝黑色，光滑，散布褐色皮孔，茎中空。羽状复叶长 25～50 cm；叶柄长 6～9 cm；托叶阔卵形，黑褐色，贴生鳞芽两侧，长 3～4 mm，宿存；小叶 6～8 对，间隔 2～3 cm，草质，长圆状椭圆形至长圆状披针形，长 10～18 cm，宽 3.5～4.5 cm，先端锐尖，基部楔形或圆钝，上面平坦，下面被平伏绢毛，中脉在下面隆起，密被褐色绒毛，侧脉 12～15 对，平行近叶缘弧曲；小叶柄长 4～5 mm，密被毛；无小托叶。总状圆锥花序，2～6 枝生于新枝下部，长 15～30 cm，密被褐色绒毛，生花节长 1～3 mm，花 2～5 朵着生节上；苞片小，阔卵形，小苞片甚小，线形，离萼生；花长 2.1～2.3 cm；花梗长 6～8 mm，花萼杯状，长约 6 mm，宽约 7 mm，密被绒毛，萼齿甚短，几不明显，圆头，上方 2 齿全合生；花冠淡紫色，旗瓣无毛，或先端边缘具睫毛，卵形，基部淡紫，基部具 2 耳，无胼胝体，翼瓣长圆形，下侧具钩，龙骨瓣基部截形，具短钩；雄蕊单体，对旗瓣的 1 枚基部分离；无花盘；子房线形，密被绒毛，花柱长于子房，向上弯，胚珠 5～7 粒。荚果深褐黄色，肿胀，长圆形，单粒种子时卵形，长 5～23 cm，宽约 4 cm，厚约 3 cm，秃净，密布浅黄色疣状斑点，果瓣木质，甚厚，迟裂，有种子 1～5 粒；种子黑褐色，肾形，或挤

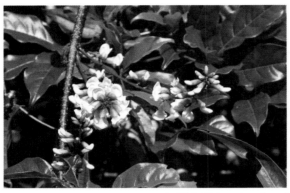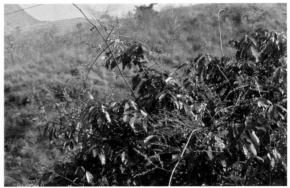

厚果鱼藤 *Derris taiwaniana*（Hayata）Z. Q. Song

压成棋子形。花期 4～6 月,果期 6～11 月。

分布生境·云南除滇西北高山以外各地均产。生于海拔 2 000 m 以下的山坡常绿阔叶林或杂木林及灌丛中。

采收加工·根:全年采、晒干。叶:夏季采、洗净、鲜用。果实:果实成熟后采收,晒干。种子:夏秋季采,除去果皮,将种子晒干。

性味归经·根:苦、辛,凉;有大毒;归肺、脾、胃经。叶:辛、苦,温;有毒;归肺经。果实、种子:苦、辛,热;有毒;归脾、胃经。

功效·根:散瘀消肿,消积杀虫。叶:祛风杀虫,活血消肿。果实、种子:攻毒止痛,消积杀虫。

主治·根:用于急性肠胃炎,痧症,跌打损伤,骨折。叶:用于皮肤麻木,疥癣,脓肿。果实、种子:用于疥癣疮癫,痧气腹痛,小儿疳积。

用法用量·内服:1～1.5 g,研末或煅存性研末吞服。外用:适量,研末调敷。

区域民族用药经验·

1. 急性胃肠炎·冲天子根 10～15 g。捣烂取汁,开水冲服。

2. 枪伤·冲天子果适量。捣烂敷患处。

3. 跌打损伤·冲天子鲜叶适量。作骨折复位后捣敷。

4. 腹痛,痧气痛·冲天子种子 5 g。抹上菜油,置子母灰中烧红,取出,用碗闷熄,取其炭用石灰水冲服。

5. 肠炎,胆囊炎,胆结石·冲天子根、常山根、泽兰根各 15 g,山橙子根、管南香根、山大黄根、千年健根各 20 g。水煎服,每日 1 剂,连用数剂。

6. 胃溃疡,十二指肠溃疡·冲天子根、山橙子根、管南香根、山大黄根、千年健根茎各 15 g,千层根 10 g。水煎服,每日 1 剂,连服 5～7 剂。

现代研究·

　　化学成分:主要含有黄酮类化学成分。

　　药理作用:具有抑制病毒的药理作用。

臭油果·Chouyouguo

异名·大香果、香桂子、白香叶、野香油果。

来源·樟科植物三股筋香 *Lindera thomsonii* Allen 的果实。

形态特征·常绿乔木,高 3～10 m,胸径 4～25 cm。树皮褐色。枝条圆柱形,具细纵条纹,淡绿色或带红色,皮孔明显,嫩枝密被绢毛,后脱落成无毛。顶芽卵形,芽鳞褐色,外面密被绢状微柔毛、叶互生,卵形或长卵形,先端具长尾尖,基部急尖或近圆形,坚纸质,上面绿色,下面苍白色,幼时两面密被贴伏白、黄色绢质柔毛,老时脱落成无毛或残存稀疏黑色毛片,三出脉或离基三出脉,第一对侧脉斜伸至叶中

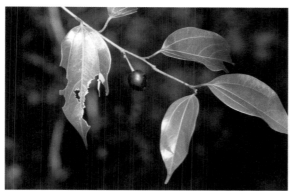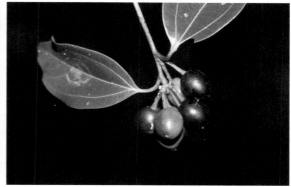

三股筋香 *Lindera thomsonii* **Allen**

部以上,叶脉两面凸出,明显。雄伞形花序腋生,有 3～10 朵花,总梗长 2～3 mm,总苞早落;雄花黄色;花被片 6,卵状披针形,花丝被疏柔毛,第三轮雄蕊近基部有 2 个圆肾形具短柄腺体;退化雌蕊长约 4 mm,花柱被灰色微柔毛。雌伞形花序腋生,有 4～12 朵花;总梗长约 2 mm;总苞片早落;雌花白色、黄色或黄绿色,花梗长 4～5 mm,被灰色微柔毛;退化雄蕊9,第三轮有时花瓣状,基部具 2 个圆肾形近无柄腺体;子房椭圆形,与花柱近等长,均被灰色微柔毛。果椭圆形,成熟时由红色变黑色;果托直径 2 mm;果梗被微柔毛。花期 2～3 月,果期 6～9 月。

分布生境 · 云南西部至东南部有分布。生于海拔 1 100～3 000 m 的山地疏林中。

采收加工 · 秋冬季果熟时打下,晒干备用。

性味归经 · 辛、涩,温。归肝、脾经。

功效 · 散风寒,行血气,止痛。

主治 · 用于风寒感冒,风湿痹证,脘腹冷痛,跌打损伤。

用法用量 · 内服:3～15 g,水煎服。外用:研末敷患处。

区域民族用药经验 ·

1. 风寒感冒 · 臭油果 15 g。水煎服。

2. 胃寒腹痛 · 臭油果研粉。取 1～3 g,开水冲服。

川贝母 · Chuanbeimu

独龙族药名 · mʌ(音:麻几)。

异名 · 贝母、川贝。

来源 · 百合科植物川贝母 *Fritillaria cirrhosa* D. Don 的鳞茎。

形态特征 · 多年生草本。鳞茎卵形,粗 1～1.5 cm,由 2 或 4 枚肥厚的鳞片组成,如为 2枚,则不等大,外面 1 枚宽卵形,宽约 1 cm,腹面有深槽,另 1 枚嵌入其中,后者卵状披针形,远小,宽仅 6 mm,但较长;如为 4 枚,外面 2 枚的较大,内面 2 枚较小,茎高 30～40 cm,中、上部具叶,叶 3 对以上,最下 2～3 对对生,上部的散生或 3 枚轮生。叶片绿色无柄,长椭圆形至线状披针形,长 6～10 cm,宽 1.5～0.3 cm,下部的宽短,上部的狭长且先端常卷曲成卷须状,果期尤甚。单花顶生,花梗长 1～3 cm,果期明显伸长。叶状苞片 3 枚,也有 1 枚的,花于花期下垂,花被片长圆形,色泽多变异,黄色、黄绿色、绿色、淡黄色以致暗紫色,具紫色斑点;脉序通常紫色,先端急尖而锐,长 3～4.5 cm,外轮宽 1.1～1.5 cm,内轮宽 1.7～1.9 cm,基部上方具内凹的蜜穴;雄蕊 6,长为花被片之半,花丝黄绿色,长 1～1.4 cm,光滑;花药近基着,长 4～7 mm;子房上位,黄绿色,

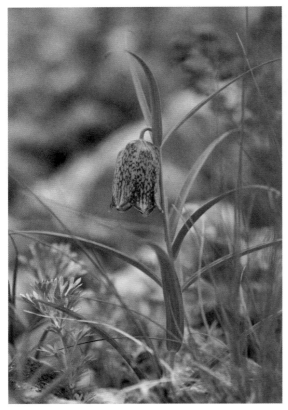

川贝母 *Fritillaria cirrhosa* D. Don

长 7～10 mm;花柱和柱头长 1.2～1.5 cm;柱头 3 深裂,裂片长 5～6 mm。蒴果直立,黄绿色,压扁后呈正方形,长 1.5～1.9 cm,连翅宽 1.6～2 cm,翅宽达 5 mm;基部宿存花被和雄蕊反折,种子多数,黄褐色,有细乳凸,倒卵形,连翅长 5 mm,宽 3.5 mm,周围具厚翅。花期 5～7 月,果期 8～10 月。

分布生境 · 云南分布于滇西北和保山、昆明、普洱、昭通。生于海拔 3 000～4 400 m 的林下、灌丛或草甸中。

采收加工 · 夏、秋季或积雪融化时采挖,除去须根、粗皮及泥沙,晒干或低温干燥。

性味归经 · 苦、甘,微寒。归肺、心经。

功效 · 清热润肺,化痰止咳,散结消痈。

主治 · 用于肺热燥咳,干咳少痰,阴虚劳嗽,痰中带血,瘰疬,乳痈,肺痈。

用法用量 · 内服:3～10 g;研粉冲服,1 次 1～2 g。

宜忌 · 不宜与川乌、制川乌、草乌、制草乌、附子同用。

区域民族用药经验 ·

1. 小儿肺燥咳嗽 · 川贝母粉 3 g,鸭梨 1 只。蒸服食。

2. 肺燥咳嗽,久咳 · 川贝母、麦冬、杏仁、款冬、紫菀等量。水煎服。

3. 风热感冒咳嗽,咯痰黄稠 · 川贝母粉 5 g(冲服),桑叶、桔梗、前胡各 12 g,牛蒡子、杏仁各 10 g,甘草 6 g。水煎服。

4. 肺虚久咳,痰少咽燥 · 川贝母粉 6 g(冲服),沙参 18 g,麦冬、杏仁各 10 g,天冬 8 g,水煎服。

5. 急、慢性支气管炎 · 川贝母粉 10 g(冲服),黄芩 10 g,紫苏叶 15 g,杏仁、桔梗各 12 g,五味子 8 g,甘草 6 g。水煎服。

6. 百日咳 · 川贝母粉 5 g(冲服),青黛 3 g,银杏 6 g,石膏 10 g,朱砂 1 g(冲服)。水煎服。

7. 疮痈肿毒 · 川贝母粉 6 g(冲服),千里光、蒲公英各 15 g,连翘 10 g,甘草 6 g。水煎服。

现代研究 ·

化学成分:主要含有青贝碱、松贝碱、松贝碱乙、川贝碱、西贝素、炉贝碱、白炉贝碱、贝母碱、去氢贝母碱等化学成分。

药理作用:具有镇咳、祛痰、平喘、扩张平滑肌、麻痹中枢神经系统、抑制呼吸、抑菌、增强子宫收缩的药理作用。

制剂:保胎无忧片 · 成分:川贝母、艾叶(炭)、荆芥(炭)、川芎、甘草、菟丝子(酒泡)、厚朴(姜制)、羌活、当归(酒制)、黄芪、白芍(酒制)、枳壳(麸炒)。功效主治:安胎,养血。用于闪挫伤胎,习惯性小产,难产。

穿山甲 · Chuanshanjia

独龙族药名 · dʒʌə kə lai(音:家可来;意:有甲的动物)。

异名 · 山甲片、甲片。

来源 · 穿山甲科动物穿山甲 *Manis pentadactyla* Hodgson. 的鳞片。

形态特征 · 身体背面,四肢外侧和尾部披覆瓦状角鳞片,头细,吻尖,眼小,舌长,无齿,趾(指)爪强健有力。全身的鳞片间杂有数根刚毛,颜面从下颌开始,过胸腹至尾基及四肢内侧无鳞而着生稀毛。四肢精短,前肢比后肢长;前足爪长于后足爪,中间趾爪特别粗长,是为挖掘的强劲工具。鳞甲颜色有黑褐色和棕褐色两种类型,以前者为多见。老兽的鳞片边缘,呈橙褐色或灰褐色,每一鳞片自基部始有纵纹,年龄越大纹越短、少。初生兽则鳞软色白,1月龄后渐次角化并变为褐色。

分布生境 · 云南主要分布于高黎贡山。生活于海拔 2011 m 以下低山土洞中。

采收加工 · 全年均可捕捉。捕后杀死,剥取甲皮,放入沸水中烫,等鳞片自行脱落,捞出,洗净,晒干。

性味归经 · 咸、微寒。归肝、胃经。

功效 · 通经下乳,消肿排脓,搜风通络。

主治 · 用于经闭癥瘕,乳汁不通,痈肿疮毒,关节痹痛,麻木拘挛。

用法用量 · 5～9 g,一般炮炙后用。

宜忌 · 孕妇慎用。

区域民族用药经验 ·

1. 乳汁过少,肝郁气滞 · 穿山甲 12 g(焙黄研细,药汤化服)、双肾参、归首、生地各 20 g,王不留行 15 g,柴胡 6 g,白芍 12 g。开水煎服。乳通停药。

2. 疝气膀胱疼痛 · 穿山甲(炒)9 g,茴香子 6 g。共为细末,每服 6 g,水酒送下。

3. 便毒便痈 · 穿山甲 25 g,猪苓 6 g。并以醋炙研末,酒服 6 g。外用穿山甲末和麻油、轻粉涂之。

4. 淋巴腺炎,乳腺炎,疮,疖 · ①穿山甲研粉。每次 3 g,酒送服。②穿山甲、皂角刺、紫花地丁各 9 g。水煎服。

5. 急性胃肠炎 · 穿山甲 3 片,五灵脂 15 g。泡清酒服。

6. 小儿疳积,疳痨,脾虚,腹胀 · 穿山甲、五谷虫、鸡内金各 10 g,青黛 5 g。共研细末,开水冲服。

现代研究 ·

化学成分:主要含有挥发油、生物碱类化学成分。

药理作用:具有抗炎、抗病毒、扩张血管、促进血液循环等药理作用。

刺葡萄根 · Ciputaogen

独龙族药名 · bei(音:贝)。

异名 · 山葡萄。

来源 · 葡萄科植物刺葡萄 *Vitis davidii* (Roman. Du Caill.)Foex. 的根。

形态特征 · 木质藤本。小枝圆柱形,纵棱纹幼时不明显,被皮刺,无毛。卷须 2 叉分枝,每隔 2 节间断与叶对生。叶卵圆形或卵椭圆形,长 5～12 cm,宽 4～16 cm,顶端急尖或短尾尖,基部心形,基缺凹成钝角,边缘每侧有锯齿 12～33 个,齿端尖锐,不分裂或微三浅裂,上面绿色,无毛,下面浅绿色,无毛,基生脉 5 出,中脉有侧脉 4～5 对,网脉明显,下面比上面突出,无毛常疏生小皮刺;托叶近草质,绿褐色,卵披针形,长 2～3 mm,宽 1～2 mm,无毛,早落。花杂性异株;圆锥花序基部分枝发达,长 7～24 cm,与叶对生,花序梗长 1～2.5 cm,无毛;

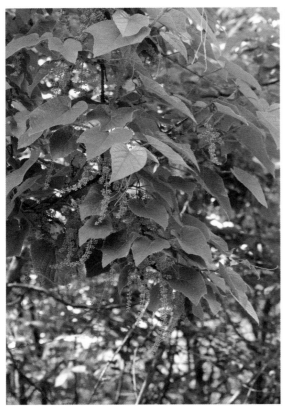
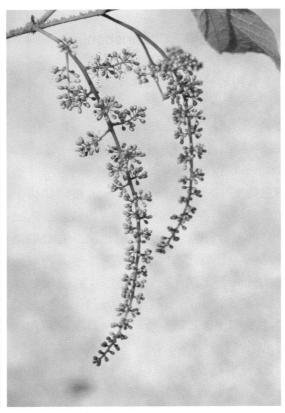

刺葡萄 *Vitis davidii* (Roman. Du Caill.) Foex.

花梗长 1～2 mm，无毛；花蕾倒卵圆形，高 1.2～1.5 mm，顶端圆形；萼碟形，边缘萼片不明显；花瓣 5，呈帽状黏合脱落；雄蕊 5，花丝丝状，长 1～1.4 mm，花药黄色，椭圆形，长 0.6～0.7 mm，在雌花内雄蕊短，败育；花盘发达，5裂；雌蕊 1，子房圆锥形，花柱短，柱头扩大。果实球形，成熟时紫红色，直径 1.2～2.5 cm；种子倒卵椭圆形，顶端圆钝，基部有短喙，种脐在种子背面中部呈圆形，腹面中棱脊突起，两侧洼穴狭窄，向上达种子 3/4 处。花期 4～6 月，果期 7～10 月。

分布生境 · 云南分布于大理、砚山、镇雄、嵩明、西畴。生于海拔 1 200～2 100 m 的林中。

采收加工 · 秋、冬季采挖，洗净，切片，鲜用或晒干。

性味归经 · 甘、微苦，平。无毒。

功效 · 散瘀消积，舒筋止痛。

主治 · 用于血瘀，腹胀癥积，关节肿痛，筋骨伤痛。

用法用量 · 内服：煎汤，30～60 g，鲜品倍量；或浸酒。

区域民族用药经验 ·

慢性关节炎，跌打损伤 · 刺葡萄鲜根 200 g。水煎或泡酒服。

现代研究 ·

化学成分：主要含有酚类、黄酮、花色苷和非花色苷多酚等化学成分。

药理作用：具有抗氧化的药理作用。

酢浆草 · Cujiangcao

独龙族药名 · tʃʌ rav gə mo（音：恰劳格莫）。

异名 · 酸浆草、酸酸草、斑鸠酸、三叶酸。

来源 · 酢浆草科植物酢浆草 *Oxalis corniculata* L. 的全草。

形态特征 · 草本。主根直,粗达 0.7 cm,具多分枝,呈暗褐色。茎柔弱,通常平卧,常为紫色、红色或带紫斑,长达 50 cm,粗 1~2.5 mm,具多数分枝,疏被灰色柔毛,节生常生不定根。叶极多数,互生;叶柄长 2~7 cm,被柔毛;叶片掌状 3 小叶,小叶片倒心形,长 0.5~1.5 cm,先端凹缺,有时深达 1/3 处,基部宽楔形,叶面绿色,近无毛,边缘具长柔毛,背面淡绿色,有时带红色,疏被紧贴柔毛,沿中脉较密;小叶无柄。花单生或 2~6 朵组成假伞形花序,腋生,花序梗长 1~7 cm,被短柔毛;苞片数枚,狭披针形,长 1~4 mm,外面被短柔毛,里面无毛;花梗长 1~2 cm,被短柔毛;萼片绿色,披针形,长 4~5 mm,外面密被短柔毛,里面无毛;花瓣黄色,狭倒卵形,长 8~10 mm,膜质;花丝线形,淡黄绿色,内轮长约 5 mm,外轮长约 3 mm,均有花药,花药卵形,黄色;子房圆柱状,长约 3 mm,密被短柔毛,花柱与子房近等长,被短柔毛。蒴果近圆柱形,长 1~2 cm,粗 2~3 mm,绿色,密被灰色短柔毛,有 5 条纵沟,有多数种子。种子卵形,长约 1 mm,褐红色,具数条横向皱纹。花果期几全年。

分布生境 · 云南各地有分布。生于海拔(350~)1 000~3 400 m 的路边、山坡草地或林间空地。

采收加工 · 全年均可采收,尤以夏、秋季为宜。洗净,鲜用或晒干。

性味归经 · 酸、微涩,凉。归大肠、小肠经。

功效 · 清热利湿,解毒消肿。

主治 · 用于感冒发热,肠炎,尿路感染,尿路结石,神经衰弱。外用治跌打损伤,毒蛇咬伤,痈肿疮疖,脚癣,湿疹,烧烫伤。

用法用量 · 内服:25~100 g。外用:适量,鲜品捣烂敷患处;或煎水洗。

区域民族用药经验 ·

　1. 肉食积滞 · 酢浆草根。水煎服。

　2. 泻痢,冬季吐泻病 · 酢浆草 30 g,红糖(炒)20 g。水煎服,连续服 3~4 日,每日 1~2 剂。

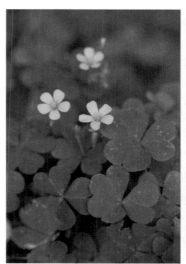
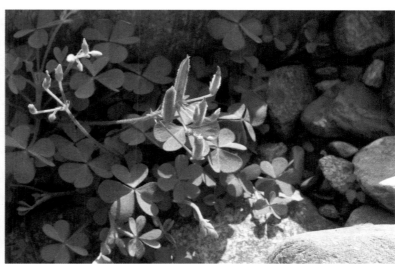

酢浆草 *Oxalis corniculata* **L.**

3. 鼻衄·①酢浆草 20 g,红糖(炒)15 g。水煎服。②鲜酢浆草捶烂,揉作小丸,塞鼻孔内。

4. 皮肤瘙痒,湿疹·酢浆草揉烂外搽,反复数次,即有效果。

5. 感冒发热·酢浆草 25～50 g。煎服。

6. 关节炎·酢浆草 200 g,加灶灰适量。煮水后搽洗患处。

7. 尿路感染·酢浆草 15 g,车前草 12 g,金钱草、玉米须各 20 g。水煎服。

8. 跌打瘀血肿痛·①酢浆草鲜品 30～60 g。煎服。②外用鲜品捣烂,加酒搽患部;或炒热敷。

9. 毒蛇咬伤·酢浆草鲜品 100 g。捣汁,开水送服。药渣敷伤口。

10. 腹泻,红白痢疾·酸浆草(酢浆草)15～30 g,红糖适量。煎服。

11. 尿结尿淋·酢浆草、甜酒各 60 g。共同煎水服,每日 3 次。

12. 痢疾·①酢浆草、马齿苋各 30 g,瓜子金 15 g。水煎服。②酢浆草 15 g,黄连、云木香各 10 g。水煎服。

13. 急性咽炎·新鲜酢浆草 30 g。加水煎服,少量多次。小儿可加白糖、蜂蜜或冰糖。

14. 扭伤,血肿,感染·鲜酢浆草洗净加少许食盐,捣烂,敷患处,表面用纱布或塑料薄膜包扎。

15. 急性黄疸型肝炎·酢浆草、夏枯草、茵陈各 15 g,车前草 12 g,栀子 10 g,甘草 6 g。水煎服。

现代研究·

化学成分:主要含有黄酮类、酚酸类、生物碱类、挥发油等化学成分。

药理作用:具有抑菌、抗肿瘤、抗焦虑、抗癫痫、抗氧化、抗炎镇痛、保护肝肾、促进骨形成等药理作用。

大红袍·Dahongpao

独龙族药名· dəm jʌ(音:丹亚;意:拉不断)。

异名·大和红、地油根、白兰地花、山皮条、锈钉子、铁锈根、山黄豆、油根、扁皂角。

来源· 豆科植物毛杭子梢 *Campylotropis hirtella* (Franch.) Schindl. 的根。

形态特征·灌木,高 0.7～1 m。全株被黄褐色长硬毛与小硬毛,枝有细纵棱。羽状复叶具 3 小叶;托叶线装披针形,长 3～6 mm;叶柄极短(长 6 mm 以内)或近无柄;小叶近革质或纸质,三角状卵形或宽卵形,有时卵形或近宽椭圆形,长 2.5～8.5 cm,宽 1.8～4(6)cm,先端钝、圆形或有时微凹,基部微心形至近圆形,两面稍密生小硬毛与长硬毛,沿脉上毛更密,上面绿色,下面带苍白色,叶脉网状,下面特别隆起。总状花序每 1～2 腋生并顶生,长 10 cm 以上,总花梗长 1.5～6 cm,通常于顶部形成无叶的大圆锥花序;苞片披针形,长 1.3～2.2 mm,宿存;花梗长 2.5～5(6)mm,密生开展的小硬毛;小苞片早落;花萼长 4.5～6(～7)mm,密生小硬毛与长硬毛,萼筒长 2～2.7 mm,裂片长 2.5～3.5(4)mm,上方裂片 1/2 或 1/2 以上合生,先端分离部分长 0.8～2.5 mm;花冠红紫色或紫红色,长 12～14(15)mm,龙骨瓣略呈直角内弯,瓣片上部比瓣片下部(连瓣柄)短 3～5 mm;子房有毛。荚果宽椭圆形,长 4.5～6 mm,宽 3～4 mm,果颈长近 1 mm,顶端的喙尖长 0.5～0.9 mm,表面具明显的暗色网脉并密被长硬毛与小硬毛。花期(6)7～10 月,果期(9)10～11 月。

分布生境·云南分布于滇中和滇西北。生于海拔 900～4 100 m 的灌丛、林缘、疏林内、林下、山溪边及山坡、向阳草地等处。

采收加工·秋季挖根,洗净,切片,晒干。

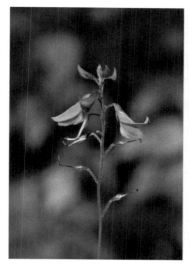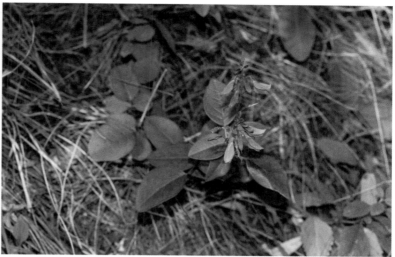

毛杭子梢 *Campylotropis hirtella* (Franch.) Schindl.

性味归经 · 微苦,温。归脾、胃、肝经。

功效 · 活血调经,止血止痛。

主治 · 用于月经不调,闭经,痛经,白带,痢疾,胃脘痛,外伤出血,黄水疮,水火烫伤。

用法用量 · 内服:煎汤,15～30 g;或浸酒。外用:适量,研末掺;或鲜品烤取汁搽。

区域民族用药经验 ·

1. 痛经 · 大红袍、杏叶防风、益母草各15 g。水煎服,每日1剂。

2. 崩漏 · ①大红袍30 g,菟丝子、小红参、岩陀各15 g。水煎服。②大红袍兑红糖煎服。③大红袍、钻地风各15 g。煨红糖服。

3. 胃痛,消化道溃疡 · 大红袍、白及时各15 g,杏叶防风、马蹄香、生甘草各10 g。水煎服,红糖为引。

4. 黄水疮,水火烫伤 · 大红袍鲜品火烤出汁外擦。

5. 月经不调,经闭,腰部扭伤 · 大红袍泡酒服。

6. 月经过多,消化道出血 · 大红袍、筒鞘蛇菰、岩陀各15 g。水煎服。

7. 黄水疮,创伤出血,烫伤,中耳炎 · 大红袍鲜根烤取汁外搽。

8. 闭经 · 大红袍50～100 g,红糖适量。水煎,分3次服。

9. 痢疾 · 大红袍、仙鹤草根各50 g。煎水服。

10. 风湿 · 大红袍15 g,大风藤、追风散各9 g,红禾麻6 g,泡酒500 mL。日服2次,每次15～50 g。

11. 红淋 · 大红袍9～15 g。煎水服。

现代研究 ·

化学成分:主要含有β-谷甾醇、齐墩果酸、熊果酸、野蔷薇苷等化学成分。

制剂:1. 金胃泰胶囊 · 成分:大红袍、鸡矢藤、管仲、金荞麦、黄连、砂仁、延胡索、木香。功效主治:行气活血,和胃止痛。用于肝胃气滞、湿热瘀阻所致的急慢性胃肠炎,胃及十二指肠溃疡,慢性结肠炎。

2. 复方大红袍止血胶囊 · 成分:大红袍、柿蒂。功效主治:收敛止血。用于功能性子宫出血,人工流产术后出血,放取环术后出血,鼻衄,胃出血及内痔出血等。

3. 千紫红颗粒 · 成分:大红袍、紫地榆、千里光、杨梅根、钻地风。辅料为蔗糖。功效主治:清热凉血,收敛止泻。用于赤白痢疾、暑湿伤及胃肠而发生的泄泻,以及小儿脾弱肝旺之消化不良性腹泻。

4. 暖胃舒乐片 • 成分:黄芪、大红袍、延胡索、白芍、鸡矢藤、白及、砂仁、五倍子、肉桂、丹参、甘草、炮姜。辅料为:糊精、硬脂酸镁、滑石粉、二氧化硅、包衣剂。功效主治:温中补虚,调和肝脾,行气活血,止痛生肌。用于脾胃虚寒及肝脾不和型慢性胃炎,证见脘腹疼痛、腹胀喜温、反酸嗳气。

大黄连刺 • Dahuanglianci

独龙族药名 • ʌ tʃju ʃi ʃa(音:阿秋西沙)。

异名 • 土黄连、石妹刺、大黄连、宽叶鸡肢黄连、刺黄连、鸡脚刺、三颗针。

来源 • 小檗科植物粉叶小檗 *Berberis pruinosa* Frnch. 的根和茎皮。

形态特征 • 灌木,高 1～2 m。枝圆形,棕灰色或棕黄色,密被黑色小疣点;刺三叉状,粗壮,与枝同色,长 2～3.5 cm,腹部具沟。叶硬革质,灰绿色,椭圆形、倒卵形或披针形,长 2～6 cm,宽 1～2.5 cm,先端钝尖或短渐尖,基部楔形,边缘微向背反卷,通常具 1～6 齿,偶有全缘,叶面光亮,中脉扁平,侧脉微突起,背面被白粉,中脉突起,侧脉不显;近无柄。花(8～)10～20 朵簇生;花柄长 10～20 mm;萼片2 轮,外萼片长椭圆形,长约 4 mm,宽约 2 mm,内萼片倒卵形,长 6.5 mm,宽约 5 mm;花瓣倒卵形;长约 7 mm,宽 4～5 mm,先端深锐裂,基部楔形,靠近边缘有 2 枚卵形腺体;雄蕊长6 mm。浆果椭圆形或近球形,长 6～7 mm,直径 4～5 mm,顶端无宿存花柱,被白粉,果皮质脆,含 2 枚种子。花期 3～4 月,果期 6～8 月。

分布生境 • 云南分布于滇西、滇西北。生于海拔 1 900～4 000 m 的河谷及石灰岩灌丛中。

采收加工 • 全年可采挖。除去杂质,鲜用或趁鲜切片晒干备用。梗干根未开片者,喷淋清水浸透后切片,晒干。

性味归经 • 苦,寒。归肝、胃、小肠经。

功效 • 清热燥湿,泻火解毒。

主治 • 用于湿热泄泻,痢疾,黄疸,热淋,咽喉肿痛,口疮龈肿,火眼,目赤肿痛,疰腮,乳痈,疖肿,烫伤。

用法用量 • 内服:煎汤,10～15 g。外用:适量,捣敷;或研末调敷。

区域民族用药经验 •

1. 高热昏迷 • 大黄连刺、蒲公英根各30 g,蝉蜕 6 g。水煎服。

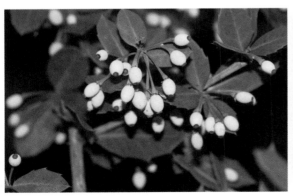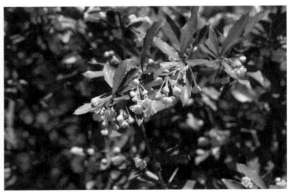

粉叶小檗 *Berberis pruinosa* Frnch.

2. 疟疾·大黄连刺、藤香树根、树头菜根、野豌豆根各 10 g，蚯蚓 9 g。水煎服。

3. 肾炎·大黄连刺 15 g，茅草根 60 g。每日 1 剂，水煎，分 3 次服。

4. 尿频、尿急、尿痛等尿路感染·大黄连刺、猪鬃草各 10 g，水薄荷 20 g。水煎服，每日 1 剂，日服 3 次。

现代研究·

化学成分：主要含有小檗碱、粉防己碱、巴马汀、药根碱等异喹啉类生物碱化学成分。

药理作用：具有杀菌、降血压、升高白细胞、抗心律失常的药理作用。

大将军·Dajiangjun

独龙族药名· li gən bu lʌ（音：力艮布腊；意：狗毒药）。

异名·红雪柳、蒙自莨。

来源·半边莲科植物密毛山梗菜 *Lobelia clavata* E. Wimm. 的根、叶。

形态特征·半灌木状草本，高 1.5～2 m。主根粗壮，侧根纤维状。茎圆柱状，分枝多，密生毡毛。基生叶倒卵状椭圆形，茎生叶矩圆状椭圆形，长 15～28 cm，宽 3～8 cm，先端锐尖，基部阔楔形至近圆形，边缘密生小齿和短睫毛，厚纸质，两面被很短的毡毛。总状花序多个集成圆锥花序，花密集，偏向一侧而上举；总苞片与叶同型但小，长 5～7 cm，宽 2～3 cm，边缘锯齿状，锯齿间又有小齿和睫毛。苞片披针状条形，长 1～1.5 cm，宽 1～3 mm，被短的毡毛；花梗长 5～10 mm，向后方弓曲，圆柱状，生毡毛；小苞片常 1 枚，极小，生花梗中下部；花萼筒半球状，长约 5 mm，宽约 4 mm，底部浑圆，密被短毡毛，裂片披针状条形，长 11～15 mm，宽 1～1.5 mm，全缘或有睫毛；花冠白色，长 2～3.2 cm，外面被短毡毛，内面生较长柔毛，近二唇形，上唇裂片条形，约占花冠长的 2/3，下唇裂片卵状披针形，相当花冠长的 1/3；雄蕊在基部以上连合成筒，花丝筒密被短柔毛，花药管长 5～6 mm，在花药连合线上密生长柔毛，下方 2 枚花药顶端生笔毛状髯毛。蒴果近球状或短矩圆状，长 6～9 mm，宽 5～7 mm，密被短柔毛，因果梗后弯而倒垂。种子矩圆状，稍压扁，表面平滑，有色淡的边缘。花果期 12 月至翌年 4 月。

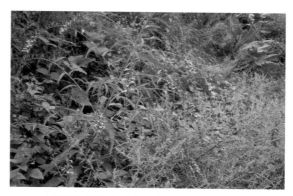

密毛山梗菜 *Lobelia clavata* E. Wimm.

分布生境·云南分布于滇西南。生于海拔 540～2 000 m 的山坡湿润草地、路边。

采收加工·春、秋季采集，洗净，鲜用或晒干。

性味归经·辛，凉。有毒。

功效·消炎，止痛，解毒，祛风，杀虫。

主治·用于风湿关节炎，跌打损伤。外用治蛇伤，痈肿。叶研末喷喉治急性扁桃腺炎。

用法用量·内服：6～9 g。外用：适量，热灰烧后捣烂外敷。

区域民族用药经验·

1. 高热抽风·大将军根 6 g，绿蒿子 9 g，李子根 24 g。煨水兑白酒服。并加倍量煎汁，待冷擦洗全身。

2. 牛皮癣·大将军 50 g，泡酒 500 mL。每次服 5 mL。

3. 风湿关节痛·①大将军叶（鲜品）适量。煮水熏洗患处。②大将军鲜品适量。捣细外包患处。

4. 腮腺炎、跌打损伤·大将军鲜叶 2 片。捣烂外敷患处,每日 1 次。

5. 癣·大将军鲜浆汁外搽。

6. 疮痈肿痛,无名肿毒·大将军叶适量,鸡肝散叶 20 g,葛根 30 g。鲜品捣碎烤热后敷于患处。

7. 风湿骨痛·大将军根 1.5 g,木姜子、芦子、八角枫各 30 g。用白酒 500 mL 浸泡,每次服 10 mL。

8. 感冒,头痛,身痛,恶寒发热·大将军嫩尖 15 g(用火烧熟),鸡肝散 15 g,臭灵丹根 20 g。水煎服,每日 1 剂,日服 3 次。大将军有大毒,一定要烧熟再煎。

9. 痛风·七叶莲、萱麻、大将军叶,三者捣烂后包患处,连包 7 日。

10. 疮痈肿痛·大将军鲜叶 2 片,捣烂外敷患处,每日 1 次。或配七叶一枝花、甘草,水煎服,一般服药 2 剂即可好转。

11. 月经不调·大将军根 5 g,野菠萝、马鞭草、满山香、三台红花各 15 g,火草、生藤、树跌打各 10 g,胡椒 7 粒。水煎服,每日 1 剂,连服 3~5 剂。

12. 小儿高热,小儿惊厥·大将军根 5 g,青蒿枝根、李子树根各 15 g。水煎服,每日 1 剂,连服 3 剂。

大接骨丹·Dajiegudan

独龙族药名·mə sə ʃin(音:莫索辛)。

异名·理肺散、接骨丹。

来源·茜草科植物藤耳草 *Dimetia scandens* (Roxb.) R. J. Wang 的全草。

形态特征·多分枝藤状灌木。除花外其余各部几无毛。叶对生,近革质,椭圆形、披针形或长圆状披针形,长 5~12.5 cm,宽 3~4 cm,先端渐尖或尾状渐尖,基部楔形,侧脉 4~5 对,纤细,与中脉成锐角向上伸出;叶柄长 2~3 mm 或近无柄;托叶膜质,基部合生成短杯状,顶部具 1~2 硬尖,有小缘毛。聚伞花序排成扩展的圆锥花序式,顶生,稀腋生,有时被微柔毛;花 4 数,花梗长 2~4 mm;萼管倒圆锥形,长约 1 mm,萼裂片卵形,与萼管近等长;花冠白色或黄色,管状,短,外面无毛,长约 6 mm,花冠裂片长圆形,长约 4 mm,宽 1~1.2 mm,外反,内面被髯毛;雄蕊生于冠管基部,花丝中部以下被毛,花药长 1.2 mm;花柱长约 4 mm,略短于雄蕊,中部被长柔毛,柱头 2 裂,裂片长 2 mm。蒴果阔倒卵球形,顶部隆起,长和宽均 3~5 mm,宿存萼裂片短,成熟时室间开裂为 2

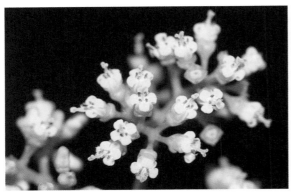
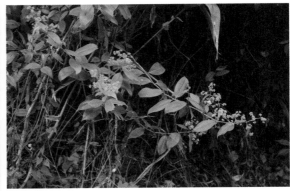

藤耳草 *Dimetia scandens*(Roxb.)R. J. Wang

果爿,每个果爿腹部直裂。种子多数,小,具棱。花期 2～10 月,果期 9 月至翌年 4 月。

分布生境 · 云南分布于滇西北。生于海拔 840～2 800 m 处的山坡、山谷、路边、溪边、荒地或常绿阔叶林中、灌丛或草地。

采收加工 · 四季可采。洗净切碎,晒干备用,或用鲜品。

性味归经 · 苦,凉。归肺、肾经。

功效 · 清热解毒,理肺止咳,续筋接骨。

主治 · 用于肺炎,支气管炎,口腔炎,肺结核,骨折,咽喉肿痛。

用法用量 · 内服:煎汤,15～30 g。外用:干品研末调敷;或鲜品捣敷。

区域民族用药经验 ·

1. 骨折敷药后局部皮肤溃烂,痒痛 · 大接骨丹、血满草适量。先煎水外洗,再用鲜品捣碎外敷患处。

2. 各种骨折 · ①大接骨丹、核桃树皮各 15 g,苏木、木姜子树皮各 10～15 g,飞龙斩血、金毛木通各 15～30 g,川芎 25 g。水煎服,每日 1 剂,分 3 次服;或泡酒服,每次 10 mL,每日 2 次。②大接骨丹鲜品适量。捣敷。

现代研究 ·

化学成分 : 主要含有表黏霉烯醇、羽扇豆醇、谷甾醇和豆甾醇等化学成分。

倒钩刺 · Daogouci

独龙族药名 · bu lʌn(音:布伦;意:野生、吃的东西)。

异名 · 小乌泡、刺茶、小鸡脚锁梅、鸡脚锁梅、三叶悬钩子、小倒钩藤。

来源 · 蔷薇科植物三叶悬钩子 *Rubus delavayi* Franch. 的全株、根。

形态特征 · 直立小灌木,高 1～2 m。茎枝无毛,具例钩锐皮刺。三出复叶,互生;叶柄长 3～4 cm,有细小皮刺,顶生小叶柄长 5～8 mm;托叶刚毛状;小叶片披针形,长 4～6 cm,宽 8～15 mm,先端渐尖,基部渐狭,边缘具齿,两面光滑,粉绿色。花 1～2 朵腋生或顶生,花梗长 1～2 cm,与萼均有细柔毛及皮刺;萼片披针形,附属物叶状,线形,具刺;花白色,直径约 1 cm,花瓣倒卵形,外面有短柔毛,较萼片短;雄蕊花丝密被柔毛;花柱短于雄蕊,无毛。聚合果球

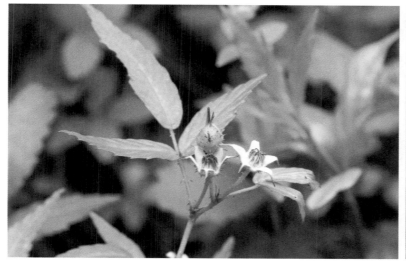
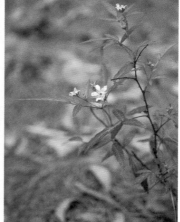

三叶悬钩子 *Rubus delavayi* Franch.

形,肉质,多汁,成熟时橘黄色。花期 5～6 月,果期 6～7 月。

分布生境 · 云南省分布于滇中(昆明)和滇西(丽江、鹤庆、永胜、宾川、云龙、凤庆)。生于山地杂木林下,海拔 2 000～3 400 m。

采收加工 · 全株:夏、秋季采集,洗净,鲜用或切碎晒干。根:秋季采挖,洗净,鲜用或晒干。

性味归经 · 全株、根:甘、微酸,平。归心、肝经。

功效 · 全株:清热解毒,除湿止痢,驱蛔。根:清热解毒,除湿止痢,驱蛔。

主治 · 全株:用于扁桃体炎,急性结膜炎,腮腺炎,乳腺炎,无名肿毒,风湿痹痛,痢疾,蛔虫症。根:用于扁桃体炎,急性结膜炎,痢疾,疮疡,风湿性关节炎。

用法用量 · 全株:内服:煎汤,15～30 g。外用:适量,鲜品捣敷。根:25～50 g。

区域民族用药经验 ·

1. 扁桃腺炎,火眼,痢疾,疥疮,风湿性关节炎 · 倒钩刺根 15～50 g。水煎服。

2. 蛔虫病 · 倒钩刺全株 15 g。水煎服。

3. 腮腺炎,乳腺炎,无名肿毒 · 倒钩刺鲜品捣烂外敷。

现代研究 ·

化学成分:主要含有委陵菜酸、蔷薇酸、齐墩果酸、山柰酚、胡萝卜苷等化学成分。

灯芯草 · Dengxincao

独龙族药名 · tsu ʃin(音:初辛;意:湖边的草)。

异名 · 秧草、水灯心、野席草、龙须草、灯草、水葱。

来源 · 灯心草科植物灯心草 *Juncus effusus* L. 的茎髓。

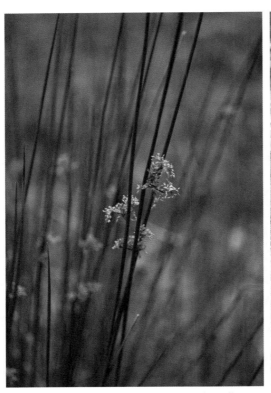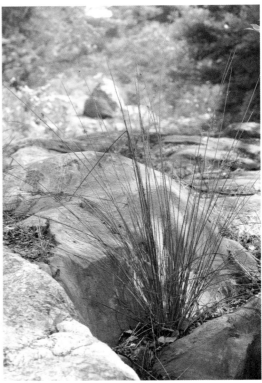

灯心草 *Juncus effusus* L.

形态特征·多年生丛生草本,高 40～100 cm。茎直立,具纵条纹,质软,内部充满乳白色的髓。低出叶鞘状,红褐色或黑褐色,长达 15 cm;叶片退化为刺芒状。花序聚伞状,假侧生,其下苞片似茎之延伸,长达 20 cm。花灰黄色,长 2～2.5 mm;花被片 6,窄披针形,外轮略长,端尖,边缘膜质;雄蕊 3,长为花被片的 2/3,花药略短于花丝;雌蕊具短花柱,柱头三叉状。蒴果卵圆形,与花被片近等长,顶端钝尖,具 3 个完整的隔膜。种子黄褐色,卵状长圆形,长约 0.5 mm。花果期 7～10 月。

分布生境·云南省分布于贡山、昆明、景东、元江、屏边、广南、西畴、麻栗坡、临沧、盈江、剑川、维西、香格里拉。生于海拔 1 200～3 400 m 的田埂、水沟边、低凹潮湿处。

采收加工·夏末至秋季割取茎,晒干,取出茎髓,理直,扎成小把。

性味归经·甘、淡、微寒。归心、肺、小肠经。

功效·清心火,利小便。

主治·用于心烦失眠,尿少涩痛,口舌生疮。

用法用量·1～3 g。

区域民族用药经验

1. 心烦,头昏,夏日中暑·灯芯草加竹子芯、葵瓜子仁、新鲜余甘、烧红的泥土。共熬水吃。

2. 尿急,尿痛,小便带血·灯芯草配栽秧花根、黄树根。水煎服。

3. 小便不利·灯芯草、蒲公英各适量。水煎服。

4. 小儿发热·灯芯草 30 g。水煎服。

5. 疟疾·灯芯草干品 20～30 g,或鲜品适量。水煎服。

6. 肾炎·灯芯草茎髓 2～5 g。水煎服。

7. 心烦口渴,口舌生疮,尿路感染,尿痛,尿赤·灯芯草干品 50～100 g。水煎服。

现代研究·

化学成分:主要含有 9,10－二氢菲类、菲类、菲类二聚体类、芪类、甘油酯类、黄酮类、三萜类及甾体类等化学成分。

药理作用:具有镇静、抗肿瘤、抗炎、抑菌、抗氧化等药理作用。

制剂:肾安胶囊·成分:灯芯草、石椒草、肾茶、黄柏、白茅根、茯苓、白术、金银花、黄芪、泽泻、淡竹叶、甘草。功效主治:清热解毒,利尿通淋。用于湿热蕴结所致淋证,证见小便不利、淋漓涩痛,下尿路感染见上述证候者。

地不容·Diburong

独龙族药名· gʌ lai mu(音:嘎来木)。

异名·山乌龟、地乌龟、白地胆、荷叶暗消、毛千金藤、金线吊乌龟。

来源·防己科植物桐叶千金藤 *Stephania japonica* var. *discolor*(Blume)Forman 的块根。

形态特征·藤本。老茎稍木质,枝很长,卧地时在节上生不定根,被柔毛。叶纸质,三角状近圆形或近三角形,长 4～15 cm,宽 4～14 cm,顶端钝而具小凸尖或有时短尖,基部圆或近截平,上面无毛或近无毛,稍有光泽,下面粉白,被丛卷毛状柔毛;掌状脉 9～12 条,向上的粗大,连同网脉两面均凸起,但下面更明显;叶柄长 3～7 cm 或稍过之,明显盾状着生,复伞形聚伞花序通常单生叶腋,很少 2 或几个生于腋生短枝上,总梗长 1.5～5.5 cm,有 2 或 3 回伞形分枝,小聚伞花序多个在末回分枝顶端密集呈头状,小聚伞花序梗和花梗均极短;雄花:萼片 6 或 8,排成 2 轮,倒披针形至匙形,有时狭椭圆形,长 1.1～1.5 mm,黄绿色,被短毛;花瓣 3～4,阔倒卵形至近圆形,长 0.5～0.7 mm,稍肉质,无毛;聚药雄蕊长可达 1 mm;雌花:萼片

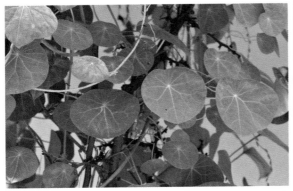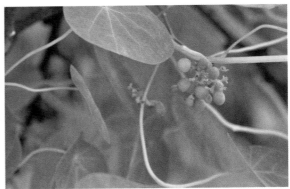

桐叶千金藤 *Stephania japonica* var. *discolor*（Blume）Forman

3～4,花瓣 3～4,形状和大小与雄花相似或稍小;柱头撕裂状。核果倒卵状近球形,红色,内果皮长 5～6 mm,背部有 2 行高耸的小横肋状雕纹,每行约 10 条,小横肋中部近断裂,两端高凸,胎座迹穿孔。花期夏季,果期秋冬。

分布生境·云南西南部至东南部常见有分布,东北部(绥江)亦偶然可见。生于疏林或灌丛和石山等处。

采收加工·四季均可采,以秋季采为佳。洗净切片、晒干备用;或煮 2 小时,去皮晒干,研粉备用。

性味归经·苦,寒。有小毒。归胃、肝经。

功效·清热解毒,截疟,镇痛。

主治·用于痈疽肿毒,喉闭,疟疾,慢性胃炎,胃痛。

用法用量·内服:3～6 g,水煎服;或研粉服,每次 0.6～1.5 g。

宜忌·孕妇、气血虚弱者忌用。

区域民族用药经验·

1. 胃痛,腹胀·地不容 1.5 g。水煎服。

2. 痈肿初起·地不容研末,与蜂蜜或醋调敷患处。

3. 跌打扭伤·地不容 100 g,泡酒 250 mL。3 天后外搽。

现代研究·

化学成分:主要含有生物碱类化学成分。

药理作用:具有镇痛、抗炎、抑菌、杀虫等药理作用。

滇车前 · Diancheqian

独龙族药名· wʌ gui(音:洼桂)。

异名·蛤蟆叶。

来源·车前科植物疏花车前 *Plantago asiatica* subsp. *erosa*（Wall.）Z. Y. Li. 的全草及种子。

形态特征·多年生草本,高 12～35 cm。根茎短而肥厚,不明显,下着生多数白色须根。叶自短根茎丛生射出,平铺地面,叶柄长 3～8 cm,鲜时上面有槽,下面圆形,基部扩张成鞘状;叶片椭圆状卵形或阔卵形,长 3～8 cm,宽 2～3.5 cm,先端钝,基部阔楔形,全缘或有不明显的钝齿,上面绿色,下面淡绿色,无毛或疏生短柔毛,通常有 3～5 条弧形脉,在下面明显凸出。稀疏穗状花序顶生;花极小,绿白色,有短而明显的柄;小苞片卵形,与花萼分离;花萼形同小苞片,基部稍合生,顶端较宽,脉明显,边缘膜质;花冠小漏斗形,较萼稍长,顶端 4 裂,裂片小三角形,向外反卷;雄蕊 4 枚,与花冠裂片互生,伸出花冠筒外,花丝细丝状,长约 6 mm,花药白色,椭圆形,基着;雌蕊子房卵形,长约 1 mm,花柱丝状,长 3～4 mm。宿萼蒴果,纺锤形,长约 5 mm,成熟时横裂为 2,上半部长钟形,顶端具有花柱残痕,下部有宿萼。种子 10～15 粒,黑色。花期 6～7 月,果期 8～9 月。

分布生境 · 云南分布于滇中(昆明、姚安),滇南(屏边、西畴、砚山),滇西北(丽江、维西、香格里拉、贡山)。生于海拔 600～3 000 m 的山坡草地、路边、沟边或灌丛中。

采收加工 · 全草:夏季未开花前采挖全草,洗净晒干。种子:8～9 月果穗成熟时摘下,晒干,再搓出种子,簸掉杂质。

性味归经 · 甘,寒。归肝、肾、肺、小肠经。

功效 · 全草:清热利尿通淋,祛痰,凉血,解毒。种子:清热利尿通淋,渗湿止泻,明目,祛痰。

主治 · 全草:用于热淋涩痛、水肿尿少、暑湿泄泻、痰热咳嗽、吐血衄血、痈肿疮毒。种子:用于热淋涩痛、水肿胀满、暑湿泄泻、目赤肿痛、痰热咳嗽。

用法用量 · 全草:9～30 g。种子:9～15 g,包煎。

宜忌 · 孕妇忌服。

区域民族用药经验 ·

1. 小儿因伤食吐泻 · 滇车前子 15 g,淮山药 45 g(饭上蒸用 30 g,生用 15 g)。共为末,每服 6 g,空腹滚水下。发热加银柴胡 9 g,有虫证加芜荑 9 g。

2. 风赤眼 · 滇车前草洗净,捣烂敷眼胞上。

3. 小便不通 · 滇车前草捣汁入蜜调服。

4. 水肿,小便淋漓涩痛 · 滇车前子、滑石各 15 g,木通 10 g,玉米须 20 g,甘草 6 g,海金沙 12 g。水煎服。

5. 夏季感暑伤湿之泄泻 · 滇车前子、白术、泽泻各 15 g,茯苓 18 g。水煎服。

6. 肝热目赤涩痛,目暗昏花,目生翳障 · 滇车前子、决明子、菊花各 15 g,菟丝子 18 g。水煎服。

7. 肺热咳嗽痰多 · 滇车前子、枇杷叶(蜜炙)各 15 g,川贝母 12 g(研末,药汤兑服),瓜蒌 18 g。水煎服。

8. 手术后尿潴留 · 滇车前子 10 g。烘干碾末,分 2 次冲服。

现代研究 ·

化学成分: 主要含有多糖类、黄酮及其苷类、环烯醚萜类、三萜及甾醇类、挥发油等化学成分。

药理作用: 具有抗菌、利尿、延缓衰老、抗炎、减肥、保肝、降尿酸、降血糖、调血脂等药理作用。

冬虫夏草 · Dongchongxiacao

独龙族药名 · ∫i bei di(音:西贝底)。

异名 · 虫草、冬虫草。

来源 · 麦角菌科真菌冬虫夏草菌 *Cordyceps sinensis* (Berk.) Sacc. 寄生在蝙蝠蛾科昆虫幼虫上的子座和幼虫尸体的干燥复合体。

形态特征 · 真菌子座由昆虫寄主头部长出与虫体相连而成,单生,间有 2～3 个者,细长如棒球棍状,紫褐色,咖啡色至深褐色。上部为子座头部,稍膨大,呈圆柱形,褐色,尖端具 1.5～3 mm 的不孕顶部,成熟后成叉状裂开。除先端少部外,密生多数子囊壳;子囊壳生于子座的表面或微凹陷,先端凸出子座之外,卵形或椭圆形,直径 80～200um,每一子囊壳内有多数条状线形的子囊,每一子囊内有 8 个具隔膜的子囊孢子;子囊孢子线形,无色。寄主为鳞翅目,鞘翅目等昆虫的幼虫,冬季菌丝侵入蛰居于土中的幼虫体内,使虫体充满菌丝而死亡。夏季长出子座。

分布生境 · 云南分布于滇西北。常见于 4 000 m 以上的高山上,尤其多见于具有积雪,排水良好的高寒草甸和灌丛草地中。

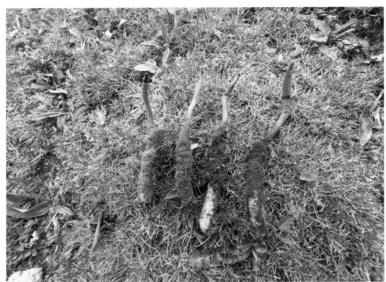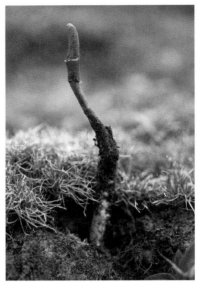

冬虫夏草菌 *Cordyceps sinensis*（Berk.）Sacc.

采收加工 · 夏初子座出土、孢子未发散时挖取，晒至六七成干，除去似纤维状的附着物及杂质，晒干或低温干燥。

性味归经 · 甘，平。归肺、肾经。

功效 · 补肾益肺，止血化痰。

主治 · 用于肾虚精亏，阳痿遗精，腰膝酸痛，久咳虚喘，劳嗽咯血。

用法用量 · 3～9 g。

区域民族用药经验 ·

1. 气虚咳喘 · 冬虫夏草 15～30 g。配老雄鸭蒸，内服。

2. 气短乏力，久病体虚，消瘦久咳 · 冬虫夏草 10 g。炖鸡服。

3. 虚痨咳血，腰膝酸痛 · 冬虫夏草 4.5～9 g。煎服或作丸剂，日服 1 剂。

4. 肺结核咳嗽，咯血 · 冬虫夏草、贝母各10 g，沙参 20 g，杏仁、麦冬各 15 g。水煎服。

5. 病后体虚，贫血，头晕，红细胞减少 · 冬虫夏草 9 g。炖童子鸡或炖鸭、猪肉吃。

6. 阳痿，遗精，腰酸腿软 · 冬虫夏草、杜仲、淫羊藿、肉苁蓉。水煎服。

7. 慢性肾炎 · 冬虫夏草。水煎，常服。

现代研究 ·

化学成分：主要含有核苷类、多糖类、氨基酸类、多肽类、甾醇及其衍生物等化学成分。

药理作用：具有调节免疫、抗肿瘤、抗炎、降血糖、抗氧化、抗纤维化等药理作用。

制剂：复方虫草补肾口服液 · 成分：荞麦花粉、冬虫夏草、虫草头孢菌粉、淫羊藿、枸杞子、辅料为蜂蜜、山梨酸钾。功效主治：补肾益精。用于肾精不足引起的体弱，腰膝酸软，头晕耳鸣，久咳虚喘。

董棕 · Dongzong

独龙族药名 · ar lai pi（音：阿莱皮；意：董棕面）。

异名 · 腰精、阿莱皮、鸡榔、假恍榔。

来源 · 棕榈科植物短穗鱼尾葵 *Caryota mitis* Lour. 树干（茎）髓部加工后的淀粉、叶。

形态特征 · 丛生，小乔木状，高 5～8 m，直径8～15 cm。茎绿色，表面被微白色的毡状绒毛。叶长 3～4 m；羽片淡绿色，呈楔形或斜楔形，外缘笔直，内缘 1/2 以上弧曲成不规则的齿缺，

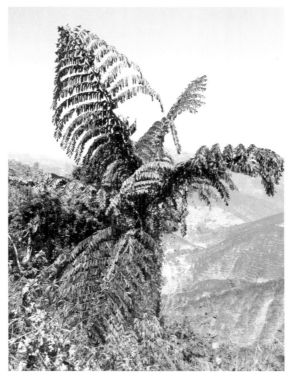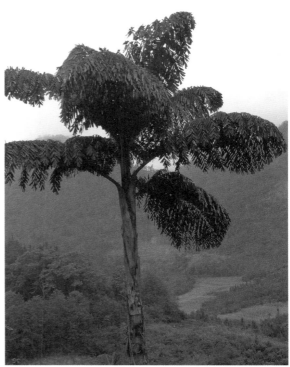

短穗鱼尾葵 *Caryota mitis* Lour.

且延伸成尾尖或短尖；叶柄被褐黑色的毡状绒毛；叶鞘边缘具网状的棕黑色纤维。佛焰苞与花序被糠秕状鳞秕，花序短，长 25～40 cm，具密集穗状的分枝花序；雄花萼片宽倒卵形，长 2.5 mm，宽 4 mm，顶端全缘，具睫毛，花瓣狭长圆形，长约 11 mm，宽 2.5 mm，淡绿色，雄蕊 15～20（～25）；雌花萼片宽倒卵形，长约为花瓣的 1/3 倍，顶端钝圆，花瓣卵状三角形，长 3～4 mm；退化雄蕊 3。果球形，直径 1.2～1.5 cm，成熟时紫红色，具 1 颗种子。花期 4～6 月，果期 8～11 月。

分布生境 · 云南分布于贡山、西畴、麻栗坡、沧源、西双版纳等地。生于海拔 370～1 500（～2 450）m 的石灰岩山地区或沟谷林中。

采收加工 · 董棕粉：全年均可采收，砍下树干，取出髓部捣碎，加水搅拌，滤除粗渣，将滤液放置沉淀，倾去上清液，取沉积物晒干。叶：全年均可采收，切碎晒干。

性味归经 · 董棕粉：甘，平；归胃、大肠经。叶：微甘，涩，平。

功效 · 董棕粉：和胃，收敛，止利。叶：收敛止血。

主治 · 董棕粉：用于小儿食积，腹胀下利，赤白痢疾。叶：咳血，吐血，便血，崩漏。

用法用量 · 董棕粉沸水冲服，9～15 g。叶：煅炭煎汤，10～15 g。

宜忌 · 忌鱼腥食物。

区域民族用药经验 ·

1. 小儿腹泻 · 董棕粉 9～15 g。沸水冲服，每日 2 次。

2. 感冒，发热，咳嗽，肺结核，胸痛，小便不利 · 董棕 12～15 g。煎水服。

3. 骨折，跌打损伤 · 董棕鲜品，捣细外敷患处。

4. 敏性皮炎,皮疹,皮肤瘙痒·董棕嫩叶适量。水煎外洗。每日 1 剂,连用 3～5 剂。

现代研究·

化学成分:主要含有甾醇、生物碱类等化学成分。

翻白叶·Fanbaiye

独龙族药名· bəem ʃjau mə(音:班小默)。

异名· 管仲、小管仲、地皮风、小天青、银毛委陵菜。

来源· 蔷薇科植物西南蕨麻 *Argentina lineata*(Trevir.)Soják 的根。

形态特征· 多年生草本,高 15～40 cm。根粗壮。茎直立或弧形,密生柔毛。羽状复叶,基生叶的小叶 13～23,稀 9,小叶间有极小的小叶,倒卵形,椭圆形,长 1.2～4 cm,宽 0.6～2 cm,边缘有细锐锯齿,上面深绿色,生绢状柔毛,下面密生银白色短绒毛,小叶无柄;叶轴密生柔毛;托叶膜质;茎生叶通常有小叶 3～9,较小;托叶大,草质,卵形,鞘状,包茎,两面生毛。聚伞花序,总花梗和花梗密生柔毛,花黄色,直径约 1.4 cm。瘦果卵形,光滑。

分布生境· 除西双版纳、滇东南外,云南各地均有分布。生于海拔 1 100～3 600 m 的山坡草地、灌丛、林缘。

采收加工· 秋季挖根,洗净切片晒干。

性味归经· 苦、涩、寒。归胃、大肠、肝经。

功效· 凉血止血,收敛止泻。

主治· 用于食积腹痛,泻痢,痢疾,咯血,吐血,衄血,痔疮出血,崩漏,带下,痛经,烧烫伤。

用法用量· 内服:10～15 g。外用:适量。

区域民族用药经验·

1. 胃、十二指肠溃疡病出血,上呼吸道出血·翻白叶根(鲜)100 g。加水 1 200 mL,煎至 300 mL,每服 100 mL,每日 3 次。

2. 大叶性肺炎·翻白叶、杏叶防风各 9 g,柴胡 6 g。用第二遍淘米水煎服。

3. 消化道出血(大便下血)·鲜翻白叶 45 g,猪大肠适量。加水同炖,去渣,喝汤食肠。

4. 阿米巴痢疾,菌痢·翻白叶、地蜂子各 6 g。煎服。

5. 消化不良,疟疾·翻白叶 10～15 g。煎服。

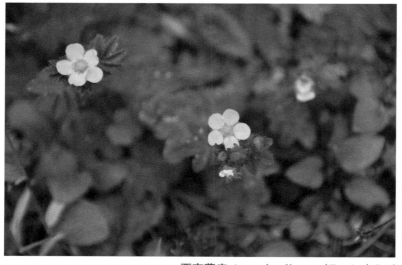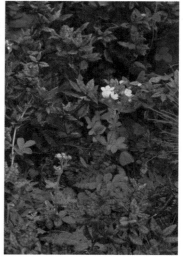

西南蕨麻 *Argentina lineata*（Trevir.）Soják

6. 外伤出血·翻白叶研末外敷。

现代研究·

化学成分:主要含有黄酮和三萜类化合物化学成分。

药理作用:具有抗病毒药理作用。

凫羽·Fuyu

独龙族药名· aǝe wv bie(音:安五别)。

异名·水鸭毛。

来源·鸭科动物绿头鸭 *Anas platyrhynchos* L. 的羽毛。

形态特征·体长约 60 cm。体重 1 000 g 左右。雄鸟头和颈辉绿色,颈下有一白环。上背和肩暗灰褐色,密杂以黑褐色纤细横斑,并镶着棕黄色羽缘;下背转为黑褐,羽缘较浅。腰和尾上覆羽黑色,并着金属绿光辉。两翅在都灰褐色;翼镜蓝紫色,其前后缘均为绒黑色,更外缀以白色狭边,三色相衬极为醒目。尾羽大部分白色,仅中央 4 枚色黑而上卷。胸栗色,羽缘浅棕;下胸的两侧,肩羽及胁大多灰白;腹淡灰,尾下覆羽绒黑色。雌鸟尾羽不卷,体黄褐色,并杂有暗褐色斑点。虹膜红褐色;嘴呈黄绿郯,嘴甲黑色;脚橙黄色,趾间有蹼,爪黑色。

分布生境·云南保山、大理、腾冲、勐海有分布。生活于江河湖泊中。常结成大群游息于岸边杂草丛生的水面。冬天到南方来生活,春天迁回北方繁殖。

采收加工·四季均可捕捉,取羽毛,煅后研末用。

性味归经·咸,平。归肺经。

功效·解毒敛疮。

主治·用于溃疡及水火烫伤。

用法用量·外用:适量,煅存性研末调敷。

区域民族用药经验·

1. 溃疡及烫伤·水鸭毛烧灰,调麻油涂患处。

2. 粪毒·水鸭毛煎汤,合皂矾洗之。

3. 烧烫伤溃烂出水·水鸭毛适量。烧灰,加冰片少许,共研末。用香油调,涂患处。

茯苓·Fuling

独龙族药名· gu li(音:骨里)。

异名·茯苓个、茯苓皮、茯苓块、赤茯苓、白茯苓。

来源·多孔菌科真菌茯苓 *Poria cocos*(Schw.)Wolf 的菌核、子实体。

形态特征·寄生或腐寄生于松树根上,菌核埋在土内,有特殊臭气,鲜时质软,干后坚硬;球形,扁球形,长圆形或长椭圆形或稍不规则块状,大小不一,重至数十斤不等;表面粗糙,有多皱的,暗褐色皮壳,内部粉粒状,由无数菌丝组成,白色稍带粉红;子实体平伏,生长于菌核表面成一薄层,幼时白色,老时浅褐色,菌管单层,孔为多角形,孔缘渐变齿状。

分布生境·云南大部分地区有分布,滇西北和滇中地区产量大。寄生于海拔 700～2 600 m 的云南松树根上。野生或栽培。

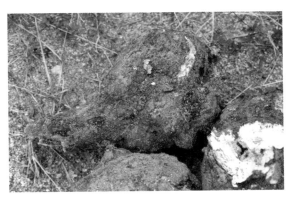

茯苓 *Poria cocos*(Schw.)Wolf

采收加工·多于 7～9 月采挖,挖出后除去泥沙,堆置"发汗"后,摊开晾至表面干燥,再"发汗",反复数次至现皱纹,内部水分大部散失后,阴干,称为"茯苓个";或将鲜茯苓按不同部位切制,阴干,分别称为"茯苓块"和"茯苓片"。

性味归经 · 甘、淡,平。归心、肺、脾、肾经。

功效 · 利水渗湿,健脾宁心。

主治 · 用于水肿尿少,痰饮眩悸,脾虚食少,便溏泄泻,心神不安,惊悸失眠。

用法用量 · 9～15 g。

区域民族用药经验 ·

1. 胃虚弱,食少便溏,肢软无力 · 茯苓、党参、白术(炒)各9 g,炙甘草3 g。研末吞服。

2. 水肿,小便不利 · 茯苓、猪苓、泽泻、白术各9 g。水煎服。

3. 脾虚咳嗽多痰 · 茯苓、姜半夏各9 g,陈皮4.5 g,甘草3 g。水煎服。

4. 膀胱癌(热毒壅滞或湿痰阻滞) · 茯苓、猪苓、石韦、半枝莲、金银花、白花蛇舌草各30 g,黄柏15 g。水煎服。

5. 脾虚之食少便溏 · 茯苓、薏苡仁各20 g,党参18 g,白术15 g,甘草6 g,莲子12 g,大枣3枚。水煎服。

6. 心悸,失眠 · 茯苓、夜交藤各20 g,石膏10 g。水煎服。

7. 酒醉不省人事 · 茯苓20 g。去皮留心,煎水服。

8. 腹痛 · 茯苓、青刺尖、大蓟、地黄瓜各20 g,野猪香0.1 g。煎水服。

9. 久病体弱 · 茯苓、墨鱼共煮食。

现代研究 ·

化学成分:主要含有萜类和多糖化学成分。

药理作用:具有延缓衰老、抗炎、利尿、保肝、调节胃肠功能、免疫调节、抗肿瘤、保护神经、抗病毒、降血糖等药理作用。

杠板归 · Gangbangui

独龙族药名 · doum nau(音:洞脑;意:钩住人)。

异名 · 蛇倒退、蛇牙草、穿叶蓼、猫爪刺、穿心草、贯叶蓼、猫爪刺、蛇不过。

来源 · 蓼科植物杠板归 *Persicaria perfoliata* (L.)H. Gross 的全草。

形态特征 · 一年生攀缘草本。茎多分枝,长1～2 m,具纵棱,沿棱具稀疏的倒生皮刺。叶片薄纸质,三角形,先端钝或微尖,基部截形或微心形,长3～7 cm,上面无毛,下面沿叶脉疏生皮刺;叶柄与叶片近等长,具倒生皮刺,盾状着生于叶片的近基部;托叶鞘草质,圆形或近圆形,叶状,绿色,直径1.5～3 cm。总状花序呈短穗状,长1～3 cm,不分枝,顶生或腋生;苞片卵圆形,每苞片内具花2～4朵;花被长约3 mm,5深裂,裂片椭圆形,白色或淡红色,果期增大,呈肉质,深蓝色;雄蕊8,略短于花被;花柱3,中下部合生;柱头头状。瘦果球形,黑色,有光泽,直径3～4 mm,包于宿存花被内。花期4～12月,果期5～12月。

分布生境 · 云南大部分地区均有分布。生于海拔500～2 100 m的草坡、山谷密林、林缘、山坡路边、河滩、山谷灌丛等处。

采收加工 · 夏季开花时采割,晒干。除去杂质,略洗,切段,干燥。

性味归经 · 酸,微寒。归肺、膀胱经。

功效 · 清热解毒,利水消肿,止咳。

主治 · 用于咽喉肿痛,肺热咳嗽,小儿顿咳,水肿尿少,湿热泻痢,湿疹,疔肿,蛇虫咬伤。

用法用量 · 内服:15～30 g,煎服。外用:适量,煎汤熏洗。

区域民族用药经验 ·

1. 扁桃腺癌(热毒壅滞或气滞血瘀) · 杠板归、鱼腥草、金丝桃、斑庄根各30 g,虎掌草、赤芍、夏枯草各15 g。水煎服。

2. 感冒发热,肠炎腹泻 · 杠板归15 g,车前草9 g。水煎服。

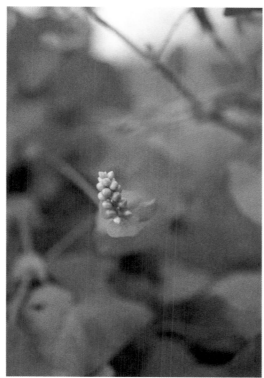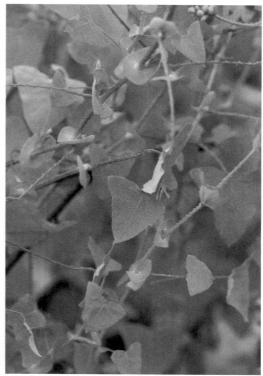

杠板归 *Persicaria perfoliata* (L.) H. Gross

3. 感冒发热,带状疱疹,化脓感染。杠板归10～15 g。煎服。外用适量煎水洗患处。

4. 咳嗽。杠板归10 g。切碎,沸水泡,当茶饮。

5. 毒蛇咬伤,蜈蚣咬伤。杠板归100 g,加酒500 mL。浸泡3日,每次服10 mL,一日2～3次。外用鲜品适量捣烂敷伤口周围。

6. 肾炎水肿,尿路结石,百日咳。杠板归15 g。煎服。

7. 皮肤湿疹,毒蛇咬伤。杠板归适量。捣烂或研粉调敷患处。

现代研究。

化学成分: 主要含有黄酮及其苷类、苯丙苷类、萜类等化学成分。

药理作用: 具有抗炎、抗菌、抗肝纤维化、抑制病毒、抗肿瘤等药理作用。

高山望 · Gaoshanwang

独龙族药名。 mu ni(音:木尼)。

异名。 缘瓣杜英、青果、梅擦饭、橄榄、胆八树、野橄榄、假杨梅。

来源。 杜英科植物杜英 *Elaeocarpus decipiens* Hemsl. 的叶、根。

形态特征。 乔木。嫩枝被短柔毛,顶芽被毛。叶革质,倒披针形,自中部向下渐狭,先端渐尖,基部楔形,下延,在叶柄上成窄翅,边缘有锯齿,长9～13.5 cm,宽2.5～4 cm,上面无毛或仅幼时沿中脉有短柔毛;侧脉7～9,纤细,弯曲上升,近边缘网结,上面平,下面突起,中脉上面平,下面隆起,网脉疏,上面明显;叶柄初时被短柔毛,后变无毛,长1.5～2 cm。总状花序生于脱落叶的腋部,花序梗、花梗被疏柔毛;

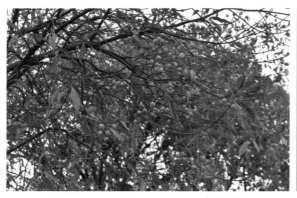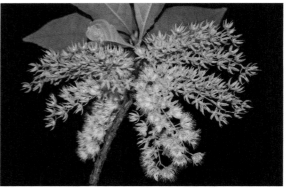

杜英 *Elaeocarpus decipiens* Hemsl.

花芽卵形,长 4～5 cm;萼片 5,披针形,外面被短柔毛,里面被柔毛,边缘具绒毛;花瓣 5,外面无毛,里面下半部有毛,边缘具睫毛,上半部撕裂,小裂片 10～13;雄蕊 31～32,花药被极短柔毛,先端无芒无毛丛;花盘腺体 5 裂,被绒毛;子房密被绒毛,3 室,每室 2 胚珠,花柱比雄蕊短,上部 1/3 无毛。核果椭球形,长 2.5～3.5(～4)cm,直径 2 cm,基部具宿存腺体,外果皮不光亮,内果皮有瘤状突起及深沟纹,有 3 条缝线。花期 6～7 月。

分布生境 · 云南分布于耿马、金平、屏边、西畴、广南。生于海拔 1 600～2 400 m 的山坡常绿阔叶林中。

采收加工 · 四季可采,洗净,晒干。

性味归经 · 辛,温。

功效 · 活血祛瘀,散瘀消肿。

主治 · 用于跌打损伤。

用法用量 · 内服:3～9 g,煎汤。外用:适量,捣敷。

葛根 · Gegen

独龙族药名 · bʌ li(音:巴里;意:吃的东西)。

异名 · 葛藤、粉葛、干葛、葛麻藤。

来源 · 豆科植物葛 *Pueraria montana* var. *lobata* (Willd.) Maesen & S. M. Almeida ex Sanjappa & Predeep 的根。

形态特征 · 粗壮藤本。全体被黄色长硬毛,茎基部木质,有稍粗厚的块状根。托叶背着,卵状长圆形,具线条;小托叶线状披针形,与小叶柄等长或较长;小叶 3 裂,偶尔全缘,顶生小叶片宽卵形或斜卵形,长 4～20 cm,宽 4～18 cm,先端长渐尖,侧生小叶斜卵形,稍小,上面被淡黄色、平伏的疏柔毛,下面较密;小叶柄被黄褐色绒毛。总状花序长 15～35 cm,中部以上有颇密集的花;苞片线状披针形至线形,远比小苞片长,早落;小苞片卵形,长不及 2 mm;花 2～3 朵聚生于花序轴的节上;花萼钟形,长 5～10 mm,被黄褐色柔毛,裂片披针形,渐尖,比萼管略长;花冠长 8～12 mm,紫色,旗瓣倒卵形,基部有 2 耳及一黄色硬痂状附属体,具短瓣柄,翼瓣镰状,较龙骨瓣为狭,基部有线形、向下的耳,龙骨瓣镰状长圆形,基部有极小、急尖的耳;对旗瓣的 1 枚雄蕊仅上部离生;子房线形,被毛。荚果长椭圆形,长 5～11 cm,宽 6～11 mm,扁平,被褐色长硬毛。花期 7～10 月,果期 9～12 月。

分布生境 · 云南各地有分布。常生于海拔 120～2 400 m 的各种生境。

采收加工 · 秋、冬季采挖,趁鲜切成厚片或小块,干燥。

性味归经 · 甘、辛,凉。归脾、胃、肺经。

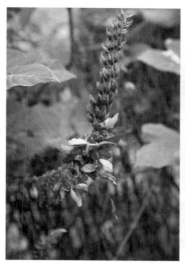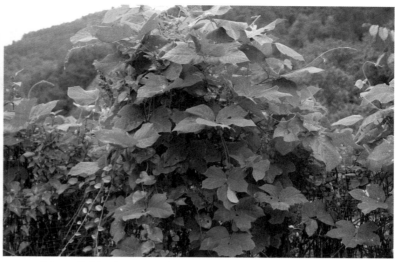

葛 *Pueraria montana* var. *lobata*（Willd.）Maesen & S. M. Almeida ex Sanjappa

功效 · 解肌退热，生津止渴，透疹，升阳止泻，通经活络，解酒毒。

主治 · 用于外感发热头痛，项背强痛，口渴，消渴，麻疹不透，热痢，泄泻，眩晕头痛，中风偏瘫，胸痹心痛，酒毒伤中。

用法用量 · 10～15 g。

区域民族用药经验 ·

1. 肺痨 · 葛根、川芎、臭灵丹、韭菜、胎盘各适量。水煎服。

2. 酒精中毒 · 葛根、续断、生姜、红糖各30 g，酒娘子 3 碗。泡酒服。

3. 烧、烫伤 · 葛根、虎杖根、老茶树根各500 g，冰片 1 g。前三味药用水煎取浓汁后，加入冰片调匀，用鸡毛涂患处。

4. 风热感冒 · 葛根、薄荷各 9 g，金银花藤15 g，淡竹叶 12 g。水煎服。

5. 皮肤瘙痒 · 葛根鲜品 500 g。捣烂冲开水，洗身。

6. 高血压，心绞痛，心肌梗死，心律失常 · 葛根 9 g。水煎服。

7. 荨麻疹 · 葛根适量。水煎服。

8. 糖尿病 · 葛根、山药、党参、黄芪、黄精适量。水煎服。

现代研究 ·

化学成分：主要含有黄酮类、皂苷类、香豆素类等化学成分。

药理作用：具有对心血管系统有影响、抗心律失常、降血压、抑制血小板聚集、改善脑循环、抗氧化、降血糖等药理作用。

制剂：丹灯通脑软胶囊 · 成分：葛根、丹参、灯盏细辛、川芎。功效主治：活血化瘀，祛风通络。用于瘀血阻络所致的中风，中经络证。

骨碎补 · Gusuibu

独龙族药名 · gə wʌ mao（音：给瓦毛）。

异名 · 肉碎补、石岩姜、猴姜、毛姜、申姜、爬岩姜、岩连姜。

来源 · 槲蕨科植物槲蕨 *Drynaria roosii* Nakaiike 的根状茎。

形态特征 · 多年生附生草本。植株匍匐生长，螺旋状攀缘，根状茎肉质，较粗，直径 1～2 cm，密被鳞片；鳞片长披针形，长 1～1.2 cm，宽 0.1～0.2 cm，边缘有齿和睫毛，盾状着生，先端

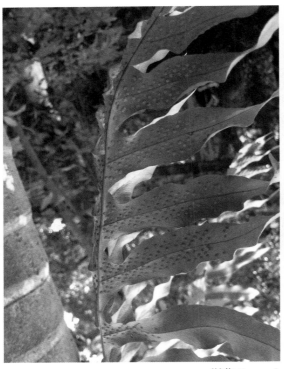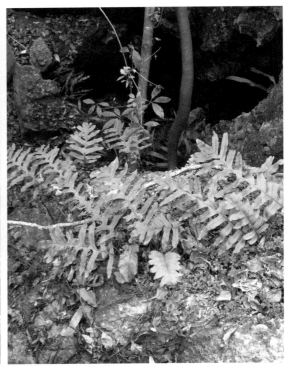

槲蕨 *Drynaria roosii* Nakaike

纤细。叶二型,基生不育叶卵圆形,长 5～8 cm,宽 3～7 cm,基部心形,浅裂达叶缘至主脉的 1/3,边缘全缘,黄绿色或棕色,厚膜质,下面有疏短毛;能育叶长 25～40 cm,具叶柄,柄长 4～10 cm,具明显的狭翅;叶片纸质,长椭圆形,长 20～35 cm,宽 12～20 cm,探羽裂几达距叶轴 0.2～0.5 cm 处,向基部下延而呈波状,裂片 9～13 对,互生,稍斜向上,披针形,长 6～10 cm,宽 2～3 cm,边缘有不明显的疏钝齿或缺刻,顶端短尖;叶脉两面均明显,具内藏小脉,微凸出,无毛,仅上面中肋略被有短毛。孢子囊群圆形或椭圆形,生叶片背面沿裂片中肋两侧各排列成 2～4 行,无隔丝。

分布生境 · 云南分布于滇西南一带和滇东北的大关、绥江。生于海拔 420～1 500 m 的常绿阔叶林树干上或岩石上。

采收加工 · 全年均可采挖。除去泥沙,干燥,或再燎去茸毛(鳞片)。

性味归经 · 苦,温。归肾、肝经。

功效 · 续伤止痛,补肾强骨。外用消风祛斑。

主治 · 用于跌扑闪挫,筋骨折伤,肾虚腰痛,筋骨痿软,耳鸣耳聋,牙齿松动。外用治斑秃,白癜风。

用法用量 · 内服:3～9 g,鲜品 6～15 g,煎服。外用:鲜品捣烂敷;或干粉开水调敷于患处。

宜忌 · 阴虚内热或无瘀血者慎用。

区域民族用药经验 ·

1. 跌打损伤 · 骨碎补 25 g,红花、赤芍、土鳖虫各 15 g。水煎服。

2. 肾虚腰痛,骨质增生 · 骨碎补 30 g,续断、狗脊各 20 g,满山香 10 g,土茯苓 50 g,肉桂 15 g。泡酒服。

3. 斑秃 · 骨碎补 15 g,斑蝥 5 g,烧酒 150 g。浸 12 天后过滤擦患处,2～3 次/日。

4. 骨折 · ①骨碎补 15～25 g,竹节草、小铁箍、续断、茜草、接骨草各适量。捣细外包复位后之骨折处,外用小夹板固定。②骨碎补鲜品适量。配方捣敷。③骨碎补鲜品或干粉适量,配宽筋藤包罨患处。④骨碎补适量。与酒或醋调匀,敷患处。

5. 毒蛇咬伤·骨碎补舂烂外包;或内服。

6. 风湿,跌打,扭伤·骨碎补 5～25 g。煎服;或鲜品捣敷;或干粉开水调敷患处。

7. 肾虚腰痛·骨碎补 10 g。煎服;或泡酒服。

8. 小儿疳积·骨碎补研粉,与鸡肝或猪肝蒸服。

9. 外伤出血·骨碎补研末外敷。

现代研究·

化学成分:主要含有黄酮类、三萜类、苯丙素类、酚酸、木脂素等化学成分。

药理作用:具有促增殖分化、抗骨质疏松、抗炎、促进骨折愈合、保护牙骨细胞、护肾、防治药物中毒性耳聋、降血脂等药理作用。

豪猪刺·Haozhuci

独龙族药名· tsv bu ru(音:出不如;意:刺多的动物)。

异名·豪猪毛刺。

来源·豪猪科动物豪猪 *Hystrix hodgsoni* Gray 的棘刺。

形态特征·大型啮齿动物。身被长硬的棘刺,为其显著的特征。体形粗大,体长约 650 mm。全身棕褐色。额部到颈背部的中央有一条白色纵纹。四肢和腹面的刺短小且软,呈棕色。臀部刺长。尾甚短,隐于臀部的长刺中。棘刺下层有稀疏的白毛。刺一般呈纺锤形,中空,色乳白中间 1/3 为浅褐色区,刺表有许多细长的纵纹。走动时,身体后部粗刺互相摩擦,而发出"沙沙"声。遇敌时,豪猪的刺都能竖立,甚至转身以背相向,并倒退以刺御敌。

分布生境·云南主要分布于高黎贡山、碧罗雪山、云岭山。生活于海拔 2 900 m 以下山坡、草地或密林中。

采收加工·捕杀后,拔取皮上的棘刺。

性味归经·苦,平。归脾、胃经。

功效·行气止痛,解毒消肿。

主治·用于心胃气痛,乳蛾,疮肿,皮肤过敏。

用法用量·内服:6～10 g。外用:适量,烧炭研末撒或吹喉。

区域民族用药经验·

1. 单双乳蛾·豪猪刺 2 根,桑螵蛸 3 只,人指甲 2 片。共烧灰,研末。用小竹管将药末吹入喉内。

2. 皮肤过敏·豪猪刺 2 根。烧存性,研末,白开水送下,日服 2 次。

3. 蛇咬伤·豪猪刺刺伤处,使毒血流出。

4. 烧伤,烫伤·豪猪刺烧炭研末,撒于创面。

黑骨头·Heigutou

独龙族药名· roun lʌ(音:龙腊)。

异名·铁散沙、铁骨头、牛尾蕨、山筋线、山杨柳、青蛇胆、小青蛇、柳叶夹、飞仙藤、达风藤、小黑牛、青香藤、奶浆藤、青色丹、黑骨藤、青风藤。

来源·萝藦科植物黑龙骨 *Periploca forrestii* Schltr. 及青蛇藤 *Periploca calophylla* (Wight) Falc. 的老茎和根。

形态特征· 1. 黑龙骨·藤状灌木,长达 10 m。有乳汁,全株无毛。叶革质,披针形,长 3.5～7.5 cm,宽 5～10 mm;中脉两面略凸起,侧脉纤细,密生,几平行,两面扁平,在叶缘前连结成 1 条边脉;叶柄长 1～2 mm。聚伞花序腋生,比叶短,着花 1～3 朵;花序梗和花梗柔细;花小,直径约 5 mm,黄绿色;萼片卵圆形或近圆形,长 1.5 mm,无毛;花冠近辐状,花冠筒短,花冠

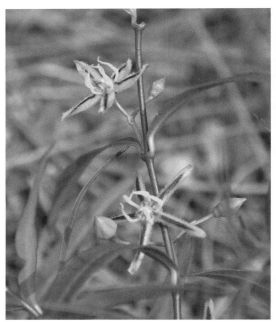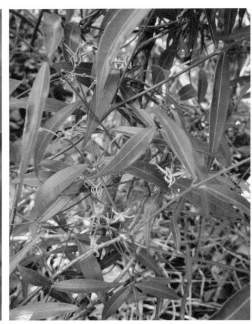

黑龙骨 *Periploca forrestii* Schltr.

裂片长圆形,长 2.5 mm,两面无毛,中间不加厚,不反折;副花冠裂片丝状,被微毛;花粉器匙形;子房无毛,柱头圆锥状,基部五棱。蓇葖果双生,长圆柱形,长达 11 cm,直径 5 mm;种子长圆形,扁平,顶端种毛长 3 cm。花期 3～4 月,果期 6～7 月。

2. 青蛇藤 · 藤状灌木。有乳汁。幼枝灰白色,老枝黄褐色,密被皮孔;除花外,全株无毛。叶近革质,椭圆状披针形,长 4.5～6 cm,宽 1.5 cm;中脉在叶面微凹,在叶背凸起,侧脉纤细,密生,两面扁平,叶缘具一边脉;叶柄长 1～2 mm。聚伞花序腋生,长 2 cm,着花达 10 朵;苞片卵圆形,长 1 mm,具缘毛;萼片卵圆形,长 1.5 mm,宽 1 mm,具缘毛,花萼内面基部有 5 个小腺体;花冠深紫色,辐状,直径约 8 mm,外面无毛,内面被白色柔毛,花冠筒短,花冠裂片长圆形,中间不加厚,不反折;副花冠环状,5～10 裂,其中 5 裂延伸为丝状,被长柔毛;花药背部被长柔毛;花粉器匙形;子房无毛,柱头短圆锥状,顶端 2 裂。蓇葖果双生,长

箸状,长 12 cm,直径 5 mm;种子长圆形,长 1.5 cm,宽 3 mm,顶端种毛长 3～4 cm。花期 4～5 月,果期 8～9 月。

分布生境 · 黑龙骨:云南分布于滇中(昆明、晋宁、寻甸、易门、永仁)、滇西(大理、凤庆、下关)、滇西南(镇康、蒙自、西双版纳)。生于海拔 2 700 m 以下山地疏林向阳处或阴湿的杂木林下或灌木丛中。青蛇藤:云南分布于滇中(昆明)、滇西(漾濞)、滇西北(丽江、贡山、兰坪)、滇南(屏边、泸西、罗平、砚山、景东、麻栗坡、西畴、元江、文山)和滇东北永善。生于海拔 2 800 m 以下山地疏林下或山谷林下。

采收加工 · 全年可采,除去杂质,干燥。

性味归经 · 苦、辛、温。有小毒。归肝、脾经。

功效 · 舒筋活络,祛风除湿,消肿止痛。

主治 · 用于风寒湿痹,肢体麻木,跌打损伤。

用法用量 · 6～9 g。

区域民族用药经验 ·

1. 风湿疼痛 · 黑骨头、仙鹤草、通关散各 15 g,岩羊角 10 g。水煎,日服 3 次,每次

150 mL。

2. 跌打损伤,腰痛·黑骨头(去粗皮取芯皮晒干)、白龙须根、珠子参、重楼、牛膝各等量。分别碾粉,混合均匀过 100 目筛分装备用,每日 4 g,分 2～3 次,用清酒或开水吞服;亦可泡酒服,每次 5 mL。

3. 产后缺乳·黑骨头鲜根 15～30 g。炖肉吃。

4. 外伤出血·黑骨头根皮研末外敷。

5. 肾盂肾炎·黑骨头 9 g,四楞通、红苦刺花根各 15 g,水石榴 20 g。煎服。

6. 阳痿,遗精,早泄·黑骨头 15 g,淫羊藿、枸杞各 18 g。泡酒服。

7. 疮毒红肿,乳腺炎,口腔炎·黑骨头鲜品外敷;或舂碎口含服。

8. 跌打损伤,骨折·黑骨头鲜品配叶下花。舂成泥状外敷。

9. 风湿关节痛·①黑骨头泡酒,内服兼外搽。②黑骨藤配独定子。泡酒,内服兼外搽。

10. 身体浮肿·黑骨藤熬水内服。同时洗浴。

11. 蛇咬伤·黑骨藤鲜品舂烂,包敷伤肿处。

12. 乳腺炎,跌打扭伤,风湿·黑骨藤 6～9 g。水煎服。

13. 跌打损伤后筋骨疼痛·黑骨藤 9 g。煎酒温服。

14. 劳咳·黑骨藤 9～15 g。泡酒服。

15. 牙痛·黑骨藤 6 g,红糖 5 g。水煎服。

16. 风湿手足麻木·青蛇藤 9 g,红活麻根 15 g,紫茉莉根 30 g。炖肉服。

17. 跌打损伤肿痛·青蛇藤、石吊兰、巴戟、地苏木各 12 g。水煎,加酒适量兑服。

现代研究·

化学成分:主要含有甾体类、甾醇、三萜、倍半萜、黄酮及黄酮苷等化学成分。

药理作用:具有抗炎、镇痛、抗肿瘤、强心、抗菌等药理作用。

制剂:金红止痛消肿酊·成分:黑骨头、大麻药、大黄药、大血藤、金铁锁、红花、云威灵、秦艽、虎杖、乳香、制草乌、没药等。功效主治:活血化瘀,消肿止痛。用于瘀血阻络所致跌打损伤,风湿痹痛。

红稗 · Hongbai

独龙族药名·laun bə(音:朗北)。

异名·山红稗、山稗子、芭茅草。

来源·莎草科植物浆果薹草 *Carex baccans* Nees 的根和种子。

形态特征·多年生草本。秆密丛生,直立,粗壮,高 60～150 cm,粗 5～6 mm,三棱形,基部具红褐色、分裂成网状的宿存叶鞘。叶基生和生于秆的中下部,长于秆,扁平,宽 8～12 mm。苞片叶状,长于花序,基部具长鞘。圆锥花序复出,长 10～35 cm;支圆锥花序 3～8 个,单生;小苞片鳞片状;小穗多数,从不育的囊状枝先出叶中生出,圆柱形,长 2.5～6 cm,两性,雄雌顺序;雄花部分纤细,具少数花,长为雌花部分的 1/2 或 1/3;雌花部分具多数密生的花;雄花鳞片宽卵形,长 2～2.5 mm,顶端具芒,膜质,栗褐色;雌花鳞片宽卵形,长 2～3 mm,顶端具长芒,纸质,紫褐色或栗褐色,中间绿色,边缘透明膜质;果囊倒卵状球形或近球形,膨胀,长 3.5～4.5 mm,近革质,成熟时鲜红色或紫红色,有光泽,具多数纵脉,上部边缘与喙的两侧被短粗毛,基部具短柄,顶端缢缩呈短喙,喙口具 2 小齿。小坚果椭圆形,三棱形,长 3～3.5 mm,成熟时褐色,基部具短柄,顶端具短尖;花柱基部不增粗,柱头 3 个。花果期 8～12 月。

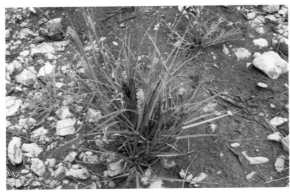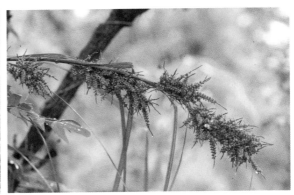

浆果薹草 *Carex baccans* Nees

分布生境 · 云南分布于滇西北、滇中和滇南。生于海拔 760～2 400 m 的山谷、林下、灌丛中、河边及村旁。

采收加工 · 根：夏、秋季采收，切段阴干。种子：成熟后采收，晒干备用。

性味归经 · 根：苦、涩、微寒。种子：辛、甘、平。

功效 · 根：凉血止血，透疹止咳，补中利尿，调经，生肌。种子：凉血，止血。

主治 · 根：用于鼻衄，便血，月经过多，产后出血，麻疹，水痘，百日咳，脱肛，腹水，浮肿，胆肾结石，金疮，损伤出血。种子：用于月经不调，崩漏，鼻衄，消化道出血。

用法用量 · 根：15～30 g，煎汤。种子：3～15 g，煎汤；或入丸、散。

区域民族用药经验 ·

1. 子宫大流血 · 红稗、紫珠草、益母草各 20 g，仙鹤草 30 g，炒柏叶、白茅根各 15 g，炒艾叶 10 g。水煎服。

2. 月经不调 · ①红稗、细荨麻各适量，火把花根 6～9 g。以上各药水煎服，胡椒为引，每日 1 剂，分 3 次服。②红稗子 15 g，化血草 20 g。水煎服，每日 1 剂，日服 3 次。

3. 痔疮 · 红稗子、野苎麻根、小荨麻各 20 g。水煎服。每日 1 剂，连服数剂。

4. 米汤尿 · 红稗根、薏苡仁根、木贼各 50 g，胡椒 7 粒。水煎服，一日 3 次，1 次 30 mL。

5. 疟疾 · 红稗、斑鸠站各 12 g，乌节黄 15 g。煎服。

6. 鼻衄，产后出血，月经过多 · 红稗干根 50～100 g，红糖适量。煎服。

7. 呕血，跌打损伤 · 红稗子、苏木各 3 g。煎服。

8. 脱肛 · 红稗 50 g，红糖，糯米适量。装入猪大肠后煮食。

9. 感冒 · 红稗 5～15 g。煎服。

10. 小儿麻疹不透及水痘初起 · 红稗子 10～20 g。水煎服。

11. 口腔溃疡 · 红稗子、秧草根各 20 g。水煎服。

现代研究 ·

化学成分：主要含有多糖类、香豆素、苷类、黄酮类等化学成分。

荭草 · Hongcao

独龙族药名 · mu ən tsi（音：木恩齐）。

异名 · 东方蓼、天蓼、狗尾巴花、狼尾巴花。

来源 · 蓼科植物红蓼 *Persicaria orientails* (L.) Spach 的根茎、全草。

形态特征 · 一年生草本，高 1～2 m。茎直立，粗壮，上部多分枝，密被开展的长柔毛。叶片宽卵形、宽椭圆形或卵状披针形，先端渐尖，基

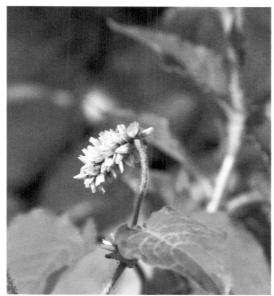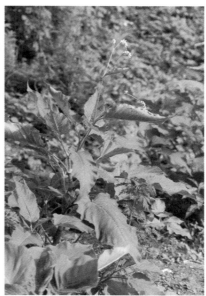

红蓼 *Persicaria orientalis* (L.) Spach

部圆形或近心形,微下延,长 10～20 cm,宽 5～12 cm,边缘全缘,密生缘毛,两面密生短柔毛;叶脉上密生长柔毛;叶柄长 2～10 cm,具开展的长柔毛;托叶鞘膜质,筒状,长 1～2 cm,被长柔毛,具长缘毛,通常沿先端具草质、绿色的翅。总状花序呈穗状,长 3～7 cm,顶生或腋生,花紧密,微下垂,通常数个再组成圆锥状;苞片草质,宽漏斗状,绿色,长 3～5 mm,被短柔毛,边缘具长缘毛,每苞内具 3～5 花;花梗比苞片长;花被长 3～4 mm,5 深裂,裂片椭圆形,淡红色或白色;雄蕊 7,比花被长;花盘明显;花柱 2,中下部合生,比花被长,柱头头状。瘦果近圆形,双凹镜状,黑褐色,有光泽,直径 3～3.5 mm,包于宿存花被内。花期 6～9 月,果期 8～10 月。

分布生境 · 云南分布于滇西北和滇南。生于海拔 930～3 200 m 的山谷、草坡、沟边、水边等处。

采收加工 · 根茎:夏、秋挖取根部,洗净,晒干或鲜用。全草:晚秋霜后,连根挖取,洗净;根、茎切成小段,晒干;叶置通风处阴干,贮放干燥处。

性味归经 · 根茎:辛,凉;归肝、脾经。全草:辛,凉;有毒;归肝、脾经。

功效 · 根茎:除湿通络,清热解毒,生肌敛疮。全草:祛风除湿,清热解毒,活血,截疟。

主治 · 根茎:用于痢疾,肠炎,脚气水肿,风湿痹痛,跌打损伤,荨麻疹,疮痈肿痛,久溃不敛。全草:风湿性关节炎,疟疾,疝气,脚气,疮肿。

用法用量 · 根茎:内服:煎汤,9～15 g。外用:适量,煎汤洗。全草:内服:煎汤,25～50 g。外用:研末撒或煎水淋洗。

区域民族用药经验 ·

1. 腹内痞块 · 荭草、虎杖各 20 g,万年荞 10 g。水煎服。

2. 风湿关节痛 · 荭草、虎杖各 10 g,藤梨果根、术防己各 15 g,胡枝子 30 g。煎服。

3. 痢疾,肠炎 · 荭草全草 50 g,马兰 15 g,赤地榆 15 g。水煎服。

4. 湿疹,皮肤瘙痒 · 荭草全草 100 g。煎水外洗。

现代研究

化学成分:主要含有黄酮类荭草素、荭草苷、叶绿醌、β-谷甾醇等化学成分。

药理作用:具有抗氧化、抗肿瘤、抗心肌缺血、提高免疫力等药理作用。

红花龙胆·Honghualongdan

独龙族药名 · bʌ wu ʃən foun(音:八乌神风)。

异名 · 小龙胆草、青鱼胆草、雪里梅、小内消、细龙胆、凤凰花、小雪里梅、寒风草、小青鱼胆、小酒药花根、星秀花、血龙胆、青鱼胆、疔药、小龙胆、傍雪开、龙胆草、胆草、穿山七、九月花、草龙胆。

来源 · 龙胆科植物红花龙胆 *Gentiana rhodantha* Franch. ex Hemsl. 的根及全草。

形态特征 · 多年生草本,高 30～60 cm。具短根茎。须根纤细、黄色。茎直立、单生或数个丛生,常带紫色,具棱,上部多分枝。基生叶呈莲座状,椭圆形、倒卵形或卵形,长 1～2 cm,宽 0.7～1.5 cm,先端急尖,基部楔形并渐狭至叶柄,边缘膜质,浅波状,叶柄长 0.5～1 cm;茎生叶卵圆形或卵状三角形,长 1～2 cm,宽 0.5～1.5 cm,先端急尖,基部圆形或微心形,两面光滑或有时沿脉被疏毛,边缘浅波状,具 3 脉,中脉于叶面凹陷,背面凸出,侧脉于两面微明显,叶柄近无或具 1～2 mm 长的扁平柄,花单生枝顶或腋生,无花梗;花萼管状,膜质,长 5～10 mm,中脉于背面稍突起呈狭翅,裂片线状披针形,长 4～8 mm,边缘有时疏生睫毛,弯缺圆形;花冠粉红色,上部有紫色纵条纹,筒形,长 2～4 cm,裂片开展、卵形或卵状三角形,长 4～8 mm,宽 3～4 mm,先端钝或微尖,褶宽三角形,长 3～7 mm,先端具细长流苏;雄蕊着生于花冠管下部,花丝丝状、长短不等、长者约 12 mm,短者仅 5 mm,花药椭圆形,长约 3 mm;子房狭椭圆形,长约 10 mm,两端渐狭,具短柄、柄长 4～5 mm,花柱丝状,长 4～6 mm,柱头线形、2 裂,裂片外反。蒴果内藏或部分外露,长椭圆形,长 1.5～2 cm,柄长约 1.5 cm。种子近圆形,直径约 1 mm,周缘具翅。花期 9～11 月,果期 11 月至翌年 1 月。

分布生境 · 云南分布于滇中、滇西北和滇东部。生于海拔 1300～2600 m 的山坡草地及灌丛中。

采收加工 · 夏、秋季采收。洗净,鲜用或晒干备用。

性味归经 · 苦、寒。归心、肺、胃、大肠经。

功效 · 清热利湿,凉血解毒。

主治 · 用于肺热咳嗽,痨嗽痰血,黄疸,痢疾,便血,小便不利,产褥热,小儿惊风,疳积,疮疡

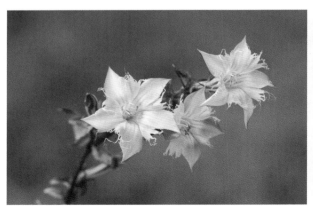
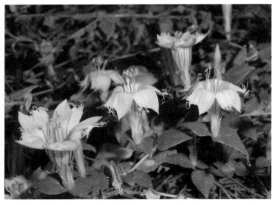

红花龙胆 *Gentiana rhodantha* Franch. ex Hemsl.

肿毒、烧烫伤、蛇咬伤。

用法用量 · 内服：10～15 g，煎汤。外用：适量，捣敷；或敷膏外涂。

区域民族用药经验 ·

1. 实热喘咳 · 红花龙胆、桑白皮各 15 g，独行菜子、葶苈子各 10 g。水煎服。

2. 黄疸型肝炎 · 红花龙胆、马蹄香各 15 g，虎掌草根 10 g，水红木根 30 g，红糖适量。水煎服。

3. 急、慢性肝炎，高热，感冒，支气管炎，肺炎 · 红花龙胆 15 g。煎服。

4. 眼结膜炎，痈疖 · 红花龙胆 15 g。煎服。同时，外用鲜品适量捣敷。

5. 咽喉肿痛 · 红花龙胆适量。泡水饮。

6. 肺结核，淋巴结核（潮热盗汗，手足心热，心烦不安）· ①红花龙胆、白及、百部各 5 g。共研细粉，以鸡胆汁为引，水煎服。②红花龙胆、白及各 100 g，甘草 50 g。共研细粉，每服 5 g，日服 2 次。

7. 腮腺炎 · 红花龙胆、石椒草各 15 g。加白糖，水煎服。

8. 肝肿大，胸膜炎 · 红花龙胆 10 g，白萆薢、凤尾草各 15 g。水煎服。

现代研究 ·

化学成分：主要含有黄酮类化合物（芒果苷）、环烯醚萜苷类及三萜类化学成分。

药理作用：具有抗结核杆菌、抗氧化药理作用。

厚朴 · Houpu

独龙族药名 · ʃju tsai（音：秀才）。

异名 · 大叶木兰、腾冲厚朴、贡山厚朴。

来源 · 木兰科植物长喙厚朴 *Houpoea rostrata* (W. W. Smith) N. H. Xia & C. Y. Wu 的干燥干枝、根及枝皮。

形态特征 · 落叶乔木，高达 25 m。树皮淡灰色。嫩枝被红褐色而皱曲的长柔毛，小枝粗壮，初绿色后转褐色，腋芽圆柱形，灰绿色，无毛。叶片坚纸质，7～9 片集生于枝端，倒卵形或宽倒卵形，长 34～50 cm，宽 21～23 cm，先端宽圆，具短急尖，或有时 2 浅裂，基部宽楔形、圆钝或心形，上面绿色，有光泽，下面苍白色，被红褐色而弯曲的长柔毛；侧脉每边 28～30 条；叶柄粗壮，长 4～7 cm，初被毛，托叶痕明显凸起，为叶柄长的 1/3～2/3。花后叶开放，白色，芳香，直径 8～9 cm，花被片 9～12，外轮 3 片背面绿而染粉红色，腹面粉红色，长圆状椭圆形，长 8～13 cm，宽约 5.6 cm，向外反卷；内两轮通常 8 片，纯白色，直立，倒卵状匙形，长 12～14 cm，基部具爪；雄蕊群紫红色，花药长约 1 cm，花丝长约 5 mm；药隔伸出成三角尖；雌蕊

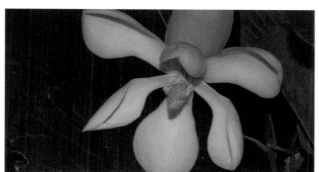
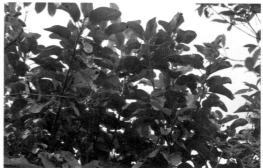

长喙厚朴 *Houpoea rostrata* (W. W. Smith) N. H. Xia & C. Y. Wu

群圆柱形。聚合果圆柱形，直立，长 11～20 cm，直径约 4 cm，近基部宽圆向上渐狭；菁葖具弯曲，长 6～8 mm 的喙。种子扁，长约 7 mm，宽约 5 mm。花期 5～7 月，果期 9～10 月。

分布生境 · 云南分布于贡山、福贡、泸水、腾冲、云龙、昭通。生于海拔 2 100～3 000 m 的山地阔叶林中。

采收加工 · 4～6 月砍伐生长 15～20 年或以上的长喙厚朴树，剥取干皮、枝皮及根皮，把剥下的皮堆成堆，或放在土坑里，上面用青草覆盖，使其"发汗"，然后取出烘干或晒干。

性味归经 · 苦、辛，温。归脾、胃、肺、大肠经。

功效 · 燥湿消痰，下气除满。

主治 · 用于湿滞伤中，脘痞吐泻，食积气滞，腹胀便秘，痰饮喘咳。

用法用量 · 3～9 g。

区域民族用药经验 ·

1. 胃脘痛 · 厚朴、山乌龟（用盐腌 3 天晒干）、花椒树寄生、黑骨头、黄芩各 10 g，红草薢 15 g，南木香 5 g。水煎服。

2. 胸胁胀痛 · 厚朴、高良姜、当归各 9 g，桂心 3 g，生姜 6 g。水煎服。

现代研究 ·

化学成分：主要含有厚朴酚、木兰箭毒碱、厚朴碱等化学成分。

药理作用：具有的抗病毒、抗肿瘤、抑菌、防龋齿、抗溃疡、镇痛抗炎等药理作用。

狐心 · Huxin

独龙族药名 · bv ji（音：布一）。

异名 · 狐狸心。

来源 · 犬科动物赤狐 *Vulpes vulpes* L. 的心。

形态特征 · 体型最大、最常见的狐狸。成兽体长约 70 cm，后足长 13.5～17.2 cm，头骨之颅基长 13.4～16.9 cm。体形纤长。吻尖而长，

鼻骨细长，额骨前部平缓，中间有一狭沟，耳较大，高而尖，直立。四肢较短，尾较长，略超过体长之半。尾形粗大，覆毛长而蓬松，躯体覆有长的针毛，冬毛具丰盛的底绒。耳背之上半部黑色，与头部毛色明显不同，尾梢白色。足掌长有浓密短毛；具尾腺，能施放奇特臭味，称"狐臊"。乳头 4 对。

分布生境 · 云南主要产于碧罗雪山、高黎贡山、云岭山。生活于稀树草坡，石山灌丛及民间住房附近农耕地。

采收加工 · 多在冬季捕捉。捕后剥皮，剖出心脏，放通风处干燥，保存备用；亦可鲜用。

性味归经 · 甘，平。归心、肾经。

功效 · 补虚安神，利尿消肿。

主治 · 用于癫狂，水肿，腹水。

用法用量 · 内服：1 个，煮食或煨食。

区域民族用药经验 ·

1. 精神失常 · 狐心 1 个，朱砂 6 g（研末）。共用瓷锅煮熟，一同服下。服后睡觉。

2. 癫狂 · 狐心 1 个，甘遂、朱砂各 6 g。将甘遂、朱砂共研细末，放入狐心内，用湿纸包裹数层，放火中烧熟，取出。连心带药，匀 2 次食用。

胡桃 · Hutao

独龙族药名 · bu（音：布）。

异名 · 虾蟆、胡桃肉、核桃仁。

来源 · 胡桃科植物胡桃 *Juglans regia* L. 的果实和树皮。

形态特征 · 落叶乔木，高 20～25（～30）m。树皮灰白色，老时浅纵裂；小枝灰绿色，无毛，具盾状腺体。奇数羽状复叶长 25～30 cm，叶轴及叶柄幼时被极短的短腺毛及腺体；小叶（3～）5～9 枚，小叶片椭圆状卵形至长椭圆形，长 4.5～15 cm，宽 2.5～6 cm，先端钝圆或急尖、

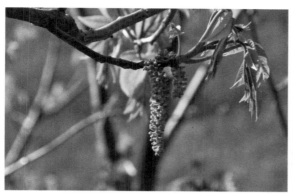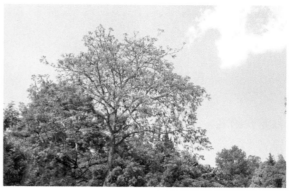

胡桃 *Juglans regia* L.

短渐尖,基部近圆形,歪斜,全缘,幼树或萌生枝上的叶具不整齐的锯齿,叶面绿色,无毛,背面淡绿色,除脉腋簇生短柔毛外,余无毛,侧脉 11～15 对;侧生小叶近无柄或具极短的柄,顶生小叶柄长 3～6 cm。雄性柔荑花序长 5～10(15)cm,下垂;雄花之苞片,小苞片及花被片均被腺毛;雄蕊 6～30 枚,花药无毛,黄色。雌性总状花序顶生,具 1～3(～4)花;雌花之总苞被极短的腺毛,柱头面淡黄绿色。果序长 4.5～6 cm,下垂,具 1～3 果。果球形,直径 4～6 cm,无毛;果核直径 2.8～3.7 cm,顶端具短尖头,基部平,具 2 纵钝棱及浅雕纹。花期 5 月,果期 9～10 月。

分布生境 · 云南各地均有分布。生于海拔 1 300～2 600 m 的山坡、沟旁、树旁、路边,多为人工栽培。

采收加工 · 果实:秋季果实成熟时采收,除去肉质果皮,晒干,再除去核壳和木质隔膜。树皮:全年均可采收,或结合栽培砍伐整枝采剥茎皮和枝皮,鲜用或晒干。

性味归经 · 果实:甘、涩,温;归肾、肺、大肠经。树皮:苦、涩,凉;归肺、大肠经。

功效 · 果实:补肾益精,温肺定喘,润肠通便。树皮:涩肠止泻,解毒,止痒。

主治 · 果实:用于腰痛,尿频,遗尿,阳痿,遗精,久咳喘促,肠燥便秘,石淋及疮疡瘰疬。树皮:用于痢疾,麻风结节,肾囊风,皮肤瘙痒。

用法用量 · 果实:9～15 g,水煎服。树皮:内服:煎汤,3～9 g。外用:适量,煎水洗,或研末调敷。

宜忌 · 痰火积热、阴虚火旺及大便溏泄者禁服。不可与浓茶同服。

区域民族用药经验 ·

1. 老年便秘 · 胡桃仁 30 g,火麻仁 15 g。捣烂,水煎服。

2. 哮喘,咳嗽,痰多 · 胡桃、生姜、杏仁、蜂蜜各 100 g。熬成饴糖,每次服 10 g。

3. 胃溃疡出血 · 鲜胡桃、鲜地榆各 15 g。清水煮 1 小时左右,再用香油煎鸡蛋 2 个,取药液与鸡蛋一起混合食用。

4. 遗精 · 胡桃仁 60 g,韭菜 150 g。用麻油炒熟,加适量盐,姜,葱,味精等调味。每日 3 次。连服 5～7 日。

5. 食管癌 · 嫩胡桃树皮 240 g,鸡蛋 6 个。放砂锅内共煮至鸡蛋半熟,将鸡蛋壳敲开裂再煮至酱色。每次吃鸡蛋 1 个,1 日 3 次,15 日为 1 疗程。

6. 全身发痒 · 胡桃树皮煎水洗。

7. 麻风结节 · 胡桃树皮 50 g,轻粉 9 g。共研末,调香油搽。

现代研究 ·

化学成分:主要含有醌类、黄酮类、鞣质类、三萜类等化学成分。

药理作用：具有抗肿瘤、抗氧化、抑菌、镇痛等药理作用。

黄连·Huanglian

独龙族药名·ʃin ʃʌ（音：行沙）

异名·云连、滇连、蚱嘛连、鸡脚黄连。

来源·毛茛科植物云南黄连 *Coptis teeta* Wall. 的根茎。

形态特征·多年生草本。根茎黄色，分枝较少，密生须根。叶基生，叶片稍革质，卵状三角形，三全裂；叶表面沿脉被短柔毛，背面无毛。花葶1～2条，与叶等长或更长；多歧聚伞花序，有花3～5朵；苞片椭圆形，三深裂或羽状深裂；萼片5，黄绿色，卵形或椭圆形；花瓣匙形或卵状匙形，先端圆或钝；雄蕊多数，黄色。蓇葖果。种子7～8粒，长椭圆形，褐色。花期5～6月，果期5～7月。

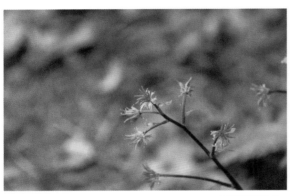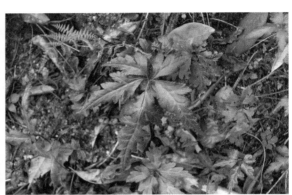

云南黄连 *Coptis teeta* Wall.

分布生境·云南主要分布于滇西北。常生于海拔2000～2400m的阔叶林下。

采收加工·秋季采挖。除去须根和泥沙，干燥，撞去残留须根。

性味归经·苦，寒。归心、脾、胃、肝、胆、大肠经。

功效·清热燥湿，泻火解毒。

主治·用于湿热痞满，呕吐吞酸，泻痢，黄疸，高热神昏，心火亢盛，心烦不寐，心悸不宁，血热吐衄，目赤，牙痛，消渴，痈肿疔疮。外用治湿疹，湿疮，耳道流脓。

用法用量·内服：2～5g。外用：适量。

宜忌·不可过服久服；脾胃虚寒者忌用。

区域民族用药经验·

1. 发热烦闷，说胡话·黄连、黄芩、栀子各3g。水煎服。

2. 血热吐血、鼻衄·黄连、黄芩、大黄各9g。水煎服。

3. 急性胃炎·黄连、吴茱萸各1g。水煎服。

4. 细菌性痢疾·黄连、木香、葛根、黄芩各6g。水煎服。

5. 口舌生疮，皮肤疮疖·黄连、银花、蒲公英适量。水煎服。

6. 阴道炎·黄连、山乌龟适量。以1‰的高锰酸钾溶液冲洗阴道后，以上两味药水煎过滤去渣，用消毒纱布1小块蘸水煎液，塞入阴道内，1～3小时后取出，疗程2周。

现代研究·

化学成分：主要含有生物碱类、木脂素类、黄酮类、酸性成分等化学成分。

药理作用：具有抗肿瘤、降血糖、抗病原微生物、抗炎等药理作用。

黄秦艽·Huangqinjiao

独龙族药名·ʃi fum（音：习丰）

异名·金不换、滇黄芩、丽江金不换、大苦参、黄龙胆。

来源·龙胆科植物黄秦艽 *Veratrilla baillonii* Franch. 的根。

形态特征·多年草本，高 30～80 cm。根圆锥状，黄色，粗壮。茎直立，粗壮，圆柱形，中空，不分枝，基部有枯存的残叶。基生叶呈莲座状，叶片长圆状匙形，长 5～13 cm，宽 1～2.5 cm，先端圆钝或短尖，基部楔形；叶脉 3～5 条，弧形，于叶面凹陷，背面突出；叶柄长 3～8 cm；茎生叶卵状椭圆形或椭圆形，长 3～7 cm，宽 1～3 cm，愈向上愈小，先端钝，基部半抱茎；叶脉 3～5 条，于叶面凹入，背面突出。圆锥状复聚伞花序；花单性，雌雄异株，雌株花序狭窄，花较少，疏松，雄株花序宽大，花密集；花萼绿色，深裂，雌花的裂片卵状披针形，长 4～5 mm，雄花的裂片线状披针形，长 2～2.5 mm；花冠黄绿色，有紫色脉纹，深裂，裂片长圆状匙形，长 4～5 mm，先端凹或钝圆，基部具 2 个紫色腺斑；雄蕊着生于花冠裂片间弯缺处，与裂片互生，雌花的雄蕊退化，甚小，雄花的雄蕊花丝线形，长 1.5～2 mm；子房卵形，先端渐尖，花柱不明显，柱头小，2 裂。蒴果卵圆形，长 6～7 mm；种子深褐色，宽肾形，周围具宽翅。花果期 7～9 月。

分布生境·云南分布于滇西和滇西北。生于海拔 3 600～4 800 m 的高山沼泽草甸。

采收加工·秋季采挖。除去泥土洗净，晒干。

性味归经·苦、寒。有毒。

功效·清热，消炎，解毒，杀虫。

主治·用于肺热咳嗽，阿米巴痢疾，黄疸型肝炎，蛔虫，痈疮肿毒。

用法用量·内服：3～6 g，煎服。外用：适量，研细末调凡士林外搽。

区域民族用药经验·

1. 草乌中毒·黄秦艽 10 g。煎汤，频频灌服。

2. 跌打损伤·黄秦艽适量。单用或配方泡酒服。

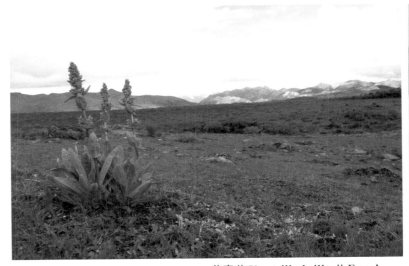
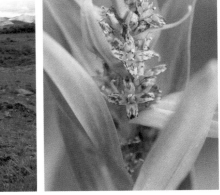

黄秦艽 *Veratrilla baillonii* Franch.

3. 痢疾 · 黄秦艽、火草根各 3 g,甘草 6 g。水煎服。

4. 肺热咳嗽 · 黄秦艽 3 g。水煎,分 3 次服。

5. 阿米巴痢疾 · 黄秦艽 1.5 g,草血竭 3 g。水煎服。

6. 烧伤 · 黄秦艽碾细末调凡士林外搽。

现代研究 ·

化学成分:主要含有环烯醚萜苷类、木脂素类、黄酮类、三萜类等化学成分。

药理作用:具有抗炎、镇痛、保肝、降血压、免疫抑制、抗病毒、抗肿瘤等药理作用。

黄梢蛇 · Huangshaoshe

独龙族药名 · bən(音:本)。

异名 · 灰鼠蛇、过树蛇、上竹龙、黄肚蛇、索蛇、过树榕。

来源 · 游蛇科动物灰鼠蛇 *Ptyas korros* Schlegel 除去内脏的全体。

形态特征 · 体细长,全长可达 2 m。头及体背灰黑色,灰棕色或灰褐色何等后部及尾部背鳞鳞缘黑褐色,互相交织成细网纹唇缘及腹部淡黄色,颊鳞 2~3;眶前鳞 1(2),有 1 眶前下鳞,眶后鳞 2(3);颞鳞 2(1~3)+2(1~4),上唇鳞 3~2~3(4~2~3)式。背鳞平滑,15~15(13)~11 行;腹鳞 156~184;肛鳞 2 分,尾下鳞 109~154 对。

分布生境 · 云南各地的平坝、丘陵及低山均有分布。常攀附于溪流旁的灌木或竹丛上。

采收加工 · 清明至秋末捕捉,以冬季入穴冬眠前捕捉者质佳。捕后除去内脏,擦净血迹,鲜用或烘干。

性味归经 · 甘、咸,平。归肝、肾经。

功效 · 祛风止痛,舒筋活络。

主治 · 用于风湿痹证,腰腿酸痛,肢体麻木,半身炒遂,小儿麻痹症。

用法用量 · 内服:煎汤,3~10 g;或浸酒饮。

区域民族用药经验 ·

久患风湿瘫痪病,面部脚部浮肿,中风伤湿,半身不遂和骨节疼痛:黄梢蛇、眼镜蛇、金环蛇各 1 条,共重 1~1.5 kg。剖腹去内脏及头,清水快洗,用布抹干,泡 50 度以上的米酒 7.5~10 L,密封 2~3 月。每饮量 60 mL 左右。

黄药子 · Huangyaozi

独龙族药名 · rən dʌ(音:伦达)。

异名 · 零余薯、金线吊虾蟆、香芋、黄狗头。

来源 · 薯蓣科植物黄独 *Dioscorea bulbifera* L. 的块茎。

形态特征 · 缠绕草质藤本。块茎球形或梨形,稀分裂,生多数须根,表面黑褐色,切面黄色。茎左旋,无刺;叶腋内有紫棕色球形或卵形珠芽(零余子)。单叶互生;叶片绿色、纸质,宽心状卵形,大小不一,小的长宽仅 3~6 cm,大的长宽可达 25 cm,通常花枝上的叶小,顶端长尾状渐尖,基部弯缺阔或狭,全缘,两面无毛;基出脉 7~11 条,侧脉横行,整齐;叶柄与叶片等长或稍短,基部扭曲,上部两侧常具翅。雄穗状花序纤细、下垂,长 4~8 cm,簇生或排成圆锥花序式;雄花单生、无梗、较密,基部苞片 2,覆瓦状排列,外面的披针形,长约 1 mm,内面的卵形,长 0.5 mm;花被淡白色至紫色,裂片分裂至基部,展开为钟状,线状披针形,长约 3 mm,宽 0.5~0.7 mm,无毛;雄蕊 6,着生于花被片基部,远短于裂片,花药与花丝近等长,长椭圆形,内向,退化花柱 3,近钻形,细小。雌花序簇生,长 10~25 cm,花疏,常贴靠序轴朝下;花被裂片较雄花的略宽;柱头 3,退化雄蕊 3,明显。蒴果向上反折,无梗,成熟时草黄色,常散布紫色小斑点,压扁后矩圆形,长 2~3 cm、

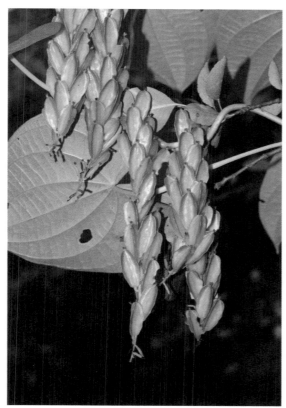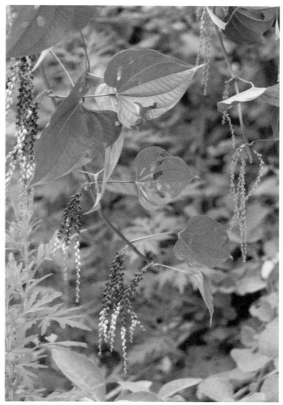

黄独 *Dioscorea bulbifera* L.

宽 1～1.5 cm，两头钝圆；种子褐色，着生于胎座上部，种翅栗褐色，向基部延长成长圆形。花期 7～10 月，果期 8～11 月。

分布生境 · 云南大部分地区有分布。生于海拔 2 300 m 以下的林内或灌丛中。

采收加工 · 夏末至冬初均可采挖，以 9～11 月采块茎，晒干。

性味归经 · 苦、辛，寒。有小毒。归肺、肝经。

功效 · 散结消瘿，清热解毒，凉血止血。

主治 · 用于瘿瘤，喉痹，痈肿疮毒，毒蛇咬伤，肿瘤，吐血，衄血，咯血，百日咳，肺热咳喘。

用法用量 · 内服：6～15 g，煎服。外用：适量，捣烂或磨汁涂敷患处。

宜忌 · 不宜过量或久服；脾胃虚弱者不宜磨汁服。

区域民族用药经验 ·

1. 甲状腺瘤 · 黄药子 300 g，白酒 1 500 mL。药、酒同置罐内，用火围烤 4 小时，放冷水中浸泡 7 日，去渣滤酒，每服 10 mL，2 小时 1 次。服完为止。

2. 食管癌 · 黄药子 10 g，白鲜皮、败酱草各 15 g，草河车、夏枯草、山豆根各 30 g。上药共研细面，炼蜜为丸，每丸重 9 g。每日 3 次、每次 1～2 丸。

3. 睾丸肿大 · 黄药子 15 g，大响铃草根 50 g，川楝子 10 g，小天冬 20 g，茴香籽 7 g。水煎服。

4. 小儿百日咳 · 黄药子 10～15 g，冰糖 15～30 g。水煎，分 3～5 次服完。

5. 毒物在胃部 · 黄药子和 1 酒杯开水磨浓汁。另用开水 1 碗送服。可催吐，使毒物吐出。

6. 瘿瘤初起·黄药子 300 g,烧酒 1 500 mL。共入瓶中封口,用糠火煨一周时(24 小时),或锅内蒸半日亦可。将瓶放冷水中,过 7 日后,每日随时少少饮之,务使酒气不断。饮后务必时时察看,消即勿饮。

7. 背痛·黄药子、紫草、山乌龟适量。捶烂外敷。

8. 淋巴结核·鲜黄药子 100 g,鲜七叶一枝花 50 g,白酒 500 mL。药放酒中浸泡 15 日后,每服 20 mL,1 日 3 次,同时以棉签蘸酒涂敷患处,1 日数次。

9. 前列腺肥大症·黄药子 10 g,八仙草、旋覆花各 15 g。水煎服。

10. 鼻衄,吐血·黄药子 15 g。水煎服。

11. 诸疮·黄药子 5 g,大红袍适量。水煎服。

现代研究·

化学成分:主要含有甾类、二萜内脂类、黄酮类、有机酸化合物、生物碱等化学成分。

药理作用:具有抗肿瘤、抑菌、止痛、抗炎等药理作用。

茴香·Huixiang

独龙族药名· wu su(音:五苏)。

异名·小茴香、怀香、茴香子、谷茴香。

来源·伞形科植物茴香 *Foeniculum vulgare* Mill. 的果实、根。

形态特征·草本,高 0.4~2 m。茎直立,多分枝。较下部的茎生叶柄长 5~15 cm,中部或上部的叶柄一部分或全部成鞘状,叶鞘边缘膜质;叶片轮廓呈阔三角形,长 4~30 cm,宽 5~40 cm,4~5 回羽状全裂;末回裂片呈线形,长 1~6 cm,宽约 1 mm。复伞形花序顶生或侧生,花序梗长 2~25 cm;伞辐 6~29,不等长,长 1.5~10 cm。小伞形花序有花 14~39,花柄纤细,不等长;无萼齿;花瓣黄色,长约 1 mm,中脉 1 条;花丝略长于花瓣;花药卵圆形,淡黄色;花柱短,向外叉开或贴伏在花柱基上。果

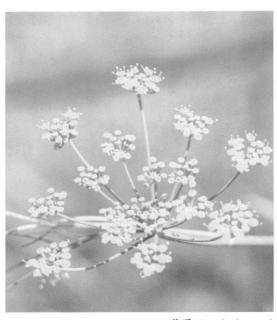
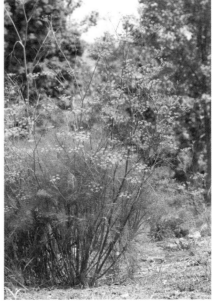

茴香 *Foeniculum vulgare* Mill.

实长 4～6 mm，宽 1.5～2.2 mm，主棱 5 条；胚乳腹面近平直或微凹。花期 5～6 月，果期 7～9 月。

分布生境·云南各地均有栽培。

采收加工·果实：秋季采收果籽，除去杂质晒干备用。根：根四季可采，洗去泥土，晒干。

性味归经·辛，温。归肝、肾、脾、胃经。

功效·果实：散寒止痛，理气和胃。根：温肾和中，行气止痛。

主治·果实：用于寒疝腹痛，睾丸偏坠，痛经，少腹冷痛，脘腹胀痛，食少吐泻。根：寒疝，胃寒呕逆、腹痛，风湿性关节痛。

用法用量·果实：3～6 g。根：内服：煎汤，鲜者 50～100 g；捣汁或炖肉。

区域民族用药经验·

1. 消化不良·小茴香、生姜、厚朴适量。水煎服。

2. 睾丸鞘膜积液引起疼痛、肿痛·小茴香、木香各 3 g，川楝子、白芍各 12 g，枳壳、黄柏各 9 g，生薏苡仁 24 g，木通 6 g。水煎服。

3. 前列腺炎小便不通·小茴香、椒目（炒熟、捣碎）各 12 g，威灵仙 9 g。水煎服。

4. 胃寒气痛，小腹冷痛，痛经·鲜品小茴香籽 5 g，黑种草子 2 g。舂细，再取鲜茴香根 20 g。煎汤送服药粉 1 g～5 g。

5. 寒疝气痛·茴香根 50 g，吴茱萸 5 g，川楝子、荔枝核各 10 g。水煎服。

6. 风湿关节痛·茴香根、白土茯苓各 50 g。煨水服。

7. 乳汁积滞胀痛·茴香根 20～30 g。水煎服，连续 2～3 次。

现代研究·

化学成分：主要含有挥发油、甾醇及糖苷、生物碱等化学成分。

药理作用：具有抗炎、抑菌、促进胃肠蠕动、保肝、抗肝纤维化的药理作用。

鸡桑·Jisang

独龙族药名·sʌ（音：沙）。

异名·小叶桑根。

来源·桑科植物鸡桑 *Morus australis* Poir. 的根或根皮。

形态特征·灌木，稀为小乔木。树皮灰褐色；冬芽大，圆锥状卵形。叶卵形至斜卵形，先端急尖或为尾状尖，基部楔形或浅心形，叶面粗糙，被平伏刺毛，背面疏生粗毛，边缘具粗或细锯齿，不裂或 3～5 裂；叶柄长 1～1.5 cm，密被柔毛；雄花绿色，具短花梗，花被片外面密被柔毛，卵形，雄蕊 4 枚，花药黄色，椭圆状球形；雌

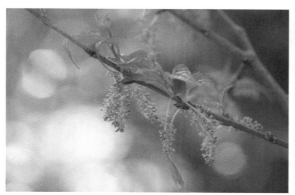
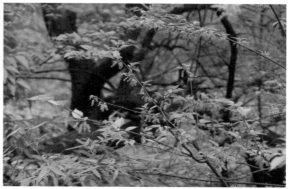

鸡桑 *Morus australis* Poir.

花序球形,直径 1~1.2 cm,花被片被毛,子房卵圆形,花柱很长,柱头浅 2 裂,里被毛。聚花果短椭圆形至近球形,成熟时红、紫红或暗紫色。花期 3~4 月,果期 4~5 月。

分布生境 · 云南分布于昆明、师宗、大姚、丽江、大理等地。生于海拔 1 450~2 700 m 的山坡灌丛或悬崖上。

采收加工 · 根:秋、冬季采挖,鲜时刮去栓皮、洗净。根皮:剥取白皮、晒干。

性味归经 · 甘、辛,性寒。归肺经。

功效 · 清肺,凉血,利湿。

主治 · 用于肺热咳嗽,鼻衄,水肿,腹泻,黄疸。

用法用量 · 内服:煎汤,6~15 g。

区域民族用药经验 ·

1. 肺热咳嗽 · 鸡桑根 15 g,鱼腥草、百折耳各 30 g。水煎服。

2. 黄疸 · 鸡桑根、清明菜、车前草各 15 g。水煎服。

3. 腹泻 · 鸡桑根、苦荞头各 15 g,黄山药 10 g。水煎服。

现代研究 ·

化学成分:主要含有黄酮类、呋喃类、香豆素类、萜类、甾醇类化学成分。

药理作用:具有降血压、利尿、兴奋平滑肌、镇静、解热镇痛、抗炎等药理作用。

鸡嗦子 · Jisuzi

独龙族药名 · də jə(音:德也)。

异名 · 山覆盆、野荔枝、山荔枝、癞鸡素。

来源 · 山茱萸科植物头状四照花 *Cornus capitata* Wallich 的果实、叶。

形态特征 · 常绿小乔木,高 10~15 m。树皮深褐色或深灰色;幼枝粗壮,圆柱形,被紧贴白色粗毛,老枝疏被粗毛。叶革质或近革质,长圆形或长圆状倒卵形,稀为披针形,长 7~9(~12)cm,宽 2~3.5 cm,顶端锐尖,基部楔形或阔楔形,叶面深绿色,初时被毛,老时变光滑,背面密被灰白色粗柔毛,中脉在叶面微凹,在背面突起,侧脉通常 4 对,偶有 5 对,内弯;叶柄长 6~12 mm,被细毛。花小,无柄,多花组成头状花序,直径达 1.2 cm;苞片 4,倒卵形,长达 3~4(~5)cm,宽 2~3 cm,顶端突尖,幼时绿色,成熟时白色,老时变黄色,两面均被细毛;花萼管状,4 裂,裂片近圆形,外卷;花瓣 4,倒卵形,外凸,内凹,长 2~2.5 mm,外面疏被细毛;雄蕊 4,短于花瓣,花丝无毛;花药椭圆形,花盘垫状,4 浅裂;子房下位;花柱圆柱形,被粗毛,柱头截形。果序扁球形,幼时紫红色,成熟时紫黄色或淡黄色,被细毛,直径 2.5~3.5 cm;

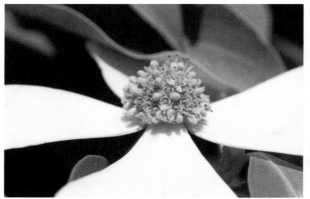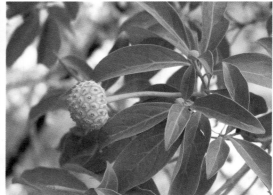

头状四照花 *Cornus capitata* Wallich

总果梗粗壮,圆柱形,长 4～6 cm,初时被毛,后渐变光滑。花期 5～7 月,果期 7～10 月。

分布生境 · 云南各地广布,生于海拔 1 000～3 200 m 的山坡疏林或灌丛中。

采收加工 · 果实:秋季采果,鲜用或晒干备用。叶:四季可采、晒干研粉备用。

性味归经 · 果实:甘、苦,平。叶:苦、涩,平。归肝、胆、肾、膀胱经。

功效 · 果实:杀虫消积,清热解毒,利水消肿。叶:清热利湿,止咳消积。

主治 · 果实:用于蛔虫病,食积,肺热咳嗽,肝炎。叶:用于肺热咳嗽,胁痛黄疸,小儿疳积,食积虫积,痢疾;稻田皮疹。

用法用量 · 果实:9～15 g,煎汤;或研末。叶:煎汤,6～15 g;或研末。外用:适量,研末撒或调搽;或煎水洗;或捣敷。

区域民族用药经验 ·

1. 肝炎,腹水 · 鸡嗉子叶或果 9～15 g。水煎服。

2. 小儿疳积 · 鸡嗉子叶 3 g。研末蒸鸡蛋或蒸鸡肝服食。

3. 食积腹胀 · 鸡嗉子叶 3 g。研末开水送服,每日 2～3 次。

4. 蛔虫病 · ①鸡嗉子果 10 g。水煎服。小儿酌减。②鸡嗉子叶研末,6 岁以上儿童每次服 1.5 g,每日 1 次,开水送服。6 岁以下儿童酌减。

5. 稻田性皮炎 · 鸡嗉子果 50 g。捣敷。

6. 湿热泄泻 · 鸡嗉子果(炒)、生地、扁核木果各 9 g,石椒草、茯苓各 6 g,黄芩、葛根各 3 g。水煎服。

7. 慢性腹泻,食滞肠胃 · 鸡嗉子果(炒)、岩白菜各 12 g,陈皮 6 g,厚朴、白芍、柴胡各 9 g。水煎服。

8. 胎盘不下 · 鸡嗉子叶 9 g。水煎服。

9. 烧烫伤 · 鸡嗉子干叶适量。研粉外撒伤处。

10. 外伤出血 · 鸡嗉子叶研末外撒。

11. 麻风 · 鸡嗉子叶配方外洗。

现代研究 ·

化学成分:主要含有槲皮素、儿茶素和异槲皮苷等黄酮类化学成分。

金毛狗脊 · Jinmaogouji

独龙族药名 · ∫əem(音:什安)。

异名 · 狗脊、金毛狗、金狗脊、金毛狮子、猴毛头、黄狗头。

来源 · 蚌壳蕨科植物金毛狗 *Cibotium barometz* (L.) J. Sm. 的根茎。

形态特征 · 多年生蕨类植物。根状茎粗壮,直径 4～10 cm,横卧,密生金黄色长柔毛,先端生出一丛大叶。叶柄长 80～150 cm,基部直径 2～3 cm,禾秆色或下部栗棕色。叶片卵状三角形或卵状长圆形,长可达 2 m 以上,宽 80～200 cm,二回羽状-末回羽片羽状深裂几达羽轴。羽片 10～18 对,互生,略斜向上,有柄,卵状长圆形,长 50～110 cm,宽 20～35 cm,柄长 2～5 cm,一回羽状。末回羽片羽状深裂,20～30 对,互生,略斜向上,有短柄,线状披针形,长 12～20 cm,宽 2～3 cm,基部圆截形,先端渐尖。裂片线形,略向上弯呈镰刀状,20～30 对,长 1～1.5 cm,尖头,边缘有浅锯齿,向先端较尖。叶脉羽状;侧脉分叉。叶革质,下面灰白色或灰绿色,两面光滑,或小羽轴上下两面略有棕色短毛疏生。孢子囊群在每一能育裂片上 1～5 对,生于裂片下部边缘的小脉顶端;囊群盖两瓣状,成熟时张开如蚌壳,露出孢子囊群。

分布生境 · 云南分布于热带、亚热带大部分地区。生于海拔 150～1 800 m 的次生常绿阔叶林下及林缘。

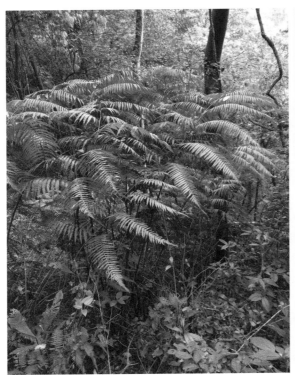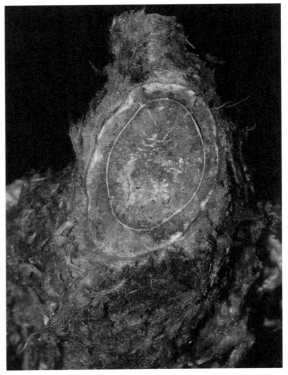

金毛狗 *Cibotium barometz* (L.) J. Sm.

采收加工·秋、冬两季采挖,除去泥沙,干燥;或去硬根、叶柄及金黄色绒毛,切厚片,干燥,为"生狗脊片";水煮或蒸后,晒至六七成干,切厚片,干燥,为"熟狗脊片"。

性味归经·苦、甘,温。归肝、肾、心、膀胱经。

功效·祛风湿,补肝肾,强腰膝。

主治·用于风湿痹痛,腰膝酸软,下肢无力。

用法用量· 6～12 g。

宜忌·阴虚有热、小便不利或短涩黄赤、口苦舌干者慎用。

区域民族用药经验·

1. 腰腿酸痛,半身不遂·金毛狗脊 15 g,牛膝、海风藤、木瓜各 4 钱,桑枝、续断、杜仲、秦艽各 9 g,桂枝 6 g。水煎服。

2. 拔牙后出血·金毛狗脊茸毛适量。消毒后敷贴创面。

3. 风湿性关节炎·金毛狗脊 15 g,石楠藤 9 g。酒水各半煎服。

4. 肾盂肾炎·金毛狗脊 15 g,大飞扬草、响铃草各 30 g。水煎服。

5. 风寒湿痹肢体酸软疼痛·金毛狗脊(去皮毛)、云南五味子藤各 30 g,红花 5 g,苏木 15 g。泡酒,内服外擦。

6. 肾虚腰痛·金毛狗脊、菟丝子、续断、巴戟天、台乌各 15 g,川滇变豆菜 10 g。水煎服。

7. 各种骨折·金毛狗脊、鸡儿根、鸡血藤、枸杞子、党参各 30 g,骨碎补 20 g,巴戟天、杜仲、过江龙各 15 g。泡酒内服,每次 10 mL,每日 2 次,或煎水服,剂量酌减,每日一剂,日服 3 次。忌食酸冷食物。

现代研究·

化学成分:主要含有挥发油、蕨素类、水溶性酚酸类、黄酮类等化学成分。

药理作用：具有防治骨质疏松、止血、镇痛、抑菌、抗炎、抗风湿等药理作用。

金荞麦 · Jinqiaomai

独龙族药名 · bu wʌ（音：布瓦）。

异名 · 苦荞头、野荞麦、荞麦三七、万年荞、铁石子、金锁银开、开金锁、铁拳头、铁甲将军草、野南荞。

来源 · 蓼科植物金荞麦 *Fagopyrum dibotrys* (D. Don) Hara 的全株。

形状特征 · 多年生草本，高 50～100 cm。根状茎木质化，黑褐色。茎直立，分枝，具纵棱，无毛。有时一侧沿棱被柔毛。叶片三角形，先端渐尖，基部近截形，长 4～12 cm，宽 3～11 cm，边缘全缘，两面具乳头状突起或被柔毛；叶柄长可达 10 cm；托叶鞘筒状，膜质，褐色，长 5～10 mm，偏斜，先端截形，无缘毛。花序伞房状，顶生或腋生；苞片卵状披针形，先端尖，边缘膜质，长约 3 mm，每苞内具 2～4 花；花梗中部有关节，与苞片近等长；花被长约 2.5 mm，5 深裂，裂片长椭圆形，白色；雄蕊 8，比花被短，花柱 3，柱头头状。瘦果宽卵形，具 3 锐棱，黑褐色，无光泽，长 6～8 mm，超出宿存花被 2～3 倍。花期 7～9 月，果期 8～10 月。

分布生境 · 云南省大部分地区有分布。生于海拔 600～3 500 m 的草坡、林下、山坡灌丛、山谷、水边等处。

采收加工 · 在秋季地上部分枯萎后采收，先割去茎叶，将根刨出，去净泥土，去净泥土及泥沙后晒干或趁鲜切片后晒干即可。

性味归经 · 微辛、涩，凉。归肺经。

功效 · 清热解毒、排脓祛瘀。

主治 · 用于肺痈吐脓、肺热喘咳、乳蛾肿痛。

用法用量 · 15～45 g，用水或黄酒隔水密闭炖服。

区域民族用药经验 ·

　　1. 肺癌 · 金荞麦 30 g，薏苡仁 20 g，通关藤 15 g，桃仁 12 g，臭壳虫 6 g。水煎 3 次，每次煎 20 分钟，合并药液，分 3 次服，连服 15 日。服药期间忌辛辣香燥食物。

　　2. 咳嗽 · 金荞麦 20 g，獐牙菜、五味子、生甘草各 10 g。水煎服。

　　3. 急性支气管炎 · 金荞麦 30 g，绵萆薢 15 g，千里光 20 g。水煎服。

　　4. 肺脓疡 · 金荞麦 45 g。水煎服。

　　5. 细菌性痢疾，阿米巴痢疾 · 金荞麦、焦山楂各 15 g，生甘草 6 g。水煎服。

　　6. 白喉，咽炎，扁桃体炎 · 金荞麦、土牛膝各 15 g。水煎服。

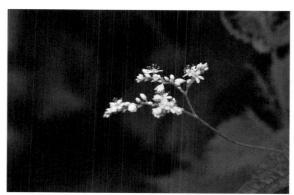
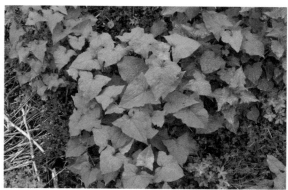

金荞麦 *Fagopyrum dibotrys*（D. Don）Hara

7. 肺炎,慢性气管炎·金荞麦30g。水煎服。

8. 肺痛咳吐浓痰·金荞麦、冬瓜仁各18g,蒲公英、鱼腥草、芦根各20g,桔梗15g,甘草6g。水煎服。

9. 支气管扩张症·金荞麦30g,通关散、地胆草各15g,白及、千里光各20g。水煎服。

10. 咽喉肿痛·金荞麦、凤尾茶根各15g。水煎服。

现代研究·

化学成分:主要含有多酚类、甾体类、三萜类等化学成分。

药理作用:具有抗菌、镇咳祛痰、抗炎、抗肿瘤、抗氧化、增强免疫等药理作用。

制剂:1. 乌金活血止痛胶囊·成分:金荞麦、赤芍、倒提壶(制)。功效主治:活血化瘀、通络止痛。用于气滞血淤所致的腰腿痛、风湿关节痛、癌症疼痛。

2. 喘络通胶囊·成分:金荞麦、鸡根、人参、紫河车、蛤蚧、地龙、蟾酥、浙贝母、麻黄、苦杏仁、甘草。功效主治:益肺健肾、止咳平喘。用于虚劳久咳及支气管哮喘、肺气肿见以上症状者。

3. 红金消结浓缩丸·成分:金荞麦、三七、香附、八角莲、鼠妇虫、黑蚂蚁、五香血藤、鸡矢藤、大红袍、柴胡。功效主治:疏肝理气、软坚散结、活血化瘀、消肿止痛。用于气滞血瘀所致乳腺小叶增生、子宫肌瘤、卵巢囊肿。

九味一枝蒿·Jiuweiyizhihao

独龙族药名· bə niu(音:北牛)。

异名· 小筋骨草、山苦草、痢止草、痢疾草、地胆草、大叶抓地虎、细蒿棵。

来源· 唇形科植物九味一枝蒿 *Ajuga bracteosa* Wall. ex Benth. 的全株。

形态特征· 多年生草本。矮小,具匍匐茎,从基部分枝,长10～30cm,被灰白色长柔毛或绵状长柔毛,以幼嫩部分为密,有花的茎直立,高约10cm。叶片坚纸质,基生叶匙形或倒披针形,长2～4cm,宽0.7～1.2cm,柄长1～1.5cm;茎生叶倒卵形或几圆形,长1～1.5cm,宽0.6～1cm,顶端钝或几圆形,基部楔形,下延,边缘具不显著或不整齐的波状圆齿,两面被疏柔毛或糙伏毛。穗状轮伞花序顶生,从茎中部向上渐密集;苞片大,下部者叶状,均被绵状长柔毛,边缘具缺刻。萼钟形,具10脉,长4.5～6mm,里面无毛,具5齿,齿钻状三角形,长为萼的1/2或略长,顶端锐尖,具长

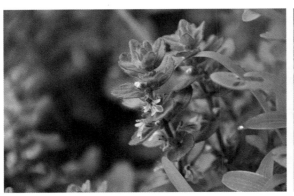
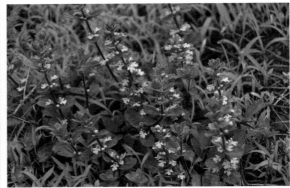

九味一枝蒿 *Ajuga bracteosa* Wall. ex Benth.

柔毛状缘毛;花冠管状,紫色或淡紫色,有深紫色斑点,内藏,里面被微柔毛及疏柔毛,近基部具毛环;檐部二唇形,上唇短,顶端微凹,下唇宽大,中裂片倒心形,侧裂片长圆形;雄蕊花丝粗壮,具长柔毛,花丝与花药相接处,有时具白色小突起;子房无毛;花盘裂片不明显,前方具1蜜腺。小坚果椭圆形或椭圆状倒卵状三棱形,背部具网状皱纹。花期4～6月,果期5～6月。

分布生境 · 云南分布于滇中及滇东南(昆明、大理以东,文山、绿春以北)。生于海拔1500～1900 m的开阔山坡的稀疏矮草丛中。

采收加工 · 秋季采挖,洗净切片晒干。

性味归经 · 苦,寒。归心、肝经。

功效 · 清热解毒,凉血止血。

主治 · 用于感冒,支气管炎,扁桃体炎,腮腺炎,赤白痢疾,外伤出血。

用法用量 · 内服:煎汤,9～15 g。外用:捣敷。

区域民族用药经验·

1. 感冒发热,咳嗽 · 九味一枝蒿15～30 g。煎服。

2. 支气管哮喘,支气管炎,肺炎,咳嗽 · 九味一枝蒿、大绿叶各10 g,绵萆薢、生姜各15 g。水煎服。

现代研究·

化学成分:主要含有倍半萜内酯类、三萜类、黄酮蒽醌等化学成分。

药理作用:具有保肝、抗肿瘤、抑菌、镇咳平喘、抗炎、抗病毒等药理作用。

卷叶黄精 · Juanyehuangjing

独龙族药名 · mu ʃjʌ(音:木夏)。

异名 · 黄精、老虎姜。

来源 · 百合科植物卷叶黄精 *Polygonatum cirrhifolium*(Wall.)Royle 的根茎。

形态特征 · 多年生草本。根状茎连球状,结节状或近圆柱状,直径0.7～3 cm。茎高50～150 cm。叶通常3～5枚轮生,下部少有少数散生的,薄纸质、纸质或近革质,条形或条状披针形,先端拳卷或弯曲成钩状。花序轮生,常具2朵花,总花梗长1～10 mm,下垂,花梗长3～8 mm;苞片膜质,披针形,长1～3 mm,位于花梗基部或中部,或不存在;花被淡绿色、黄绿色、淡黄色,淡紫色或紫红色,花被裂片或花被筒口部颜色稍深,圆筒形,有时口部稍缢缩,全长6～12 mm,裂片长约2 mm,雄蕊着生于花被筒中部,花丝极短,长不足1 mm,花药黄色,长2～2.5 mm;子房卵形,长3.5～4 mm,宽约3 mm,花柱长2～2.5 mm,柱头小头状。幼果绿色,有时具黑褐色斑点,成熟时紫红色或蓝

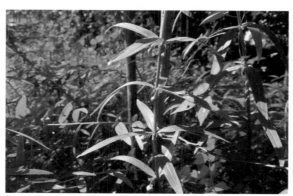
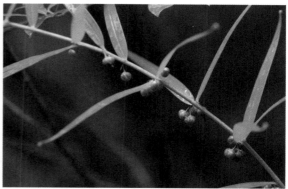

卷叶黄精 *Polygonatum cirrhifolium*(Wall.)Royle

紫色,近球形,直径 5~10 mm,具 4~9 颗种子。种子淡红褐色,直径约 3 mm。花期 5~7月,果期 7~10 月。

分布生境 · 云南分布于滇西、和滇西北、滇东北、滇中(昆明)。生于海拔 1 750~4 100 m 的常绿阔叶林、针阔混交林、杜鹃林、栎林、松林、油杉林、云杉林、冷杉林下,灌丛中、山坡、草地、河谷、溪边或岩石上。

采收加工 · 春、秋季采挖,除去须根,洗净,置沸水中略烫或蒸至透心,干燥。

性味归经 · 甘、平。归脾、肺、肾经。

功效 · 补气养阴,健脾,润肺,益肾。

主治 · 用于脾胃虚弱,体倦乏力,口干食少,肺虚燥咳,精血不足,内热消渴。

用法用量 · 9~15 g,水煎服。

区域民族用药经验 ·

肺结核:卷叶黄精、树萝卜根各 30 g,猪瘦肉 500 g。煮熟食用,不放盐,每日 1 剂,连服 3 剂。

现代研究 ·

化学成分:主要含有生物碱、多糖、甾体皂苷、黄酮类等化学成分。

药理作用:具有抗疲劳、延缓衰老、降血糖、降血脂的药理作用。

榼藤子 · Ketengzi

独龙族药名 · dʒju li pei(音:久里陪)。

异名 · 过江龙、扁龙、过岗扁龙、榼子藤、脊龙、扭龙、左右扭、扭骨风、眼镜豆、猪腰子、牛肠麻、牛眼睛、过岗龙。

来源 · 豆科植物榼藤 *Entada phaseoloides* (L.) Merr. 的种子。

形态特征 · 常绿木质大藤本。茎常扁平,扭转。二回羽状复叶,长 10~25 cm,叶柄长 2 cm,

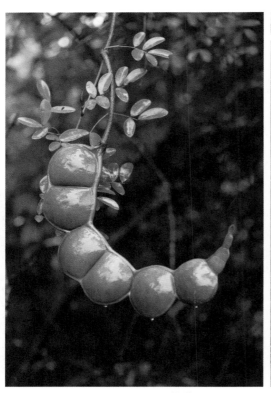
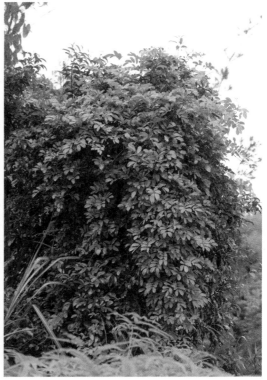

榼藤 *Entada phaseoloides* (L.) Merr.

叶轴长 6.5 cm;羽片 3 对,顶生 1 对羽片变为卷须;小叶常 2 对,椭圆形至卵状椭圆形,歪斜,长 4～10 cm,宽 2～5.5 cm,顶端锐尖,基部歪斜,主脉稍弯曲。穗状花序长 13～25 cm,被柔毛;花萼长 0.8～1 mm,钟形,无毛;花瓣长约 3 mm,椭圆状披针形,顶端尖;雄蕊略长于花冠,花药顶端具腺体;子房无毛,具短柄。荚果扁平,扭曲,木质,长可达 1 m,宽 8～12 cm,成熟后种皮木质,棕褐色,有光泽。花期 3～6 月,果期 8～12 月。

分布生境·云南分布于金平、屏边、河口、文山、西畴等地。生于海拔 700～1 300 m 的常绿阔叶林内。

采收加工·秋、冬季采收成熟果实,取出种子,干燥。

性味归经·微苦,凉。有小毒。归肝、脾、胃、肾经。

功效·补气补血,健胃消食,除风止痛,强筋硬骨。

主治·用于水血不足,面色苍白,四肢无力;脘腹疼痛,纳呆食少;风湿性肢体关节痿软疼痛;性冷淡。

用法用量· 10～15 g。

区域民族用药经验·

1. 高热抽搐不语,癫痫·榼藤子炒热研粉。口服 3～6 g,每日 3 次。

2. 扁桃体炎·榼藤子种仁适量。拌大蒜捣烂敷痛处。

3. 头痛头昏·榼藤子种仁剖成两半捣烂,再放回壳中,加少许芝麻油,用火烤热后擦前额、两太阳穴和疼痛处。

4. 性病·榼藤子种仁粉 0.3 g,木鳖子根 10 g。煎汤内服。

5. 吐泻腹痛,胸闷,胸痛,头痛发热·榼藤子仁(炒)、毛叶巴豆根、蔓荆子及叶、黑种草子各 250 g,胡椒 15 g,阿魏 3 g。共研细粉,加适量旱莲草汁制丸。

6. 中毒性肝病·榼藤子、降香各 21 g,渣驯膏、唐古特青兰各 15 g。粉碎成粗粉,煎汤内服。

7. 便秘·榼藤生熟种子各半。每次 15 g,水煎服。

8. 急性肠炎,胃炎·榼藤炒熟研粉。冲开水服,一次 3～9 g,一日 2～3 次。

现代研究·

化学成分:主要含有多种脂肪酸、酚苷、三萜皂苷及含硫酰胺类化学成分。

药理作用:具有抗炎、镇痛、抗菌、抗氧化等药理作用。

制剂:七味榼藤子丸·成分:榼藤子仁(炒)、毛叶巴豆茎及叶、阿魏、胡椒、蔓荆子、蔓荆子叶、黑种草子、墨旱莲。辅料为蜂蜜(炼)。功效主治:祛暑,和中,解痉止痛。用于吐泻腹痛,胸闷,胁痛,头痛发热。

苦荬菜·Kumaicai

独龙族药名· da nu(音:达努)。

异名·苦苣菜、菊叶苦马菜、苦马菜、老鸦苦荬、滇苦菜。

来源·菊科植物苦苣菜 *Sonchus oleraceus* L. 的全草。

形态特征·一年生或二年生草本,高 40～150 cm。主根圆柱状,垂直,有多数侧根和纤维状细根。茎单一,直立,不分枝或上部有花序分枝,茎和枝具纵棱,无毛或分枝被头状具柄腺毛。基生叶数枚,叶片长椭圆形或倒披针形,长 3～12 cm,宽 2～7 cm,羽状深裂或大头羽状深裂,顶裂片宽三角形、戟状宽三角形或卵状心形,侧裂片 1～5 对,椭圆形,常下倾,与顶裂片近等大或较小,全部裂片先端渐尖或急尖,边缘具锯齿,表面绿色,背面淡绿色,两面

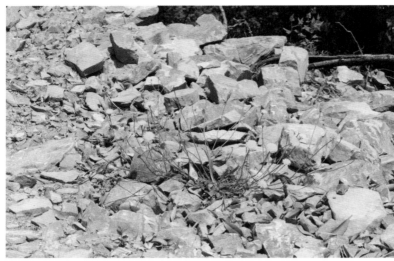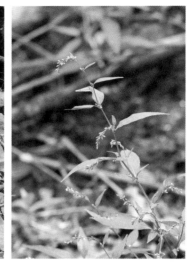

苦苣菜 *Sonchus oleraceus* L.

无毛,叶柄具翅,基部扩大成鞘,基生叶有时不分裂而呈椭圆形、椭圆状戟形、三角形、三角状戟形或近圆形;茎下部叶同基生叶,但翅柄基部逐渐加宽,呈圆耳状抱茎,耳缘具锯齿,上部叶渐小。头状花序少数,于茎、枝顶排列成密伞房状或总状花序,稀单生于茎、枝顶;花序梗被头状具柄腺毛;总苞钟形,径约 1 cm;总苞片 3～4 层,外层长披针形或长三角形,长 3～7 mm,中层稍长,内层线状披针形,长 8～11 mm,全部总苞片先端急尖,背面无毛或沿中脉散生头状具柄腺毛。小花多数,黄色。瘦果长椭圆形或长倒披针形,长约 3 mm,压扁,每面有 3 条细肋,肋上和肋间有横皱纹;冠毛白色,长约 7 mm,多数,柔软,相互纠缠。花果期 5～12 月。

分布生境 · 云南分布于滇西北至滇中一带。生于海拔 170～3 200 m 的山坡或山谷林缘、林下或平地田间、空旷处或近水处。

采收加工 · 冬、春、夏季均可采收,鲜用或晒干。

性味归经 · 苦,寒。归心、脾、胃、大肠。

功效 · 清热解毒,凉血止血。

主治 · 用于肠炎,痢疾,黄疸,淋证,咽喉肿痛,痈疮肿毒,乳腺炎,痔瘘,吐血,衄血,咯血,尿血,便血,崩漏。

用法用量 · 内服:煎汤,15～30 g。外用:适量,鲜品捣敷,或煎汤熏洗,或取汁涂搽。

区域民族用药经验 ·

1. 肝硬化 · 苦马菜、酢浆草各 50 g。同猪肉炖服。

2. 高血压 · 苦荬菜 20 g,小米辣根 250 g。水煎服。

3. 胆病,肝病 · 苦荬菜 120 g,獐牙菜 150 g,唐古特乌头、短管兔耳草、角茴香、小檗皮各 100 g,金腰草、木香各 50 g,波棱瓜子 40 g。研粉,内服。

4. 胆囊炎,黄疸 · 苦荬菜 240 g,蒂达 300 g,洪连、角茴香、榜嘎、木香各 200 g,小檗皮 160 g,金腰子 100 g,波棱瓜子 80 g。内服。

5. 疮痈肿痛 · 苦荬菜鲜全草 20 g,鲜虎掌草 15～20 g。共捣烂,用布包囊外敷。

6. 咳血,吐血 · 苦荬菜、蒲公英、珠芽蓼、青蒿各 150 g,麻黄 250 g,棉毛独活、小檗各 175 g。研粉,内服。

7. 前列腺炎·苦荬菜、野棉花、蒲公英、车前子各 20 g。水煎服。

现代研究·

化学成分:主要含有萜类、黄酮、甾体、皂苷、香豆素、甘油酸酯、脂素等化学成分。

药理作用:具有抑菌、抗炎、抗肿瘤、抗凝血、降血糖、降胆固醇、保肝、利尿等药理作用。

辣蓼 · Laliao

独龙族药名· bʌ gə ʃin(音:巴格辛)。

异名·辣蓼、酸模叶蓼、旱苗蓼、苦蓼大马蓼、白辣蓼。

来源·蓼科植物水蓼 *Persicaria hydropiper* (L.) Spach 的全草。

形态特征·一年生草本,高 40～70 cm。茎直立,多分枝,无毛,节部膨大。叶片披针形或椭圆状披针形,先端渐尖,基部楔形,长 4～8 cm,宽 0.5～2.5 cm,边缘全缘,具缘毛,两面无毛,被褐色小点,有时沿中脉具短伏毛,具辛辣味;叶柄长 4～8 mm;托叶鞘膜质,筒状,褐色,长 1～1.5 cm,疏生短伏毛,先端截形,具短缘毛,通常托叶鞘内藏有花簇。总状花序呈穗状,长 3～8 cm,顶生或腋生,通常下垂,花稀疏,下部间断;苞片漏斗状,绿色,长 2～3 mm,边缘膜质,疏生短缘毛,每苞内具 3～5 花;花梗比苞片长;花被长 3～3.5 mm,5 深裂,稀 4 裂,裂片椭圆形,绿色,上部白色或淡红色,被黄褐色透明腺点。雄蕊 6,稀 8,比花被短;花柱 2～3,柱头头状。瘦果卵形,双凸镜状或具 3 棱,密被小凹点,黑褐色,无光泽,长 2～3 mm,包于宿存花被内。花期 5～9 月,果期 6～10 月。

分布生境·云南分布于滇西北大部分地区。生于海拔 350～3 300 m 的草地、山谷溪边、河谷、林中、沼泽等潮湿处。

采收加工·花期采收,鲜用或晾干。

性味归经·辛,温。归肺经。

功效·解毒,除湿,散瘀,止血。

主治·用于痢疾,泄泻,乳蛾,疟疾,风湿痹痛,跌打肿痛,崩漏,痈肿疔疮,瘰疬,毒蛇咬伤,湿疹,脚癣,外伤出血。

用法用量·内服:煎汤,9～30 g;或入丸、散。外用:适量,捣敷;或煎水洗、漱。

区域民族用药经验·

1. 喉疾·辣蓼草、野菊叶、蛇泡草、马鞭草、南水杨梅各 15 g,大萹蓄 100 g,铁灯台 6 g。水煎服。

2. 急性胃肠炎所致胃脘痛、腹痛·辣蓼、蒿枝、桃树皮、木姜子各 10 g。捣烂冲开水服,每日 1 剂,日服 3 次。

3. 细菌性痢疾,肠炎·辣蓼、番石榴叶、刺针草、凤尾草各 50 g,甘草 3 g。加水 1 000 mL,煎至 500 mL,每服 50 mL,每日 2 次。

4. 狂犬咬伤·辣蓼、紫竹根、小通草各 6 g,垂盆草 30 g,马前子 3 g。水煎服。

5. 食物中毒·辣蓼、白术各 9 g,黄连 8 g,苏叶 15 g,仙鹤草、马鞭草、鸡矢藤各 12 g。服 1 剂后加减。

6. 湿热型痢疾·新鲜辣蓼草叶 100～150 g。水煎服。每日 1 剂,日服 3 次。服至症状消失后再服 1 剂。

7. 疬证·辣蓼草、马鞭草各 15 g。将上药水煎服。每日 1 剂,日服 3 次,每次 20 mL。

8. 肠炎·辣蓼、大黄藤各 10 g,白头翁 15 g。煎服。

现代研究·

化学成分:主要含有有机酸、黄酮和萜类等化学成分。

药理作用:具有抑菌、保护消化道、抗炎、抗氧化等药理作用。

狼肉·Langrou

独龙族药名 · dzi(音:字)。

来源 · 犬科动物狼 Canis lupus L. 的肉。

形态特征 · 体长 1～1.6 m,体重 30～40 kg。吻略尖,犬齿与白齿均发达。耳直竖。躯体强壮,四肢有力。必较短而不弯曲,毛蓬松。个体毛色有棕灰,淡黄,灰白等色,一般背中央色调较深。腹部,四肢内侧均呈乳白色或略带棕色,尾色同体背,尖端黑色。少有全白,全黑的个体类型。

分布生境 · 云南主要分布于高黎贡山。生活于海拔 3 000 m 以上草坡地带。

采收加工 · 捕杀后,剥皮,取肉。

性味归经 · 咸,热。归肾、脾经。

功效 · 补五脏,厚肠胃,填精髓,御风寒。

主治 · 用于虚劳,冷积腹痛,风湿痹痛,瘫痪。

用法用量 · 内服:煮食,适量。

宜忌 · 阴虚内热者忌食。

狼尾草·Langweicao

独龙族药名 · li mo tʃi(音:里莫齐)。

异名 · 狼尾、狼茅、芦秆莛、小芒草、狗尾草、老鼠根、狗仔尾、大狗尾草、黑狗尾草、光明草、芮草。

来源 · 禾本科植物狼尾草 Pennisetum alopecuroides (L.) Spreng. 的全草。

形态特征 · 多年生草本。须根较粗壮而硬。秆丛生,丛径可达 20 cm,直立,高 30～120 cm,径粗达 1.5 mm,在花序以下密生柔毛。叶鞘除鞘口附近的边缘常有细毛之外,光滑无毛,扁压而背部具脊,基部者呈跨生状,秆生者长于节间;叶舌甚短,长约 0.5 mm,上缘有极短小的纤毛;叶片线形,长 15～70 cm,宽 3～

7 mm,质地较硬,常内向折叠,先端芒尖,基部常与鞘口同宽,叶面及边缘粗糙,叶背近平滑。圆锥花序圆柱形,直立或稍弯,长 5～20 cm,径粗 1～2 cm(刚毛除外);主轴粗壮而硬,有棱和槽,密生近平贴的柔毛;总梗稍粗壮,长 2～3 mm,密生灰白色柔毛,基部有关节,总梗常自此关节处断落;刚毛多数,表面向上粗糙,长短不等,最短者仅 3 mm,最长者达 28 mm,粗细不一,粗者约为细者的 1 倍,绿色或更常带暗紫色;小穗单生,偶见孪生,披针形,长 6～8 mm;第一颖微小或缺如,卵形,脉不明显;第二颖长卵披针形,长约 3.5 mm,具 5 脉,边缘膜质;第一小花中性,第一外稃草质,与小穗等长,卵披针形,具 7～9 脉,边缘常包卷着第二小花;第二外稃与小穗等长,卵披针形或舟形,具 7～9 脉,中下部近软骨质,边缘包着同质同形的内稃。颖果长圆形,长约 3.5 mm。花果期夏秋季。

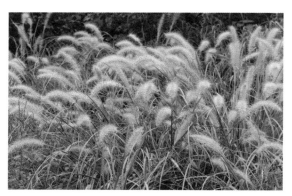

狼尾草 Pennisetum alopecuroides (L.) Spreng.

分布生境 · 云南分布于滇南大部分地区,罗平、陆良、大理、昆明、禄丰、易门。生于海拔 1 400～2 100 m 的田野、道旁、撂荒地、河湖岸边及沼泽边缘。

采收加工 · 全草:夏、秋季采收,洗净,晒干。根:全年可采。

性味归经 · 甘,平。归肺经。

功效 · 全草:清肺止咳,凉血明目。根:清肺止咳,解毒。

主治·全草:用于肺热咳嗽,咯血,目赤肿痛,痈肿疮毒。根:用于肺热咳嗽,疮毒。

用法用量·煎汤,9～15 g。

区域民族用药经验·

1. 闭经气虚血滞·狗尾草根 24 g,刺参、当归、大红袍各 20 g,五味子、白术各 9 g,红糖 30 g 为引。1 日 1 剂。

2. 目赤肿痛·狼尾草全草 9～15 g。水煎服。

雷丸·Leiwan

独龙族药名· mu kəem(音:木坎)。

异名·竹苓、雷实、竹铃芝。

来源·白蘑科真菌雷丸 *Omphalia lapidescens* Schroet. 的菌核。

形态特征·菌核体通常为不规则的坚硬块状,歪球形或歪卵形,直径 0.8～2.5 cm,罕达 4 cm,表面黑棕色,具细密的纵纹;内面为紧密交织的菌丝体,蜡白色,半透明而略带黏性,具同色的纹理。越冬后由菌核体发出新的子实体,一般不易见到。

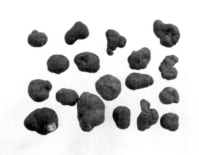

雷丸 *Omphalia lapidescens* Schroet.

分布生境·云南各地均有分布。生于竹林下或棕榈、油棕等树根附近。

采收加工·秋季采挖,洗净,晒干。

性味归经·微苦,寒。归胃、大肠经。

功效·杀虫消积。

主治·用于绦虫病,钩虫病,蛔虫病,虫积腹痛,小儿疳积。

用法用量· 15～21 g,不宜入煎剂,一般研粉服。饭后用温开水调服,1 次 5～7 g,1 日 3 次,连服 3 日。

宜忌·有虫积而脾胃虚寒者慎服。

区域民族用药经验·

1. 绦虫·雷丸 20 g。研细粉,水调成膏,冲服。

2. 钩虫·雷丸(研细粉)、榧子肉、槟榔各 9 g。水煎,药液冲雷丸粉服。

3. 蛲虫·雷丸 3 g,大黄、二丑各 9 g。研粉,空腹,水冲服。

4. 结石·雷丸、麦冬、小过路黄、三泡草、五根藤、海金沙各适量。水煎服。

5. 蛔虫,绦虫病,蛲虫·雷丸、南鹤虱、使君子、槟榔、苦楝根皮各 9 g。水煎服。

6. 乳糜尿,丝虫病·雷丸、青蒿、菟丝子各 9 g,糯谷根 30 g,白术、芡实各 12 g,熟地 20 g。1 日 1 剂。

7. 肠道寄生虫·雷丸适量,舂成细粉,加蜂蜜制成豌豆大小的蜜丸。空腹服,每次 3～5 丸。

现代研究·

化学成分:主要含有甾醇类和四环三萜类化合物等化学成分。

药理作用:具有凝血、降血糖、抗炎和增强免疫、抗肿瘤等药理作用。

鬣羚骨·Lielinggu

独龙族药名· ʌ dzə(音:阿左)。

异名·苏门羚、山驴。

来源 · 牛科动物鬣羚 *Capricornis sumatraensis* Bechstein 的四肢骨。

形态特征 · 体形中等。身长 1.4～1.7 m，尾长 9～11 cm，肩高 1.1 m，重可达 120 kg。耳宽大，颈背有鬣毛。吻端裸露，雌雄均有角，雄角较大，长达 20 cm，基部粗而先端尖，除尖端外均具环棱。全身黑色稍带棕色，上下唇白色，耳背黑棕色。腹部及鼠蹊部黑褐色，尾尖黑色。个体毛角差异较大。

分布生境 · 云南主要分布于碧罗雪山、高黎贡山、云岭山。生活于海拔 1 500～3 500 m 常绿阔叶林、苔藓、针阔混交林和砾石地。

采收加工 · 四季猎捕，剥皮取骨骼，挂通风处晾干。

性味归经 · 辛、咸，温。归肝、肾经。

功效 · 强筋骨，祛风湿，通络止痛。

主治 · 用于腰膝酸痛，风湿痹痛，麻木不仁。

用法用量 · 内服：煎汤，9～15 g；或浸酒。

宜忌 · 体热盛者慎服。孕妇禁服。

区域民族用药经验 ·

筋骨麻木不仁或腰腿酸痛：鬣羚骨 50 g，白酒 500 mL。以白酒浸鬣羚骨，1 月后即可服用。每次饮用 20 mL，每日 2 次。

灵猫香 · Lingmaoxiang

独龙族药名 · bv wei（音：布胃）。

异名 · 斑灵猫、香狸、灵狸、麝香猫、小灵猫、笔猫、灵狸香。

来源 · 灵猫科动物小灵猫 *Viverricula indica* Desmarest 的香腺囊中的分泌物。

形态特征 · 个体与家猫相近。体长 40～60 cm，体重 2～4 kg。耳短宽，双耳前缘甚为靠近；尾长约为头及体长的 1/3；背部无黑色鬣毛带纹。香囊不如大灵猫发达，但仍能分泌灵猫香。体毛为深灰棕色。背中与两侧的 5 条棕黑色带纹较为明显，其体两侧带纹下方具有大小不等的黑纵列斑点；尾有 6～8 个黑色环，其间隔有灰白色环；尾尖为灰白色。

分布生境 · 云南主要分布于高黎贡山、碧罗雪山、云岭山。生活于海拔 2 000 m 以下林缘灌丛及农耕地。

采收加工 · 将灵猫缚住，用角制小匙插入会阴部的香腺囊中，刮出浓厚的液状分泌物。每隔 2～3 日采取 1 次，每次可得 3 g 多。

性味归经 · 辛，温。归心、肝经。

功效 · 辟秽，行气，止痛。

主治 · 用于心腹卒痛，疝气痛，心绞痛，腹痛，疫气。

用法用量 · 内服：0.3～0.6 g，入丸、散。外用：研末调敷。

现代研究 ·

化学成分：主要含有灵猫香酮、环十五酮化学成分。

药理作用：具有抗炎、镇痛等药理作用。

龙葵 · Longkui

独龙族药名 · mu hən（音：木很）。

异名 · 葵草、天茄子、黑天天、苦葵、野辣椒、黑茄子、野葡萄。

来源 · 茄科植物龙葵 *Solanum nigrum* L. 的全株、果实。

形态特征 · 一年生直立草本，高 0.25～1 m。茎光滑无棱或棱不明显，绿色或紫色，近无毛或被微柔毛。叶卵形，长 2.5～10 cm，宽 1.5～5.5 cm，先端短尖，基部圆形至阔楔形下延成叶柄，全缘或每边具不规则的粗齿或微波状，光滑或两面均被稀疏短柔毛，侧脉每边 5～6 条，叶柄长 1～2 cm。伞形花序腋外生，由 3～6（～10）花组成，总花梗长 1～2.5 cm，花梗长约 5 mm，近无毛或具短柔毛，萼小，浅杯状，直径

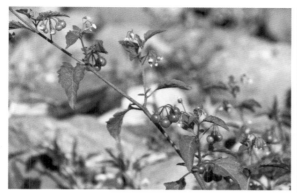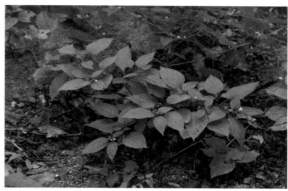

龙葵 *Solanum nigrum* L.

1.5～2 mm,萼齿 5,卵圆形,先端圆,基部连接成角度;花冠白色,筒部隐于萼内,长不及 1 mm,冠檐长约 2.5 mm,5 深裂,裂片卵圆形,长约 2 mm;雄蕊 5,着生于花冠筒喉部,花丝短,花药长约 1.2 mm,约为花丝长的 4 倍,顶孔向内;子房卵形,直径约 0.5 mm,花柱长约 1.5 mm,中部以下被白色绒毛,柱头小,头状。浆果球形,直径约 8 mm,成熟时黑色。种子多数,近卵形,直径 1.5～2 mm,两侧压扁。花期 5～8 月,果期 7～11 月。

分布生境 · 云南广为分布。生于海拔 450～3 400 m 的田边,荒地及村庄附近。

采收加工 · 全株:夏、秋季采收全草,洗去泥土,鲜用或晒干。果实:秋季果产成熟时采收,鲜用或晒干。

性味归经 · 全株:甘、淡,凉;归肝、肾、膀胱经。果实:味甘,性温;无毒。

功效 · 全株:清热利湿,散瘀止痛。果实:清热解毒,化痰止咳。

主治 · 全株:用于妇女带下,月经不调,瘀血腹痛,热淋,石淋。果实:咽喉肿痛,疔疮,咳嗽痰喘。

用法用量 · 全株:内服:10～15 g。外用:适量,捣敷或煎水洗。果实:内服:6～9 g,煎汤,或浸酒。外用:适量,煎水含漱或捣敷。

区域民族用药经验 ·

1. 疥疮,痈疽,瘙痒 · 龙葵、蒲公英各 50 g。水煎服;或煎液外洗;或捣敷。

2. 小儿发热,咳嗽,小便赤,目赤 · 龙葵、荠菜各 10 g,车前草 2 株,苦荬菜 15 g。水煎服;或煎汁点眼。湿疹瘙痒者煎液外洗。

3. 湿疹 · 龙葵 20 g,犁头草 25 g,红糖适量。水煎服。

4. 泌尿系统感染,乳腺炎,白带异常 · 龙葵 15～50 g。水煎服。

5. 瘰疬,痔疮,蛇咬伤 · 龙葵外用适量。捣烂外敷患处。

6. 胃炎,咽喉炎 · 龙葵鲜品适量。煮汤当菜吃。

7. 痈肿 · 龙葵捣烂外敷。

8. 跌打损伤 · 龙葵鲜品配葱白捣烂,加酒炒热敷。

9. 痢疾 · 龙葵 30 g,白糖 10 g。煎服。

10. 内外各种热性炎肿 · 取适量龙葵果实,煎汤内服或研成糊状外敷。

11. 舌炎 · 取适量龙葵果实,煎汤漱口。

12. 头痛,腮腺炎,脑膜炎,胃炎,肾炎 · 取适量龙葵果实,研成糊状外敷局部。

13. 耳痛,眼部发炎 · 取适量龙葵果实,挤出汁液,滴于耳道或涂眼部。

14. 各种热性皮肤瘙痒，痈肿·取适量龙葵果实，研成糊状，碳酸铅、玫瑰花油调配制成敷剂，外敷于局部。

15. 烧伤，化脓性天花·取适量龙葵果实，挤出汁液，碳酸铅调配制成软膏，涂于患处。

16. 肿瘤·取适量龙葵果实，捣研外敷于局部。

17. 口渴，遗精·取适量龙葵果实食用。

18. 痢疾，肠炎·龙葵、少花龙葵各15～25g，红糖为引。水煎服。

19. 急性乳腺炎·龙葵60g。水煎分2次服，每日1剂。一般在3～7天内症状消失。

现代研究·

化学成分：主要含有生物碱、甾体皂苷类、有机酸类、木脂素类、香豆素、黄酮、三萜类化学成分。

药理作用：具有抗肿瘤、抑菌、抗病毒、抗炎等药理作用。

芦根·Lugen

独龙族药名· hau(音:浩)。
异名·芦茅根、苇根、芦头。
来源·禾本科植物芦苇 *Phragmites australis* (Cav.) Trin. ex Steud. 的根茎。
形态特征·多年生草本。根状茎十分发达。秆直立，高1～3(8)m，直径1～4cm，具20多节，基部和上部的节间较短，最长节间位于下部第4～6节，长20～25(40)cm，节下被蜡粉。叶鞘下部者短于而上部者，长于其节间；叶舌边缘密生一圈长约1mm的短纤毛，两侧缘毛

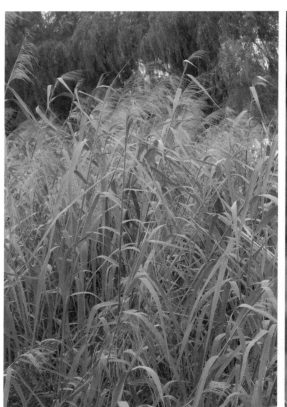
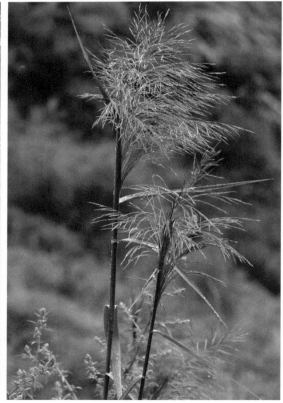

芦苇 *Phragmites australis* (Cav.) Trin. ex Steud.

长 3～5 mm，易脱落；叶片披针状线形，长 30 cm，宽 2 cm，无毛，顶端长渐尖成丝形。圆锥花序大型，长 20～40 cm，宽约 10 cm，分枝多数，长 5～20 cm，着生稠密下垂的小穗；小穗柄长 2～4 mm，无毛；小穗长约 12 mm，含 4 花；颖具 3 脉，第一颖长 4 mm；第二颖长约 7 mm；第一不孕外稃雄性，长约 12 mm，第二外稃长 11 mm，具 3 脉，顶端长渐尖，基盘延长，两侧密生等长于外稃的丝状柔毛，与无毛的小穗轴相连接处具明显关节，成熟后易自关节上脱落；内稃长约 3 mm，两脊粗糙；雄蕊 3，花药长 1.5～2 mm，黄色。颖果长约 1.5 mm。花果期 7～10 月。

分布生境 · 云南大部分地区都有分布。常生于沼泽边缘及江河岸边。

采收加工 · 夏、秋季挖起地下茎，除掉泥土，剪去须根，切段，晒干或鲜用。

性味归经 · 甘，寒。归肺、胃、膀胱经。

功效 · 清热生津，除烦止呕，利尿，透疹。

主治 · 用于热病烦渴，胃热呕吐，肺热咳嗽，肺痈吐脓，热淋，麻疹，河豚鱼毒。

用法用量 · 内服：煎汤，15～30 g，鲜品 60～120 g；或鲜品捣汁。外用：适量，煎汤洗。

宜忌 · 脾胃虚寒者慎服。

区域民族用药经验 ·

1. 痨病咳嗽，低热，久治不愈 · 芦根、覆盆子根、葛根、尖刀草根各 30 g，蜻蜓 1 只，麝鼠香 0.2 g，松枝尖数个，当归 20 g。水煎服。

2. 流行性脑脊髓膜炎，乙型脑炎高热，烦躁，口渴 · 芦根、灯心草、寄生草各 10 g，野姜苗 20 g，车前草 15 g。水煎服，每日 1 剂，日服 3 次。

3. 饮食积滞 · 芦根、大蓟根、鸡屎藤根、狗屎兰花各适量。水煎服。

4. 肝炎，胆囊炎 · 芦根、板蓝根、荞茎、白花蛇舌草各 20 g，响铃草 15 g。水煎服，每日

1 剂。

5. 胎动不安 · 芦根、苎麻子各 20 g。水煎服。服后如若躁动者，则用手在腹部端胎。

6. 疟疾 · 芦根、铁葫芦叶、七叶莲、假烟叶根、小千只眼、小芝麻棵、白花丹、四块瓦、贯众各 10～15 g。水煎煮。口服。每日 1 剂，煎 3 次服。

现代研究 ·

化学成分 ：主要含有甾体类、酚类、木质素类、黄酮类、苯醌类、生物碱类等化学成分。

药理作用 ：具有解热、抑菌、镇静镇痛、促进免疫、松弛肌肉和肠管等药理作用。

鸬鹚骨·Lucigu

独龙族药名 · kəm mu la（音：康木拉）。

异名 · 水老鸭。

来源 · 鸬鹚科动物鸬鹚 *Phalacrocorax carbo sinensis* Blumenbach 的骨骼。

形态特征 · 中型鸟类，体长 80 cm。颊、颏和上喉均为白色，形成一半环状。头、羽冠、颈等为黑色，但有金属紫绿色反光，并有白色丝状羽；肩和翼的覆羽青铜棕色，羽缘蓝黑色；初级尺羽黑褐色；次级和三级飞羽灰褐色，并带有绿色金属反光。下体蓝黑色，产具金属反光，下胁有一雪白块斑。尾灰黑色，羽干基部呈灰白色。虹膜翠绿色。眼先橄榄绿色，缀以黑色斑点；眼下橙内色；嘴下喉囊为橄榄黑色，并缀许多鲜黄色斑点。上嘴黑褐，边缘及下嘴灰白色，且具砖红色斑。跗跖黑色，四趾向前，具蹼及锐爪。冬羽时期，头无羽冠，头、颈无白色丝状羽；颊、颏和上喉的白色半环为浅灰棕色所代替，下胁无雪白斑块。

分布生境 · 云南分布于香格里拉、丽江、大理、保山、普洱、昆明。栖息江河湖泽中，营巢于芦苇丛中或矮树、峭壁上。

采收加工 · 捕捉后去皮毛及肉,取骨骼晾干,烧灰用。

性味归经 · 酸、咸,平。归肾经。

功效 · 化骨鲠,去面斑。

主治 · 用于鱼骨鲠喉,面部雀斑。

用法用量 · 内服:烧存性研末,适量,白开水或米汤送下。

区域民族用药经验 ·

1. 鱼骨鲠 · 鸬鹚骨为末服;或煎汤饮。

2. 雀卵面斑 · 鸬鹚骨烧研,入白芷末,猪脂和,夜涂且洗。

鹿茸·Lurong

独龙族药名 · hih wa(音:学哇)。

异名 · 斑龙珠。

来源 · 鹿科动物水鹿 *Cervus unicolor* Swinhoei 雄鹿未骨化的幼角。

形态特征 · 热带、亚热带地区体型最大的鹿类。身长 140～260 cm,尾长 20～30 cm,肩高 120～140 cm,体重 100～200 kg,最大的可超过 300 kg。雄鹿长着粗长的三叉角,最长者可达 1 m。毛色呈浅棕色或黑褐色,雌鹿略带红色。颈上有深褐色鬃毛。体毛一般为暗栗棕色,臀部无白色斑;颔下、腹部、四肢内侧、尾巴底下为黄白色。与其他鹿种相区别的重要特征是:角小,分叉少;门齿活动;颈腹部有手掌大的一块倒生逆行毛;毛呈偏圆波浪形弯曲。水鹿的身体高大粗壮,体毛粗糙而稀疏,雄兽背部一般呈黑褐或深棕色,腹面呈黄白色,雌兽体色比雄兽较浅且略带红色,也有棕褐色、灰褐色的个体。颈部沿背中线直达尾部的深棕色纵纹是水鹿的显著特征之一。面部稍长,鼻吻部裸露,耳朵大而直立,眼睛较大,眶下腺特别发达,尤其是在发怒或惊恐时,可以膨胀到与眼睛一样大。水鹿的四肢细长而有力,主蹄大,

侧蹄特别小。尾巴的两侧密生着蓬松的长毛,看上去好似一把扇子,尾巴的后半段呈黑色,腹面颜色雪白。只有雄兽头上长角,角从额部的后外侧生出,稍向外倾斜,相对的角叉形成"U"字形。角形简单,呈三尖形。角的前端部分较为光滑,其余部分粗糙,基部有一圈骨质的瘤突,称为"角座",俗称"磨盘"。水鹿的角在鹿类中是比较长的,一般为 70～80 cm,最长的可达 125 cm。

分布生境 · 云南主要分布于高黎贡山、云岭山。生活于海拔 3 500 m 以下混交林。

采收加工 · 鹿茸片:用酒精灯火燎焦茸毛,刮净,以布带扎缠,用热酒从底部徐徐渗入,以灌满润透为度,然后切片、压平、晒干。鹿茸粉:取干燥的鹿茸片,碾成细末。

性味归经 · 甘、咸,温。归心、肝经。

功效 · 生精补髓,强筋健骨,温肾壮阳。

主治 · 用于阳痿,遗精,虚劳消瘦,腰膝酸疼,筋骨疲软,小儿发育不良,崩漏,带下,慢性溃疡经久不敛。

用法用量 · 内服:入丸、散,1～2 g,或浸泡成药酒。

宜忌 · 凡阴虚阳亢、血分有热、胃火盛或肺有痰热及外感热病者均禁服。

区域民族用药经验 ·

1. 湿久不治,伏足少阴,舌白身痛,足跗浮肿 · 鹿茸、茯苓各 15 g,附子、菟丝子各 9 g,草果 3 g。水五杯,煮取二杯,日再服,渣再煮一杯服。

2. 尿血 · 鹿茸(炙)、当归、干地黄各 100 g,葵子 750 g,蒲黄 750 g。上五味,捣筛为散,酒服方寸七,日三服。

现代研究 ·

药理作用:具有神经保护、免疫调节、抗肿瘤、抗疲劳的药理作用。

萝卜·Luobo

独龙族药名 · lw bu(音:卢布)。

异名 · 芦萉、莱菔子、芦菔、荠根、紫花菘、温菘、苞葵、紫菘、萝茵、楚菘、秦菘、菜头、地灯笼、寿星头。

来源 · 十字花科植物萝卜 *Raphanus sativus* L. 的根、种子。

形态特征 · 二年或一年生草本。直根肉质,增粗,长圆形、球形或圆锥形,绿色、白色或粉红色。基生叶及茎下部叶大头羽状分裂,长 8～30 cm,宽 3～5 cm,顶裂片卵形,侧裂片 4～6 对,向基部缩小,长圆形,边缘有钝齿,疏生粗毛;茎上部叶长圆形,有锯齿或全缘。总状花序顶生,果期伸长;花直径 1～1.5 cm;萼片长圆形,长 5～7 mm,先端钝,有白色膜质边缘;花瓣淡紫色或白色,有紫纹,倒卵形,长 1～1.5 cm,先端近圆形,下部有爪;雄蕊长 7～8 mm,花药椭圆形,长约 2 mm;雌蕊略短于雄蕊,无毛,花柱纤细,柱头头状。长角果圆柱形,长 4～6 cm,在种子间缢缩,并形成海绵质横隔,先端渐尖成长喙。种子卵形,微扁,长约 3 mm,红褐色。花果期 5～7 月。

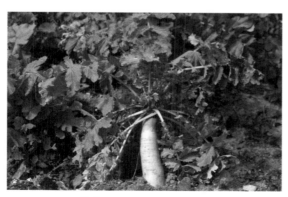

萝卜 *Raphanus sativus* L.

分布生境 · 云南各地有栽培。

采收加工 · 根:秋、冬季采挖鲜根,除去茎叶,洗净。种子:夏季果实成熟时采割植株,晒干,搓出种子,除去杂质,再晒干。

性味归经 · 根:辛、甘、凉;归肺、胃经。种子:辛、甘、平;归肺、脾、胃经。

功效 · 根:消积滞,化痰热,下气,宽中,解毒。种子:消食除胀,降气化痰。

主治 · 根:用于食积胀满,痰嗽失音,吐血,衄血,消渴,痢疾,偏正头痛。种子:用于饮食停滞,脘腹胀痛,大便秘结,积滞泻痢,痰壅喘咳。

用法用量 · 根:内服:捣汁饮,50～150 g;煎汤或煮食。外用:适量,捣敷;或捣汁滴鼻;或研末调敷。种子:4.5～9 g。

区域民族用药经验 ·

1. 化脓性扁桃体炎 · 萝卜须根 15 g,山慈姑、小通经、姜黄各 20 g。水煎服。

2. 小儿消化不良 · 萝卜 15 g,拉攀木尖、柳根各 10 g。水煎服。

3. 小儿风邪感染 · 萝卜子、真金草根、五皮风根、芫荽根、水槟榔根各 10 g,麝鼠香 0.1 g。水煎服。

4. 伤肉食而腹泻 · 萝卜生吃。

5. 冻疮 · 干萝卜 200 g。熬水洗患部或内服。

6. 水肿,腹水 · 空心萝卜、茴香根、樟木树根各 30 g。水煎服。

7. 草乌中毒 · 干萝卜丝开水泡服。

8. 酒后头痛 · 先饮冷开水,再以萝卜丝配蜂蜜冲开水内服;或生吃萝卜丝进行治疗。

9. 头昏眼花,颈项酸痛 · 萝卜籽、小茴香籽、黑种草籽、蜜蜂花、红前草干品等量碾粉,腊肠树皮 20 g,煎汤送服药粉 1～3 g。

10. 中耳炎 · 萝卜 70 g,角蒿 50 g,大蒜 40 g,木香 80 g,麝香 1 g。外用。

11. 呕泻 · 萝卜 10 g,半边莲 15 g,水杨柳 12 g,车前草 30 g。捣烂,开水冲服。

12. 咳嗽·萝卜子 6 g,冬瓜子、百部各 10 g。水煎服。

13. 脚气水肿,气喘,小便淋浊·萝卜子 1 g,蟑螂鲜品 1 只(焙干)。共研末,酒送服,每日 2 次。

14. 食积气滞·萝卜子、山楂各 10 g。水煎服。

15. 翻胃吐食·萝卜捶碎,蜜煎,细细嚼咽。

16. 消渴,舌焦口干,小便数·萝卜 5 个。煮熟,绞取汁,粳米三合,同水并汁,煮粥食之。

17. 咳嗽痰喘,胸腹胀满,里急后重·萝卜 5~10 g。单用或配方用,水煎服。

18. 声音嘶哑·萝卜汁 1 小杯加适量酒,再滴入 2~3 滴老姜汁。每日 2 次,3 日可恢复。

19. 胃腹饱胀·莱菔子、生麦芽、生谷芽适量。煎水服。

现代研究·

化学成分:主要含有挥发油类、脂肪油类、生物碱类、黄酮类等化学成分。

药理作用:具有抗氧化、降血压、降血脂、抑菌、增强胃肠道动力、改善泌尿系统等药理作用。

马鞭草·Mabiancao

独龙族药名·ma' pyeng co(音:马鞭草)。
异名·马鞭梢、铁马鞭、白马鞭、疟马鞭。
来源·马鞭草科植物马鞭草 *Verbena officinalis* L. 的地上部分。

形态特征·多年生草本,高 30~120 cm。茎四方形,小枝细长,铺散,棱上及节上被硬毛。叶坚纸质,倒卵形至长圆状披针形,先端锐尖,基部下延,长 2~6(8) cm,宽 1.5~4 mm,不规则羽状分裂或具粗齿,通常被灰白色硬毛,背面脉上尤甚,侧脉 6~10 对,干时背面带白色,网脉略可见,生于下部的具短柄,上部的无柄。穗状花序顶生或生于上部的叶腋内,纤弱,常不分枝,结果时长达 25 cm;花小无柄,最初较

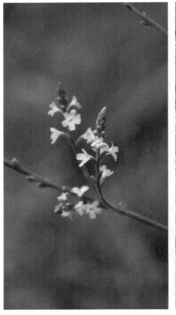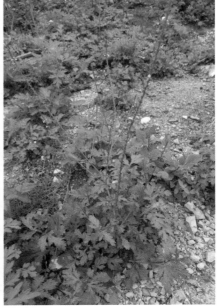

马鞭草 *Verbena officinalis* L.

密集,果时疏离;苞片渐尖,比萼略短,被硬毛;萼长不及2mm,被硬毛,具5脉,脉间白色膜质,顶端具5个极小齿;花冠蓝紫色,长4～8mm,花冠管弯,长5～6mm,外面被微毛,裂片5,近相等,小;雄蕊4,内藏;子房无毛;花柱无毛,长约1mm,柱头短。果长圆形,长约2mm;裂成4个小核,长圆形,截面三角形,平坦,腹面被粉末状鳞片。花期6～8月,果期7～10月。

分布生境·云南广布于各地。生于海拔350～2900m的荒地上。

采收加工· 6～8月花开时采割,除去杂质,晒干。

性味归经·苦,凉。归肝、脾经。

功效·活血散瘀,解毒,利水,退黄,截疟。

主治·用于癥瘕积聚,痛经经闭,喉痹,痈肿,水肿,黄疸,疟疾。

用法用量·内服:4.5～9g,煎服。外用:适量,鲜品捣烂敷患处。

区域民族用药经验

1. 风热感冒,发热,咳嗽·马鞭草、车前草各15g。煎汤内服。

2. 腮腺、颌下淋巴结肿痛·马鞭草鲜叶适量。捣烂,包敷患处。

3. 腹痛腹泻,赤白下痢·马鞭草根、使君子根各15g。用火烤熟,煎服。

4. 跌打损伤·马鞭草泡酒服。

5. 刀伤·马鞭草鲜品捣烂,拌苏子油炒热包敷。

6. 闭经·马鞭草150g,红糖15g,黄酒120mL。炖服。

7. 痛经·马鞭草、香附各15g。煎服。

8. 火牙痛·马鞭草水煮绿皮鸭蛋服。

9. 虚汗·马鞭草10g,岩豇豆15g。水煎服。

10. 疝气,胸痛·马鞭草30～60g,加鸡蛋1个,食盐适量。水煎服,1日1剂。

11. 阿米巴痢疾,黄疸型肝炎·马鞭草全草水煎,冲蜜糖服。

12. 高热·马鞭草15g,对叶莲30g。水煎服。

13. 喉炎,牙周炎,尿路感染·马鞭草鲜品50～100g。水煎服。

14. 急性胃痛·马鞭草鲜嫩叶适量。水煎服。

15. 妇女小腹痛及月经不调·马鞭草10～30g。水煎服。

16. 尿道感染,尿血,肾炎水肿·马鞭草10～30g,响铃草20g。水煎服。

17. 流行性感冒,痢疾·马鞭草10～30g。水煎服。

18. 疟疾·鲜马鞭草、酢浆草各30g。水煎冲红糖服。

19. 黄疸·马鞭草15g,青叶胆10g。水煎冲红糖服。

20. 膀胱炎·马鞭草10～20g,木贼10～20g。水煎服。

21. 疮疖红肿·马鞭草捣烂或研细粉撒敷。

22. 跌打损伤,疔疮肿痛·马鞭草根捣烂,外敷。

23. 疔疮疖肿·鲜马鞭草100g。水煎服。同时,鲜马鞭草适量,洗净,加白糖少许,共捣烂外敷患处,每日2次。

24. 肾炎水肿,尿路感染,阴囊肿痛·马鞭草、玉米须各20g。水煎服。

25. 急性肝炎,牙周炎,慢性盆腔炎·①马鞭草50g。水煎分3次服。②马鞭草、鱼腥草、金银花各15g。水煎服。

现代研究·

化学成分:主要含有黄酮类、环烯醚萜类、苯乙醇苷类、三萜类、甾醇类、挥发油等化学成分。

药理作用:具有抗肿瘤、抗炎镇痛、抗早孕、抗真菌、抗氧化等药理作用。

马勃·Mabo

独龙族药名· gə dɔ mu gəem(音:格多木干)。

异名·灰菇、马屁包、牛屎菇、灰包菌、药苞、人头菌、牛屎菌、大气菌、灰菌、鸡肾菌、马粪包。

来源·灰包科真菌大马勃 *Calvatia gigantea* (Batsch ex Pers.) Lloyd. 的子实体。

形态特征·腐生菌。子实体近球形至长圆形,直径 15～20 cm,几无不育柄。包被薄,易消失,外包被白色,内包被黄色,内外包被间有褐色层。初生时内部含有多量水分,后水分渗出,逐渐干燥,外包被成块开裂与内包被分离,内包被青褐色,纸状,轻松而富弹力,受震动时就散出孢子。孢子球形,光滑或有时具细微小疣,淡青黄色,直径 3.5～5 μm。孢丝长,与孢子同色,稍分枝,有稀少横隔,粗 2.5～6 μm。

分布生境·云南各地均有分布。秋季生于林地和竹林间。

采收加工·夏、秋季子实体成熟时及时采收,除去泥沙,干燥。

性味归经·辛,平。归肺经。

功效·清肺利咽,解毒止血。

主治·用于咽喉肿痛,咳嗽失音,吐血衄血,诸疮不敛。

用法用量·内服:1.5～6 g,或入丸、散。外用:研末撒;或调敷;或作吹药。

宜忌·风寒劳咳失音者忌用。

区域民族用药经验·

1. 出血·马勃研粉,撒敷伤口。

2. 气管炎,支气管炎,咽喉炎·马勃研粉,加炼蜜制成丸剂,每次服 1 g。

3. 痄腮·马勃 30 g,天冬、玉米须各 15 g。水煎 2 次,去渣取液,分 2 次服。外用生大黄 30 g,明矾 15 g,捣烂加米醋适量调和,涂敷患处,一日 2 次,连敷 3 日。

现代研究·

化学成分:主要含有磷酸钠、马勃素、麦角甾醇等化学成分。

药理作用:具有止血、抗菌的药理作用。

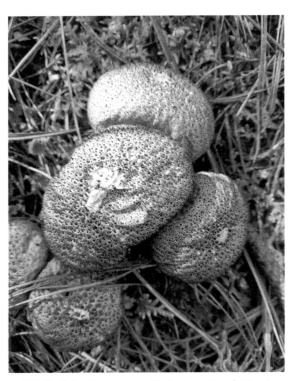

大马勃 *Calvatia gigantea*（Batsch ex Pers.）Lloyd.

马桑·Masang

独龙族药名·bili(音:毕里)。

异名·马桑、醉鱼草、鱼尾草、扶桑、闹鱼儿、蛤蟆树、上天梯、蓝蛇风。

来源·马桑科植物马桑 *Coriaria nepalensis* Wall. 的根、叶。

形态特征·灌木,高 1.5～2.5 m。分枝开展,小枝四棱形或具四狭翅,幼枝疏被微柔毛,后变无毛,紫色或紫褐色,散生圆形小皮孔。叶对生,纸质至薄革质,椭圆形、阔椭圆形或卵形,长 2.5～8 cm,宽 1.5～4 cm,先端急尖,基部圆形或浅心形,全缘,两面无毛或沿中脉疏生微柔毛,基出 3 脉,弧形伸展至顶端,表面微凹,背面突起;叶柄短,长 2～3 mm,紫色,疏生微柔毛,基部具垫状突起物。总状花序 1～3 条生于头年生枝叶腋,雄花序先叶开放,长 1.5～2.5 cm,多花密集,花序轴被微柔毛;花梗长约 1 mm,无毛;苞片和小苞片卵圆形,长 2.5 mm,宽约 1 mm,膜质半透明,上部边缘具细齿;萼片卵形,长 1.5～2 mm,宽 1～

1.5 mm,边缘半透明,先端具细齿;花瓣小,卵形,长约 0.3 mm,里面龙骨状;雄蕊 10,花丝长约 1 mm,花后伸长,达 3～3.5 mm,花药长圆形,长约 2 mm,不育雌蕊细小;雌花序常与叶同出,长 4～6 cm,序轴被微柔毛;苞片较大,长达 4 mm,带紫色;花梗长 1.5～2.5 mm;萼片和花瓣与雄花同;不育雄蕊存在;心皮 5,耳形,长约 1 mm,侧向压扁,花柱长 1～2 mm,柱头外弯,多少肥大,具腺体。果球形,为肉质增大的花瓣包围,成熟后红色至紫黑色。花期 2～3 月,果期 5～6 月。

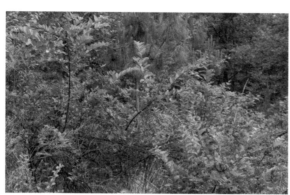 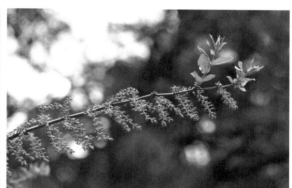

马桑 *Coriaria nepalensis* Wall.

分布生境 · 云南各地有分布。生于海拔 400～3 200 m 的灌丛中。

采收加工 · 根:冬季采挖。叶:4～5 月采收。

性味归经 · 根:苦,凉;有毒;归心、肝经。叶:辛、苦,寒;有毒;归心、肺经。

功效 · 根:祛风除湿,消热解毒。叶:清热解毒,消肿止痛,杀虫。

主治 · 根:用于风湿麻木,痈疮肿毒,风火牙痛,痞块,瘰疬,急性结膜炎,烫火伤,跌打损伤。叶:用于痈疽肿毒,疥癣,黄水疮,烫火伤,痔疮,跌打损伤。

用法用量 · 根:内服:煎汤,3～9 g。外用:适量,煎水洗;或研末敷。叶:外用:适量,捣敷;或煎水洗;或研末调敷。

宜忌 · 内服宜慎重,多为外用。服后忌食豆类。幼儿、孕妇、体弱者禁用。

区域民族用药经验 ·

1. 烧伤,毒疮,瘰疬 · 马桑叶适量,研末,麻油调敷患处。

2. 骨折 · ①马桑鲜根捣烂,敷患处。②马桑 9 g,九子连 15～30 g,糯芋 9～15 g。捣烂加酒数滴,外包患处,小夹板固定。每日加适量温水,保持药物湿润。三至五日换药一次,同时用酒冲服药粉 3 g。

3. 黄水疮 · 马桑叶鲜品捣烂,取汁搽患处。

4. 风湿痛,麻木,跌打损伤,狗咬伤 · 马桑根 3 g,酒泡 1000 mL。泡 10 日后,每次服 15～10 mL,日服 2 次。

现代研究·

化学成分：主要含有倍半萜内酯类、脂肪酸类、黄酮类、挥发油类等化学成分。

药理作用：具有消炎抗菌、抗氧化、杀虫等药理作用。

芒萁·Mangqi

独龙族药名· ʨʌ ko（音：贾可）。

来源·里白科植物芒萁 *Dicranopteris pedata*（Houtt.）Nakai. 的根茎。

异名·芒萁骨、山芒、山蕨、虮槟草、乌萁、鸡毛蕨、筲萁子柴、反蕨叶、蜈蚣草、硬蕨萁、狼萁草、蕨叶草。

形态特征·多年生蕨类植物。植株通常高1 m左右。根状茎横走，直径约2 mm，密被暗锈色长毛；叶远生。叶柄长10～130 cm，粗1.5～2 mm，棕禾秆色，光滑，基部以上无毛。叶轴1～2（～3）回二叉分枝；一回羽轴长9～11 cm，被暗锈色毛，渐变光滑，有时顶芽萌发，生出的一回羽轴长6.5～17.5 cm；二回羽轴长2～7 cm，腋芽小，卵形，密被锈黄色毛，芽苞长5～7 mm，卵形，边缘具不规则的裂片或粗牙齿，偶为全缘；各回分叉处两侧均各有一对托叶状的羽片，平展，宽披针形，等大或不等大，生于一回分叉处的长6～17 cm，宽3～5 cm，生于二回分叉处的较小，长2～12 cm，宽0.5～3.5 cm。末回羽片长9～32 cm，宽2～6 cm，披针形或宽披针形，向顶端变狭，尾状，基部上侧变狭，篦齿状深裂几达羽轴。裂片平展，35～50对，线状披针形，长1～4 cm，宽3～4 mm，顶钝，常微凹，羽片基部上侧的数对极短，三角形或三角状长圆形，长4～10 mm，各裂片基部汇合，有尖狭的缺刻，全缘，具软骨质的狭边。侧脉两面隆起，明显，斜展，每组有3～4（～5）条并行小脉，直达叶缘。叶为纸质，上面黄绿色或绿色，沿羽轴被锈色毛，后变无毛，下面灰白色，沿中脉及侧脉疏被锈色毛。孢子囊群圆形，一列，生于基部两侧小脉的弯弓处，由5～8个孢子囊组成。

分布生境·云南各地热带至暖温带山区广布。生于海拔100～2 100 m的强酸性土地带林缘、疏林中或灌丛中，常在山地荒坡上形成密不可入的纯灌丛。

采收加工·全年均可采挖。洗净，晒干或鲜用。

性味归经·苦，凉。归膀胱经。

功效·清热利湿，化瘀止血，止咳。

主治·用于湿热膨胀，小便涩痛，阴部湿痒，白带，跌打损伤，外伤出血，血崩，鼻衄，肺热咳嗽。

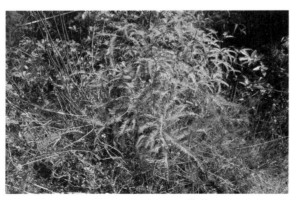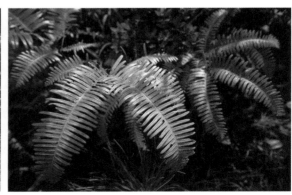

芒萁 *Dicranopteris pedata*（Houtt.）Nakai.

用法用量 · 内服:煎汤,15～30 g。外用:鲜品捣敷;或炒焦研末涂敷患处。

区域民族用药经验 ·

1. 湿热臌胀 · 鲜芒萁根茎 250 g。煎汤,冲入烧酒适量,早晚分服。

2. 小便淋漓不畅 · 鲜芒萁 50 g。水煎调冰糖服。

现代研究 ·

化学成分:主要含有黄酮类化合物、萜类化合物、酚类化学成分。

药理作用:具有抗溃疡、抗过敏、抑菌、抗炎、抗氧化、延缓衰老等药理作用。

猫儿眼睛 · Maoeryanjing

独龙族药名 · bu rʌn(音:布朗)。

异名 · 小猫眼、野荞子。

来源 · 蓼科植物尼泊尔蓼 *Persicaria nepalensis* (Meisn.) H. Gross 的全草。

形态特征 · 一年生草本,高 20～40 cm。茎直立或斜上,自基部多分枝,无毛或在节部疏生腺毛,茎下部叶片卵形或三角状卵形,长 3～5 cm,宽 2～4 cm,先端急尖,基部宽楔形,沿叶柄下延成翅,两面无毛或疏被刺毛,疏生黄色透明腺点,茎上部叶较小,叶柄短或近无柄,基部扩展,抱茎;托叶鞘筒状,长 5～10 mm,膜质,淡褐色,顶端斜截形,无缘毛,基部具刺毛。花序头状,顶生或腋生,基部常具 1 叶状总苞片,花序梗细长,上部具腺毛;苞片卵状椭圆形,通常无毛,边缘膜质,每苞内具 1 花;花梗比苞片短;花被长 2～3 mm,通常 4 裂,裂片长圆形,先端圆钝,淡紫红色或白色;雄蕊 5～6,与花被近等长,花药暗紫色;花柱 2,下部合生,柱头头状。瘦果宽卵形,双凸镜状,长 2～2.5 mm,黑色,密生凹坑,无光泽,包于宿存花被内。花期 5～8 月,果期 7～10 月。

分布生境 · 云南全省有分布。生于海拔 600～4 100 m 的草坡、林下、灌丛、河边、沼泽地边、山谷、林缘、石边等处。

采收加工 · 全年可采或生长茂盛时采收,鲜用或晒干备用。

性味归经 · 酸、苦,寒。

功效 · 清热解毒,除湿通络。

主治 · 用于咽喉肿痛,目赤,牙龈肿痛,赤白痢疾,风湿痹痛。

用法用量 · 15～20 g,煎服。

现代研究 ·

化学成分:主要含有黄酮类、蒽醌类化学成分。

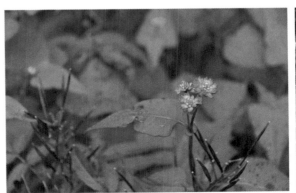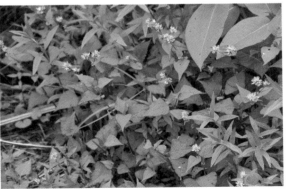

尼泊尔蓼 *Persicaria nepalensis*（Meisn.）H. Gross

茅草箭 · Maocaojian

独龙族药名 · a dẓi（音：阿指）。

异名 · 茅灵芝、鹅观草、柯孟披碱草、弯穗鹅观草。

来源 · 禾本科植物鹅观草 *Elymus kamoji* (Ohwi) S. L. Chen 的全草或根。

形态特征 · 多年生丛生草本。秆直立或基部倾斜，高 30～100 cm。叶鞘外侧边缘常具纤毛；叶片扁平，长 5～40 cm，宽 3～13 mm。穗状花序长 7～20 cm，弯曲或下垂；小穗绿色或带紫色，长 13～25 mm（芒除外），含 3～10 小花；颖卵状披针形至长圆状披针形，先端锐尖至具短芒（芒长 2～7 mm），边缘为宽膜质，第一颖长 4～6 mm，第二颖长 5～9 mm；外稃披针形，具有较宽的膜质边缘，背部及基盘近于无毛或仅基盘两侧具有极微小的短毛，上部具明显的 5 脉，脉上稍粗糙，第一外稃长 8～11 mm，先端延伸成芒，芒粗糙，劲直或上部稍有曲折，长 20～40 mm；内稃约与外稃等长，先端钝头，脊显著具翼，翼缘具有细小纤毛。

分布生境 · 云南分布于丽江、泸定。多生长在海拔 100～2 300 m 的山坡和湿润草地。

采收加工 · 夏、秋季采收全草或根，晒干。

性味归经 · 甘，凉。

功效 · 根：清热，凉血，通络止痛。全草：清热，凉血，镇痛。

主治 · 用于咳嗽痰中带血，劳伤疼痛。

用法用量 · 内服：煎汤，15～30 g；或浸酒。

区域民族用药经验 ·

1. 咳嗽痰中带血 · 茅草箭 30～50 g。煎汤服。

2. 劳伤疼痛 · 茅草箭根 50 g。泡酒服。

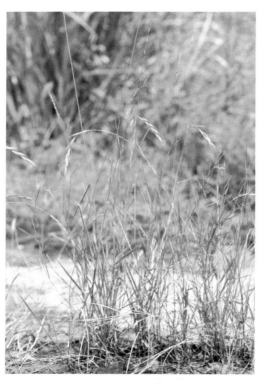
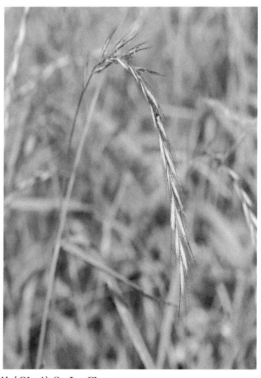

鹅观草 *Elymus kamoji* (Ohwi) S. L. Chen

猕猴肉 · Mihourou

独龙族药名 · dəm ʃv(音:丹舒)。

来源 · 猴科动物猕猴 *Macaca mulatta* Zimmermann 的肉。

形态特征 · 体长 450～510 mm,尾长约为体长(头躯长)之半。臀胝明显,多为红色,雌体更红。两颊有颊囊。手足均具五趾,趾端有扁平的趾甲。毛色随年龄及地区而异,一般为深棕色。背面上半部灰棕,至臀部逐渐变为深棕色。肩及前肢略灰。胸腹部淡灰色。颜面及两耳呈肉色。

分布生境 · 云南主要分布于碧罗雪山、高黎贡山、云岭山。生活于海拔 2 500 m 以下亚热带常绿阔叶林和裸露多岩的次生林区。

采收加工 · 四季均可捕捉。捕杀后,除去毛及内脏,剔除骨骼,取肉,鲜用或烘干。

性味归经 · 酸,平。归肺经。

功效 · 祛风除湿,补肾健脾。

主治 · 用于风湿骨痛,神经衰弱,阳痿遗精,小儿疳积,便血。

用法用量 · 内服:蒸食,100～200 g;或烘烤成肉干。

宜忌 · 阴虚湿热者忌用。

魔芋 · Moyu

独龙族药名 · dʒi mu dou(音:吉木斗)。

异名 · 蒟蒻、蒻头、鬼芋、鬼头、花杯莲、荤芋、黑芋头、花便莲、虎掌、花伞把、蛇头草根、麻芋子、蛇六谷、雷星、鬼蜡烛、蛇头子、天六谷、星芋。

来源 · 天南星科植物魔芋 *Amorphophallus konjac* K. Koch 的块茎。

形态特征 · 多年生草本,高 0.3～2 m。块茎扁球形,直径 7.5～25 cm,顶部中央多少下凹,暗红褐色,上面特别是中央部分生土黄色肉质根及纤维状须根。叶柄长 45～150 cm,基部粗 3～5 cm,黄绿色,光滑,有绿褐色或白色斑块;基部有膜质鳞叶 2～3,披针形,内面的渐长大,长 7.5～20 cm。叶片绿色,3 裂,I 次裂片具长

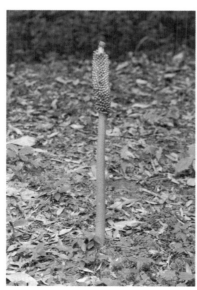
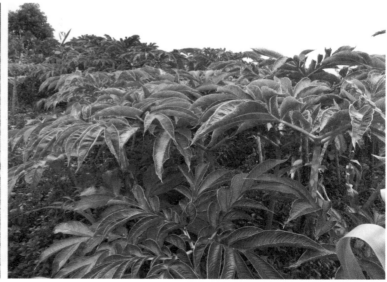

魔芋 *Amorphophallus konjac* K. Koch

50 cm 的柄,二歧分裂,Ⅱ次裂片二回羽状分裂或二回二歧分裂,小裂片互生,大小不等,基部的较小,向上渐大,长 2～8 cm,长圆状椭圆形,骤狭渐尖,基部宽楔形,外侧下延成翅状;侧脉多数,纤细,平行,近边缘联结为集合脉。花序柄长 50～70 cm,粗 1.5～2 cm,色泽及基部鳞叶同叶柄。佛焰苞漏斗形,长 20～30 cm,基部席卷,管部长 6～8 cm,宽 3～4 cm,苍绿色,杂以暗绿色斑块,边缘紫红色,檐部长 15～20 cm,宽约 15 cm,心状圆形,锐尖,边缘褶波状,外面变绿色,内面深紫色。肉穗花序比佛焰苞长 1 倍:雌花序长约 6 cm,宽 3 cm,圆柱形,紫色;雄花序紧接(有时杂以少数两性花);长 8 cm,粗 2～2.3 cm;附属器延长的圆锥形,长 20～25 cm,明显具小裂片或具棱状长圆形的不育花遗垫,深紫色。花丝长 1 mm,宽 2 mm,花药长 2 mm。子房长约 2 mm,苍绿色或紫红色,2 室,胚珠极短无柄,花柱与子房近等长,柱头边缘 3 裂。浆果球形或扁球形,成熟时为黄绿色。花期 4～6 月,果期 6～8 月。

分布生境 · 云南各地均有栽培。野生生于疏林下、林缘或溪谷两旁湿润地。

采收加工 · 10～11 月采收,挖起块茎,鲜用或洗净、切片晒干。

性味归经 · 辛、苦,寒。有毒。

功效 · 化痰消积,解毒散结,行瘀止痛。

主治 · 用于痰嗽,积滞,疟疾,瘰疬,症瘕,跌打损伤,痈肿,疔疮,丹毒,烫火伤,蛇咬伤。

用法用量 · 内服:煎汤,9～15 g。需久煎 2 小时以上。外用:适量,捣敷,或磨醋涂。

宜忌 · 不宜生服。内服不宜过量。误食生品及炮制品,过量服用易产生中毒症状:舌、咽喉灼热、痒痛、肿大。中毒后可用小苏打或土碱、干姜等解救。

区域民族用药经验 ·

1. 鼻咽癌 · 魔芋 100 g,枸杞根、鸭跖草各50 g,七叶一枝花 15 g。魔芋先煎 2 小时,煎汤,滤取清汤服。

2. 甲状腺癌 · 魔芋 100 g,先煎 2 小时;再加苍耳草、贯众各 30 g,蒲黄根、海藻、玄参各15 g。煎汤,滤取清汁服。

3. 无名肿毒 · 魔芋、长蕊珍珠草适量。捣烂外敷。

4. 乳房包块 · 魔芋 15 g,狗筋蔓 20 g,火草根 10 g。水煎服。

现代研究 ·

化学成分:主要含有多糖、蛋白质与氨基酸、黄酮、神经酰胺等化学成分。

药理作用:具有降血糖、降血脂、减肥、抗氧化、肝损伤保护、抗肿瘤、肠道保护等药理作用。

木瓜 · Mugua

独龙族药名 · mo rʌn(音:墨朗)。

异名 · 和圆子、西南木瓜、木桃、狭叶木瓜、木瓜海棠。

来源 · 蔷薇科植物毛叶木瓜 *Chaenomeles cathayensis* (Hemsl.) Schneid. 的果实。

形态特征 · 落叶灌木至小乔木,高 2～6 m。枝条直立,具短枝刺;小枝圆柱形,微屈曲,无毛,紫褐色,有疏生浅褐色皮孔;冬芽三角状卵形,先端急尖,无毛,紫褐色。叶片椭圆形,披针形至倒卵状披针形,长 5～11 cm,宽 2～4 cm,先端急尖或渐尖,基部楔形至宽楔形,边缘有芒状细锯齿,上半部有时成重锯齿,下半部锯齿较疏,有时近全缘,幼时上面无毛,下面密被褐色绒毛,以后脱落近无毛;叶柄长约 1 cm,近无毛;托叶草质,肾形,耳形或半圆形,边缘有芒状细锯齿,背面被褐色绒毛。花先叶开放,2～3 朵簇生于二年生枝上,花梗短粗或近无梗;花直径 2～4 cm;萼筒钟状,外面无毛或稍有短柔

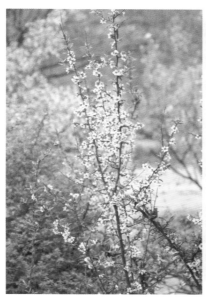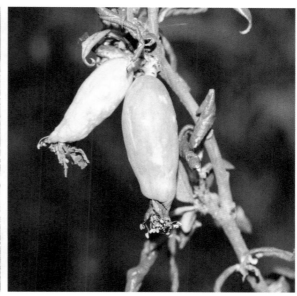

毛叶木瓜 *Chaenomeles cathayensis*（Hemsl.）Schneid.

毛，萼片直立，卵形至椭圆形，长 3～5 mm，宽 3～4 mm，先端钝圆至截形，全缘或有浅齿及黄色睫毛；花瓣倒卵形或近圆形，长 10～15 mm，宽 8～15 mm，淡红色或白色；雄蕊 45～50 枚，长约为花瓣的 1/2；花柱 5，基部合生，下半部被柔毛或绵毛，柱头头状。果实卵球形或近圆柱形，先端有突起，长 8～12 cm，宽 6～7 cm，黄色有红晕，味芳香。花期 3～5 月，果期 9～10 月。

分布生境 · 云南省各地栽培，生于海拔 900～2 500 m 的山坡、林缘、道旁，栽培或野生。

采收加工 · 9～10 月采摘成熟的果实。

性味归经 · 酸涩，平。归脾、胃、大肠经。

功效 · 和胃化湿，舒筋活络。

主治 · 用于呕吐腹泻，腰膝酸痛，脚气肿痛，腓肠肌痉挛。

用法用量 · 煎汤，5～10 g。

区域民族用药经验

　　腹胀，消化不良，泄泻，虫病：毛叶木瓜、山奈、阿魏、菖蒲、石榴、荜茇、胡椒、铁线草、小米辣、芹菜籽、芫荽、藏木香、香旱芹子、光明盐、

蛇床子、诃子、黑盐、紫硇砂、翠雀、饴糖。粉碎成细粉，混匀，即得。口服，每服 3 g，每日 2～3 次。

现代研究 ·

　　化学成分：主要含有有机酸类、三萜类、黄酮类化学成分。

　　药理作用：具有抗肿瘤、保肝、抗炎、抗菌等药理作用。

南瓜 · Nangua

独龙族药名 · ci kua（音：茨夸）。

别名 · 麦瓜、番南瓜、番瓜、倭瓜、北瓜、金冬瓜、冬瓜、伏瓜、番蒲。

来源 · 葫芦科植物南瓜 *Cucurbita moschata*（Duch. ex Lam.）Duch. ex Poir. 的果实、种子、根、藤茎。

形态特征 · 一年生蔓生草本，长达 5 m。常借助于卷须攀缘。茎、枝粗壮，具纵棱槽，密被白色刚毛，节上常生根。叶片纸质，阔卵形或卵状圆形，长 12～15 cm，宽 20～30 cm，具 5 角或

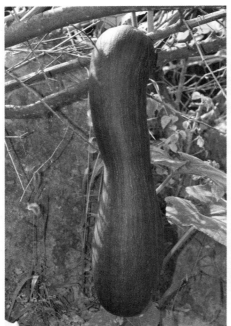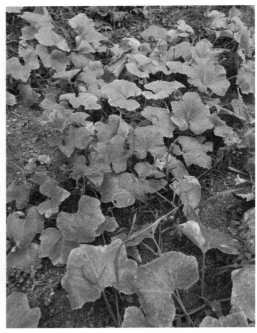

南瓜 *Cucurbita moschata*（Duch．ex Lam．）Duch．ex Poir．

5 浅裂，稀钝，长 12～25 cm，宽 20～30 cm，侧裂片较小，中裂片较大，三角形，先端稍钝，边缘具小而密的细齿，基部心形，叶面绿色，密被黄白色刚毛和茸毛，有时具白斑，背面淡绿色，毛被更显著，掌状脉 5 条，背面隆起，常延伸达裂片先端，成一小尖头，细脉网状；叶柄粗壮，长 8～18 cm，被短刚毛；卷须 3～5 歧，被短刚毛和茸毛。花单性，雌雄同株。雄花：单生叶腋，幼芽时呈簇生状；花萼筒钟形，长 5～6 mm，5 裂，裂片线形，长 10～15 mm，上部扩大成叶状；花冠黄色，钟形，长 8 cm，径 6 cm，5 中裂，裂片卵状三角形，先端急尖，边缘反卷，具皱褶；雄蕊 3，花丝腺体状，长 5～8 mm，花药靠合，长 13～15 mm，药室折曲。雌花：单生，花梗短；花萼及花冠同雄花；子房长圆形或偏球形，1 室，胚珠多数，水平生，花柱短，柱头 3，膨大，顶端 2 裂。瓠果形状多种多样，常因品种而异，表面常有纵沟或无；果柄长 5～7 cm，粗壮，具纵棱槽，瓜蒂扩大成喇叭状。种子多数，长

卵形或长圆形，长 10～15 mm，宽 7～10 mm，灰白色，边缘薄。花期 5～9 月，果期 8～10 月。

分布生境·云南各地广泛栽培。

采收加工·果实：夏、秋果实成熟时采收。种子：秋季采摘成熟果实，取出种子，洗净晒干。根：夏、秋季采挖，洗净，晒干或鲜用。藤茎：夏、秋季采收。

性味归经·果实：甘，温；归脾、胃经。种子：甘，平；归大肠经。根：甘、淡，平；归肝、膀胱经。藤茎：甘、苦，微寒；归肝、胃、肺经。

功效·果实：补中益气，消炎止痛，解毒杀虫。种子：杀虫，下乳，利水消肿。根：利湿热，通乳汁。藤茎：清肺，平肝，和胃，通络。

主治·果实：用于肺痈，哮证，痈肿，烫伤，毒蜂螫伤。种子：用于绦虫，蛔虫，血吸虫，钩虫，蛲虫病，产后缺乳，手足浮肿，百日咳，痔疮。根：用于湿热淋证，黄疸，痢疾，乳汁不通。藤茎：用于肺痨低热，肝胃气痛，月经不调，火眼赤

痛,水火烫伤。

用法用量·果实:内服:适量,蒸煮或生捣汁。外用:捣敷。种子:内服:煎汤,30~60 g;研末或制成乳剂。外用:适量,煎水熏洗。根:内服:煎汤,15~30 g,鲜品加倍。外用:适量,磨汁涂或研末调敷。藤茎:内服:煎汤,15~30 g;或切断取汁。外用:适量,捣汁涂;或研末调敷。

宜忌·气滞湿阻者禁服。

区域民族用药经验·

1. 鸦片毒·生南瓜捣汁频灌。

2. 绦虫·①新鲜南瓜子仁 30~60 g。研烂,加水制成乳剂,加冰糖或蜂蜜空腹顿服。或以种子压油取服 15~30 滴。②南瓜子 60 g。研末,空腹服,2 小时后服槟榔煎剂,30 分钟后服硫酸镁 25 g。③南瓜子 100 g,仙鹤草冬芽 12 g,鲜山楂 30 g,苦楝皮 10 g。南瓜子去皮后捣细分 2 次服,其余 3 味煎汤后服。

3. 烧烫伤·鲜南瓜子捣烂敷患处。

4. 产后缺乳,产后水足肿·南瓜子炒熟,水煎服。

5. 百日咳·南瓜子炒黄研粉,砂糖水调服。

6. 外伤出血·南瓜适量。捣烂敷伤口。

7. 恶心呕吐·南瓜根 15 g,胡椒 7 粒。水煎服。每日 1 剂,早晚各 1 次,每次 30 mL。

8. 蛔虫·①南瓜子 20 g,槟榔 10 g。南瓜子炒黄舂细,槟榔煎汤送服,连服 3 日。②南瓜子 20 g,乌梅 7 枚,石榴皮 6 g,苦楝皮 12 g。煎汤 3 次分服。

9. 外伤出血·老南瓜根、鼻涕果树皮、鱼子兰根各 50 g,沙虱子 15 个,蓖麻叶、盐肤木根各 30 g,苞谷酒少许。用法均为鲜品,洗净,切细,捣烂成泥状,加酒调匀,包敷伤口上,每日换药 1 次。

10. 眼异物撞伤·南瓜瓤 200 g,热饭 250 g。取热饭捏成团在受伤的眼上连滚带捂,

捂至 15 分钟后,再取南瓜瓤敷在受伤眼上约 10 分钟。切勿敷得过长。

11. 麻疹·南瓜藤 25 g,金银花 10 g,麻栗树皮 5 g,葛根 30 g。水煎服,每日 1 剂,日服 3 次。清热解毒。麻疹后期余毒未尽者。

12. 病后脾虚·南瓜子 500 g,燕麦 1 000 g。混合炒黄磨粉,当主食。病后脾虚,饮食减少,气短懒言,形寒肢冷,面色苍白,舌淡,苔白,脉细数。

13. 寄生虫·南瓜子 200 g 研粉,以槟榔 100 g 煎水送服。

14. 中风偏瘫,半身不遂,肢体麻木疼痛·南瓜叶鲜品适量。捣烂外敷手足。

15. 耳根疼痛·南瓜柄 20 g。磨水内服、外擦。

16. 咽喉肿痛,牙痛·南瓜果柄 20 g,蚕豆根、龙葵根各 10 g,鸡冠花根 15 g。煎汤服。

17. 鼻痈·南瓜子、茴香根、头发灰各等份。研末,酒调敷患处。

18. 口疮·臭牡丹叶捣烂加淘米水洗患处。另用南瓜蒂炒兼研末,麻油调敷。

19. 痈疽发背·南瓜根磨浓汁,加鸡蛋清调匀,搽患处。

20. 厌食·大米 500 g,南瓜 1~1.5 kg,红糖少许。将大米淘净,加水煮至七八成熟时,滤起;南瓜去皮,挖去瓤,切藏块,用油盐炒过后,即将未熟之大米倒在南瓜上,慢火蒸熟,熟后加入少许红糖食用。

21. 肿痛·老南瓜晒干,研末,黄醋调敷患处。

22. 枪伤·南瓜瓤 150 g,狼毒根 5 g,洗碗叶 10 g,野冬瓜、鱼腥草各 30 g。捣碎敷治枪伤。

23. 手脚大疮,久治不愈,缝成硬结,流脓血·南瓜瓤敷治。

24. 外伤出血,瘀血肿痛·老南瓜瓤、老冬

瓜瓤各 50 g,野花椒叶 30 g。取鲜品捣碎外敷患处,每日 1 次。

25.兽咬肿痛·南瓜瓤、西瓜瓤适量。调水敷患处。

现代研究·

化学成分:主要含有甾类、萜类、黄酮类等化学成分。

药理作用:具有降糖、抗肿瘤与免疫活性、抗炎镇痛等药理作用。

牛膝·Niuxi

独龙族药名· luo wʌ ʃin(音:洛瓦辛)。

异名·甜川牛膝、甜牛膝、天全牛膝、大牛膝、白牛膝、龙牛膝。

来源·苋科植物川牛膝 *Cyathula officinalis* Kuan 的根。

形态特征·多年草本,高 60～110 cm。茎直立,近四棱形,分枝,疏生长糙毛;根圆柱形,鲜时表面近白色,干后灰褐色,扭曲、味甘略苦。叶片椭圆形或狭椭圆形,稀为倒卵形,长 4～12 cm,宽 2～6 cm,先端渐尖或尾尖,基部楔形,或宽楔形,全缘,两面密被贴生长糙毛;叶柄长 5～16 mm,密生长糙毛。二歧聚伞花序密集成花球团,花球团直径约 2 cm,干后无色,多数在花序轴上交互对生,在枝顶端呈穗状排列,密集或相距 2～3 cm;在花球内,两性花在中央,不育花在两侧;苞片长 4～5 mm,光亮,顶端刺芒状或倒钩状;不育花的花被片常为 4,变成具钩的坚硬芒刺;两性花长 3～5 mm,花被片披针形,顶端刺尖头,内侧 3 片较窄;雄蕊花丝基部密生节状囊毛;退化雄蕊长方形,长约 0.4 mm,顶端齿状浅裂;子房圆筒形或倒卵形,长 1.3～2 mm,花柱长约 2 mm。胞果椭圆形或倒卵形,长 2～3 mm,宽 1～2 mm,淡黄色。种子椭圆形,凸透镜状,长 1.5～2 mm,光亮。花期 6～7 月,果期 8～9 月。

分布生境·云南分布于滇西北、昆明(富民、嵩明)、红河(屏边、蒙自)、保山、临沧。生于海拔 1 900～3 200 m 的灌丛草坡、林缘、河边。

采收加工·秋、冬季采挖,除去芦头,须根及泥沙,烘或晒至半干,堆放回润,再烘干或晒干。

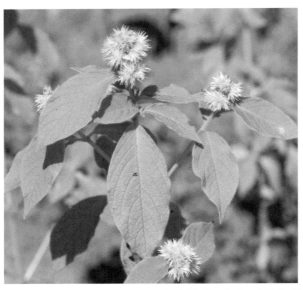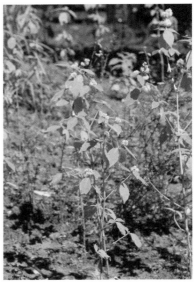

川牛膝 *Cyathula officinalis* Kuan

性味归经·甘、微苦,平。归肝、肾经。

功效·逐瘀通经,通利关节,利尿通淋。

主治·用于经闭癥瘕,胞衣不下,跌扑损伤,风湿痹痛,足痿筋挛,尿血血淋。

用法用量·4.5～9 g,煎服。

宜忌·孕妇忌用。

区域民族用药经验·

1. 呼吸衰竭·川牛膝、五味子、白芷各9 g,人参12 g,灯盏细辛6 g,臭灵丹10 g,玉带草15 g。1日1剂。

2. 风湿筋骨痛·川牛膝10 g,钻地风根、三白草根各15 g,马兰根、枇杷根各30 g,猪瘦肉100 g。加甜酒煮服。

3. 跌打损伤瘀肿疼痛·川牛膝40 g,苏木15 g,续断20 g,骨碎补12 g,乳香、没药各5 g。水煎服。

4. 淋痛血尿·川牛膝、猪鬃草、白茅根、茯苓、薏苡仁各20 g,车前子、淡竹叶各10 g,甘草6 g。水煎服。

5. 瘀血阻滞而致经闭,痛经,月经不调,产后腹痛·川牛膝、当归各15 g,益母草18 g,桃仁10 g,红花12 g。水煎服。

6. 崩漏·川牛膝30 g。水煎分2次服。

7. 鼻衄·川牛膝、仙鹤草各20 g,大蓟15 g,甘草6 g。水煎服。

现代研究·

化学成分:主要含有甾醇类化学成分。

药理作用:具有收缩子宫的药理作用。

糯米团·Nuomituan

独龙族药名·ji lʌm(音:意冷;意:可以生吃)。

异名·糯米草、糯米藤、糯米条、红石藤、生扯拢、蔓苎麻、乌蛇草、小粘药。

来源·荨麻科植物糯米团 *Gonostegia hirta* (Bl.) Miq. 的全草或根。

形态特征·多年生草本。根纺锤形,肉质,黄白色,常叉分2～3条。茎铺地或渐上升,长30～90 cm,不分枝或分枝,上部及枝条带四棱形,被短柔毛。叶对生;叶片草质,狭卵形至披针形,长1.2～10 cm,宽1.2～2.8 cm,先端长渐尖或短渐尖,基部圆形或浅心形,全缘,上面有疏毛或近无毛,下面沿脉有疏毛,基出3～5脉;叶柄长1～3 mm,被毛同枝条;托叶膜质,

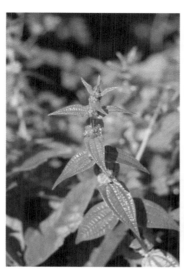
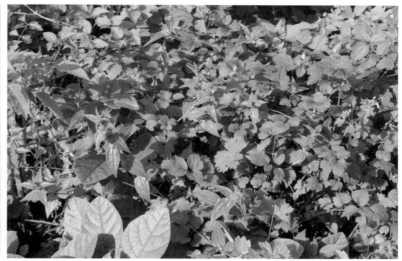

糯米团 *Gonostegia hirta* (Bl.) Miq.

钻形,长约 1.5 mm,褐色。团伞花序腋生,两性或单性,直径 2～9 mm;苞片正三角形,膜质。雄花:花梗长,长达 2 mm;花蕾近陀螺形,上面截形,直径约 2 mm;花被片 5,倒披针形,长 2～2.5 mm;雄蕊 5;退化雌蕊不明显。雌花:花梗近无;花被菱状卵圆形,长约 1 mm,顶端有 2 小齿,被疏毛,果时无翅;柱头丝形,长约 3 mm。瘦果卵圆形,长约 1.2 mm,有纵棱,黑色,表面光滑,有光泽。花期 5～9 月,果期 6～10 月。

分布生境 · 云南各地有分布。生于海拔 1 300～2 900 m 的山地灌丛或沟边。

采收加工 · 全草:全年均可采收、鲜用或晒干。根:秋季采根,洗净晒干或碾粉。

性味归经 · 全草:甘、微苦,凉。根:淡,平。

功效 · 全草:清热解毒,健脾消积,利湿消肿,散瘀止血。根:健脾消食,清热利湿,解毒消肿。

主治 · 全草:用于乳痈,肿毒,痢疾,消化不良,食积腹痛,疳积,带下,水肿,小便不利,痛经,跌打损伤,咳血,吐血,外伤出血。根:用于消化不良,食积胃痛,白带;外用治血管神经性水肿,疔疮疖肿,乳腺炎,跌打肿痛,外伤出血。

用法用量 · 全草:内服:煎汤,10～30 g,鲜品加倍。外用:适量,捣敷。根:内服:煎汤,50～100 g。外用:适量,捣烂敷患处。

区域民族用药经验

1. 小儿积食胀满 · 糯米藤根 50 g。煨水服。

2. 消化不良 · 糯米团根、刺参根各 30 g,苦荞头 10 g。水煎服。

3. 血管神经性水肿 · 糯米团鲜根,加食盐捣烂外敷局部,4～6 小时换药一次。

4. 痢疾,痛经 · 糯米草 6～9 g。水煎服。

5. 急性出血 · 鲜糯米团全草、南五味子叶适量。捣烂外敷伤口包扎。

6. 气滞腹胀 · 柚子皮、鸡屎藤、糯米草根、隔山撬各 9 g。水煎服。

螃蟹七 · Pangxieqi

独龙族药名 · doum(音:董)。

异名 · 九层楼、盘龙七、偏头七、白窝儿七、狮子七、山糜子。

来源 · 百合科植物管花鹿药 *Maianthemum henryi* (Baker) LaFrankie 的根。

形态特征 · 多年生草本,植株高 30～80 cm。根状茎念珠状,长达 15 cm,粗 0.5～1.5 cm,有时达 3 cm,横卧于腐殖层中,15～20 节;节卵形,圆锥形,肉质,高 5～13 cm,基部粗 8～13 cm,密布近肉质的圆柱形根和残存的纤维状鳞叶,顶部具 1～2 个直径 3～6 mm 的圆形茎痕,当年生的节肉质,较粗厚,生 1～2 茎和 1～2 个顶芽;节间短或极短,强烈缩缩,粗 2～4 mm。茎直立,淡绿色,粗 5～6 mm,中部以下无毛,上部被稍弯曲的透明柔毛。叶 6～8 枚,2 列,纸质,绿色,背面淡绿色,卵形、卵圆形至卵状长圆形或长圆形,长 7.5～14 cm,宽(3～)4.5～9 cm,先端骤狭、急尖、渐尖或长渐尖,基部圆形、浅心形、稀阔楔形,两面和边缘被白色短硬毛;叶柄长 0～5 mm,扁宽,绿色或青紫色,半抱茎,被柔毛或近无毛。总状花序,有时为具 1～2 个分枝的圆锥花序,长 9～13 cm,密生白色硬毛,分枝(如有)长 1～2.5(～6)cm。花单生,偶有 2 个成对束生的(青藏队 81～1 889),通常 15～30 朵;小苞片绿色,鲜时近肉质,三角形,长约 1 mm,脱落;花梗绿色,长 0.5～3 mm,稀达 4 mm,果时伸长,被毛;花淡黄色、黄色、黄绿色、白色或淡紫色,花被长 8～10 mm,高脚碟状,花被管筒状,基部稍膨大,长 6～7 mm,裂片 6,长圆形,长 2.5～4 mm,先端钝,具 1 脉,脉绿色,下延到冠管的基部;雄蕊 6,花丝极短,生冠管喉部,花药黄色,卵形;子房

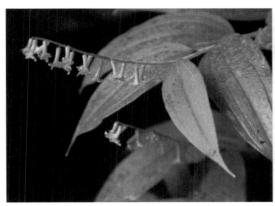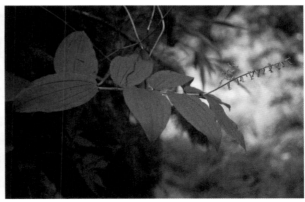

管花鹿药 *Maianthemum henryi*（Baker）LaFrankie

绿色,圆锥形,长约 1.5 mm,花柱与子房近等长,淡黄色,柱头 3 裂,裂片外翻,远低于花药,内藏。浆果圆球形,绿色,具紫色斑点,直径 6～7 mm。花期 5～7 月,果 8～9 月成熟。

分布生境 · 云南分布于滇西北一带。生于海拔 2 580～3 900 m 的落叶阔叶林、黄栎林、高山松林、云杉林、冷杉林、红杉林、箭竹林、杜鹃灌丛、高山草甸、流石滩上,在高山针叶林带的采伐迹地及沟边湿地常成片生长。

采收加工 · 春、秋季采挖,洗净,鲜用或晒干。

性味归经 · 甘,温。归肝,肾经。

功效 · 温阳补肾,祛风除湿,活血祛瘀。

主治 · 用于阳痿,跌打损伤,风湿关节疼痛。

用法用量 · 3～9 g。

现代研究 ·

　　化学成分:主要含有多糖、皂苷、黄酮、甾体和三萜等化学成分。

漆树 · Qishu

独龙族药名 · də kə li(音:得克力)。

别名 · 漆、干漆、大木漆、小木漆、山漆。

来源 · 漆树科植物漆树 *Toxicodendron vernicifluum*（Stokes）F. A. Barkl. 的叶、根、树皮、树脂。

形态特征 · 落叶乔木,高达 20 m。树皮灰白色,粗糙而不规则纵裂;幼枝粗壮,被棕黄色柔毛或近无毛,具皮孔和圆形或近心形的大叶痕;顶芽大而显著,被棕黄色绒毛。奇数羽状复叶互生,常螺旋状排列,有小叶 4～6 对,叶轴圆柱形,被微柔毛,叶柄长 7～14 cm,被微柔毛,近基部膨大呈半圆形,上面平,稀具狭翅;小叶膜质,卵形、卵状椭圆形或长圆形,常偏斜,长 6～13 cm,宽 3～6 cm,先端急尖或渐尖,基部偏斜,圆形或阔楔形,全缘,上面通常无毛或仅沿中脉疏被微柔毛,叶背沿脉上被平展黄色柔毛或稀近无毛,侧脉 10～15 对,两面略突;小叶柄长 4～7 mm,上面具槽,背面被柔毛。圆锥花序腋生,长 15～35 cm,超过叶长之半或与叶近等长,被灰黄色微柔毛,花序轴及分枝纤细,疏花;花黄绿色,雄花花柄纤细,长 1～3 mm,被微柔毛,雌花花柄短粗;花萼无毛,裂片卵形,长约 0.8 mm,先端钝;花瓣无毛,长圆形,长约 2.5 mm,宽约 1.2 mm,具密的褐色羽状脉,先端钝,开花时外卷;雄蕊长约 2.5 mm,花丝线形,与花药近等长或稍长,花药长圆形,在雌花和假两性花中雄蕊较短;花盘盘状,5 浅裂,无毛;子房圆球形,无毛,径约 1.5 mm,花柱短,柱头 3 裂,褐色。果序多少下垂,核果肾形或横椭圆形,不偏斜,略压扁,长

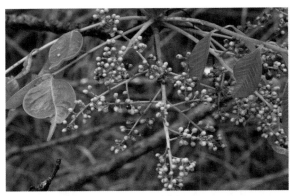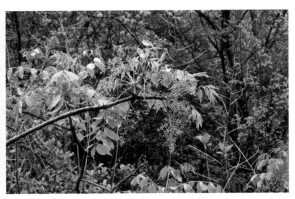

漆树 *Toxicodendron vernicifluum* (Stokes) F. A. Barkl.

5～6 mm,宽 7～8 mm,先端锐尖,不偏离中心,基部截形,外果皮薄,黄色,无毛,具光泽,中果皮厚,蜡质,具褐色树脂道,果核棕色,与果同形,长约 3 mm,宽约 5 mm,坚硬。花期 5～6月,果期 7～10 月。

分布生境 · 云南分布于滇东北(镇雄、彝良、绥江)、滇中(富民、双柏)和滇西北。生于海拔 1 300～3 800 m 的向阳山坡、山谷湿润林内,滇东北常见栽培。

采收加工 · 叶:随时可采。根:全年均可采,挖出根后,洗净,切片,鲜用或晒干。树皮:全年均可采,剥取树皮,或挖桶,洗净,剥取根皮,鲜用。树脂:割伤漆树树皮,收集自行流出的树脂为生漆,干涸后凝成的团块即为干漆。但商品多收集漆缸壁或底部黏着的干渣,经缎制后入药。

性味归经 · 叶:辛,温;有小毒;归肝、脾经。根:辛,温;有毒;归肝经。树皮:辛,温;有小毒;归肾经。树脂:辛,温;有毒;归肝、脾经。

功效 · 叶:活血解毒,杀虫敛疮。根:活血散瘀,通经止痛。树皮:接骨。树脂:破瘀血,消积,杀虫。

主治 · 叶:用于紫去疯,面部紫肿,外伤瘀肿出血,疮疡溃烂,疥癣,漆中毒。根:用于跌打瘀肿疼痛,经闭腹痛。树皮:用于妇女闭经,瘀血症瘕,虫积腹痛。树脂:用于妇女闭经,瘀血症瘕,虫积腹痛。

用法用量 · 叶:外用:适量,捣烂敷;或捣汁搽;或煎水洗。根:内服:煎汤,6～15 g。外用:鲜品适量,捣烂敷。树皮:外用:适量,捣烂用酒炒敷。树脂:2.4～4.5 g。

区域民族用药经验 ·

1. 小肠膀胱气痛 · 漆树树脂研末,炼丸,温酒吞服。

2. 跌打损伤 · 漆树树脂 3 g。研末,调敷患处。

3. 中漆毒 · 漆叶取汁搽;或煎水候冷洗。忌洗暖水及饮酒。

4. 外伤出血,疮痛溃烂 · 漆树树皮生捣敷。

5. 打伤久积(胸部伤适宜) · 漆树鲜根 50～100 g。洗净切片;鸡 1 只(去头脚、内脏、尾椎),和水酒各半。适量炖服。

现代研究 ·

化学成分:主要含有漆酚、漆酶、漆多糖化学成分。

药理作用:具有抗缺氧、抗血小板聚集、催眠、解痉、抗凝血酶活性、抗肿瘤、抑菌等药理作用。

青蒿 · Qinghao

独龙族药名 · dvbleuq(音:淡不热)。

异名 · 蒿子、青蒿、臭蒿、香蒿、苦蒿、臭青蒿、香青蒿、细叶蒿、细青蒿、草青蒿、草蒿子。

来源 · 菊科植物黄花蒿 *Artemisia annua* L. 全株。

形态特征 · 一年生草本。植株有浓烈的挥发性香气。根单生，垂直，狭纺锤形；茎单生，高100～200 cm，基部直径可达 1 cm，有纵棱，幼时绿色，后变褐色或红褐色，多分枝；茎、枝、叶两面及总苞片背面无毛或初时背面微有极稀疏短柔毛，后脱落无毛。叶纸质，绿色；茎下部叶宽卵形或三角状卵形，长 3～7 cm，宽 2～6 cm，绿色，两面具细小脱落性的白色腺点及细小凹点，三（至四）回栉齿状羽状深裂，每侧有裂片 5～8（～10）枚，裂片长椭圆状卵形，再次分裂，小裂片边缘具多枚栉齿状三角形或长三角形的深裂齿，裂齿长 1～2 mm，宽 0.5～

1 mm，中肋明显，在叶面上稍隆起，中轴两侧有狭翅而无小栉齿，稀上部有数枚小栉齿，叶柄长 1～2 cm，基部有半抱茎的假托叶；中部叶二（至三）回栉齿状的羽状深裂，小裂片栉齿状三角形。稀少为细短狭线形，具短柄；上部叶与苞片叶一（至二）回栉齿状羽状深裂，近无柄。头状花序球形，多数，直径 1.5～2.5 mm，有短梗，下垂或倾斜，基部有线形的小苞叶，在分枝上排成总状或复总状花序，并在茎上组成开展、尖塔形的圆锥花序；总苞片 3～4 层，内、外层近等长，外层总苞片长卵形或狭长椭圆形，中肋绿色，边膜质，中层、内层总苞片宽卵形或卵形，花序托凸起，半球形；花深黄色，雌花10～18 朵，花冠狭管状，檐部具 2（～3）裂齿，外面有腺点，花柱线形，伸出花冠外，先端2 叉，叉端钝尖；两性花 10～30 朵，结实或中央

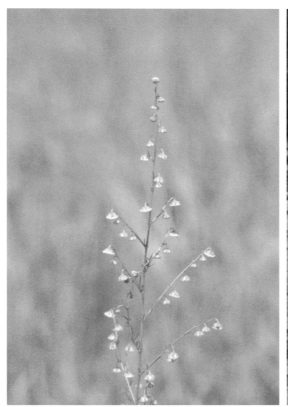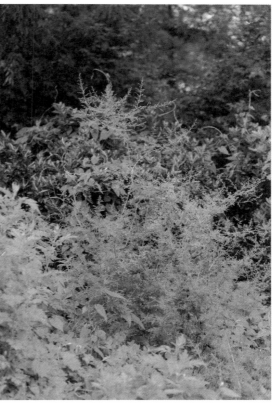

黄花蒿 *Artemisia annua* L.

少数花不结实,花冠管状,花药线形,上端附属物尖,长三角形,基部具短尖头,花柱近与花冠等长,先端 2 叉,叉端截形,有短睫毛。瘦果小,椭圆状卵形,略扁。花果期 8～11 月。

分布生境 · 云南分布于滇中、滇西(大理)、滇南(文山、个旧、潞西)。生于海拔 2 000～3 650 m 的路旁、荒地、林缘、河谷、草原等地。

采收加工 · 除去杂质,喷淋清水,稍润,切段,干燥。

性味归经 · 苦、辛,寒。归肝、胆经。

功效 · 清热解暑,除蒸,截疟。

主治 · 用于暑邪发热,阴虚发热,夜热早凉,骨蒸劳热,疟疾寒热,湿热黄疸。

用法用量 · 6～12 g,入煎剂宜后下。

宜忌 · 脾胃虚寒者慎服。

区域民族用药经验 ·

1. 血虚发热、潮热盗汗,骨蒸劳热 · 青蒿、地骨皮各 9 g,白薇 3 g,秦艽 6 g。水煎服。

2. 紫斑 · 青蒿、升麻、鳖甲、当归、生地适量。水煎服。

3. 鼻衄 · ①鲜青蒿捣烂取汁,加冷开水冲服。②青蒿、地骨皮、牛膝各 10 g。水煎服。

4. 肺结核潮热 · 青蒿、知母各 6 g,鳖甲 15 g,生地 12 g,丹皮 9 g。水煎服。

5. 疟疾 · ①鲜青蒿 50 g。水煎服,每日 1 剂。②青蒿叶晒干研末。每日用 3 g,发疟前 4 小时服用,连服 5 日,每日 1 次。

6. 中暑 · 青蒿 25～50 g。开水泡服;或捣烂取汁,冷开水冲服。

7. 夏令感冒 · 青蒿 9 g,薄荷 3 g。水煎服。

8. 皮肤瘙痒,荨麻疹,脂溢性皮炎 · 鲜青蒿 5 000 g。洗净,切碎,放入锅内,加水 1 000 mL,煎至 3 000～3 500 g,每斤药液加冰片 5 g(先用乙醇溶化)。棉球蘸药液涂患处,每日 3～4 次。

9. 阴虚发热,肺结核潮热 · 青蒿、知母各 10 g,鳖甲 15 g(打碎先煎 40 分钟),生地 18 g,牡丹皮、赤芍各 12 g。水煎服。

10. 温热病后期,低热不退,夜热早凉 · 青蒿、麦冬、玄参各 10 g,牡丹皮 12 g,生地、沙参各 18 g。水煎服。

11. 脱发 · 青蒿、补骨脂各 30 g,生姜汁 50 mL。泡 75% 乙醇,外擦患部。

现代研究 ·

化学成分:主要含有倍半萜、二萜、黄酮、苯丙酸、香豆素和挥发油等化学成分。

药理作用:抗疟疾、抗肿瘤、抑菌杀虫、解热抗炎、免疫调节的药理作用。

制剂:青蒿鳖甲片 · 成分:青蒿、鳖甲胶、地黄、知母、牡丹皮。功效主治:养阴清热。用于温病后期,夜热早凉,阴虚低热,热退无汗。

绒毛阴地蕨 · Rongmaoyindijue

独龙族药名 · bin gən(音:宾根)。

异名 · 蕨箕参、独蕨箕。

来源 · 阴地蕨科植物绒毛阴地蕨 *Japanobotrychum lanuginosum* (Wallich ex Hooker & Greville) M. Nishida ex Tagawa 的全草。

形态特征 · 多年生草本,高 15～55 cm。根状茎短,直立。根粗壮,分枝少,肉质。总梗长 10～35 cm,幼嫩时密生白色长毛,基部有鞘状苞片,苞片一侧有缝。芽有毛,外露。不育叶三角形,长 13～30 cm,宽 16～30 cm,基部心形,先端渐尖,三回羽状-小羽片羽裂。一回羽片 6～8 对,互生,羽柄向上渐变短,略斜向上,基部一对最大,卵状三角形,长 14～20 cm,宽 3～14 cm,基部宽楔形,先端渐尖,二回羽状-小羽片羽裂;二回羽片 7～9 对,三角卵形,有短柄,基部下侧 1 片最大,长 2～10 cm,宽 2～5 cm,一回羽状-小羽片羽裂;三回羽片卵形至

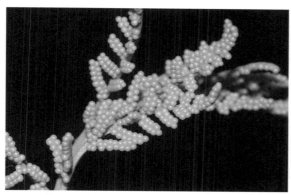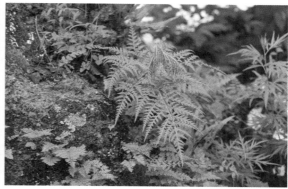

绒毛阴地蕨 *Japanobotrychum lanuginosum*（Wallich ex Hooker & Greville）M. Nishida ex Tagawa

狭卵形。裂片狭卵形。叶脉两面可见。叶草质,干后浅绿色;叶轴与羽轴有白色长毛。能育叶通常1,罕见2,从不育叶第一对羽片以上的叶轴生出,叶柄长 3～14 cm,能育穗长 2～14 cm,二至四回羽状,分枝松散呈圆锥形,穗轴有白色长毛。孢子囊圆球形,黄色。孢子极面观为钝三角形,三边有时内凹,赤道面观为半圆形,外壁具粗疣状纹饰。

分布生境 · 云南分布于东北部至东南部、中部、西部及西北部。生于海拔 1 500～2 700 m 的常绿阔叶林、针叶林、针阔混交林林下及林缘或灌丛草地及草坡,罕见附生于针阔混交林树干。

采收加工 · 四季均可采收。洗净,切段,晒干或鲜用。

性味归经 · 微苦、甘、微寒、平。有毒。归肝、肾经。

功效 · 清热解毒、滋补、止咳平喘。

主治 · 用于毒蛇咬伤,乳痈,疔疮肿毒,瘰疬,咽喉炎,肺热咳喘。

用法用量 · 内服:煎汤,9～15 g;或入散剂。外用:适量,鲜品捣敷,或研末撒。

区域民族用药经验 ·

1. **肺结核** · 绒毛阴地蕨、白芨、大树三台各 9 g。水煎服。

2. **支气管炎** · 绒毛阴地蕨 3～9 g,兰花参 15 g,千层皮 12 g,甘草 3 g。水煎服。

3. **鼻炎** · 绒毛阴地蕨根 9～15 g。水煎服。

4. **狂犬病** · 绒毛阴地蕨、凤仙花子各 6 g。水煎服。

5. **毒蛇咬伤** · ①绒毛阴地蕨 6～9 g,水煎服。另用鲜品捣烂包患处。②绒毛阴地蕨、金蒿枝各适量,捣烂包患处。

6. **蜂蜜中毒** · 绒毛阴地蕨 9～15 g。水煎服。

7. **疮、痈、疖** · 绒毛阴地蕨、重楼各 9 g。水煎服或捣烂包患处。

8. **毒蛇咬伤、痈疮** · 绒毛阴地蕨干品 100 g。煎服。外用鲜品捣敷。

9. **小儿疳积** · 绒毛阴地蕨干品 15 g。炖猪肝吃。

桑 · Sang

独龙族药名 · sei dʒi（音:塞几）。

异名 · 铁扇子、蚕叶。

来源 · 桑科植物桑 *Morus alba* L. 的叶、嫩枝。

形态特征 · 落叶灌木或小乔木,高 3～15 m。树皮灰白色,有条状浅裂;根皮黄棕色或红黄色,纤维性强。单叶互生;叶柄长 1～2.5 cm;叶片卵形或宽卵形,长 5～20 cm,宽 4～10 cm,

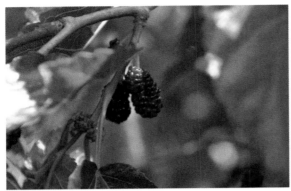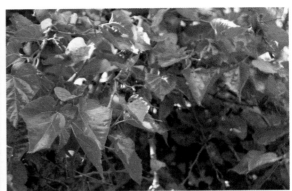

桑 *Morus alba* L.

先端锐尖或渐尖,基部圆形或近心形,边缘有粗锯齿或圆齿,有时有不规则的分裂,上面无毛,有光泽,下面脉上有短毛,腋间有毛,基出脉3条与细脉交织成网状,背面较明显;托叶披针形,早落。花单性,雌雄异株;雌、雄花序均排列成穗状荑黄花序,腋生;雌花序长1~2 cm,被毛,总花梗长5~10 mm;雄花序长1~2.5 cm,下垂,略被细毛;雄花具花被片4,雄蕊14,中央有不育的雌蕊;雌花具花被片4,基部合生,柱头2裂。瘦果,多数密集成一卵圆形或长圆形的聚合果,长1~2.5 cm,初时绿色,成熟后变肉质,黑紫色或红色。种子小。花期4~5月,果期5~6月。

分布生境 · 原产我国中部和北部,现从东北到西南均有栽培,多数用以饲蚕。通常生于海拔200~2 800 m的平原或山地。

采收加工 · 叶:10~11月霜降后采收经霜之叶,除去细枝及杂质、晒干。枝:春末夏初采收,去叶,晒干,或趁鲜切片,晒干。未切片者,洗净,润透,切厚片,晒干。

性味归经 · 叶:苦、甘,寒;归肺、肝经。枝:微苦,平;归肝经。

功效 · 叶:疏散风热,清肺,明目。枝:祛风湿,利关节。

主治 · 叶:用于风热感冒,风温初起,发热头痛,汗出恶风,咳嗽胸痛。或肺燥干咳无痰,咽干口渴,风热及肝阳上扰,目赤肿痛。枝:用于肩臂、关节酸痛麻木。

用法用量 · 叶:内服:煎汤,4.5~9 g;或入丸、散。外用:适量,煎水洗或捣敷。枝:9~15 g。

区域民族用药经验 ·

1. 急、慢性黄疸型肝炎,胆囊炎,肝脾肿大 · 桑叶、罗芙木、苦胆草、万丈深、马鞭草、虎掌草各15 g,鸡肝散花10 g。水煎服,每日1剂,日服3次。

2. 风热感冒咳嗽,咯痰黄稠 · 桑叶、桔梗、前胡各12 g,牛蒡子、杏仁各10 g,甘草6 g,川贝母粉5 g(冲服)。水煎服。

3. 肿痛未溃,痒疮溃烂 · 桑叶10~15 g。煎服。

4. 哮喘 · 桑叶10 g,灯台树、麦冬、百部各15 g,鹿仙草20 g,大麻叶3 g。水煎服,每日1剂,连服10日。并适当休息,注意营养。

5. 高血压病 · 桑树枝、棕树根、苞谷须、冰糖各50 g,野芹菜100 g。取鲜品或干品,洗净,水煎内服,每日1剂,分3次服,3~5剂为1个疗程。

6. 风湿关节痛,肢体麻木 · 桑枝9~15 g。水煎服。

7. 流行性感冒 · 桑叶、生石膏各20 g,鹅不食草10 g,防风5 g,金银花15 g,车前草30 g。水煎内服,每日1剂。多喝开水,吃流质或半流质饮食。

现代研究·

化学成分：主要含有挥发油、多糖、黄酮类、生物碱和总多酚类化学成分。

药理作用：具有抗炎镇痛、抗肿瘤、抗肝炎、降血糖等药理作用。

山韭菜 · Shanjiucai

独龙族药名· ge ren(音：歌仁)。

异名·长生草、不死草、野麦冬、书带草、野韭菜、黑花韭。

来源·百合科植物多星韭 Allium wallichii Kunth 的全草。

形态特征·多年生草本，高 30～90 cm。根肉质，圆柱形，较粗壮，鳞茎圆柱状，单生或聚生，外皮黄褐色，片状破裂或呈纤维状，有时近网状，内皮膜质，仅顶端破裂。叶 4～5 枚，绿色，线形或带状，长 30～60 cm，宽(2～)5～20 mm，先端渐尖，具明显的中脉。花葶高(10～)20～50(～100)cm，三棱状柱形，具 3 条纵棱或狭翅，下部包藏于叶鞘内；总苞单侧开裂或 2 裂，膜质，白色或带青紫色，早落，伞形花序扇状至半球形，花多数，疏散或密集；花梗近等长，长 10～25 mm；花红色，粉红色，紫红色，偶为白色或黄色，星芒状展开；花被片长圆形，长圆状椭圆形，花后反折，先端钝或微凹，等长，长 5～9 mm，宽 1.5～2 mm；花丝等长，淡红色，锥形，基部稍合生并贴生于花被片基部，长 5～8 mm，比花被片等长或略短；花药紫色；子房褐色，倒卵状球形，具 3 圆棱，基部不具蜜穴；花柱比子房长。花果期 6～11 月。

分布生境·云南分布于滇西北(贡山、泸水、福贡、香格里拉、德钦、丽江、维西)、滇西(鹤庆、剑川)、滇西南(景东、临沧)、滇中(昆明)。生于海拔 2 700～4 150 m 的云南松林、草坡、荒地、石缝、草甸、流石滩。

采收加工·夏、秋季采收，洗净，鲜用。

性味归经·辛、甘、平。归肝、脾经。

功效·活血散瘀，祛风止痒。作菜食可健脾养血，强筋壮骨。

主治·用于跌打损伤，枪伤，荨麻疹，牛皮癣，漆疮。

用法用量·内服：煎汤，9～15 g。外用：适量，捣敷。

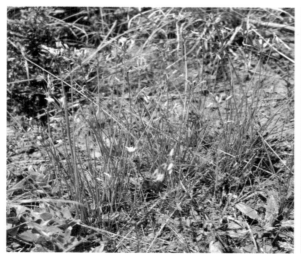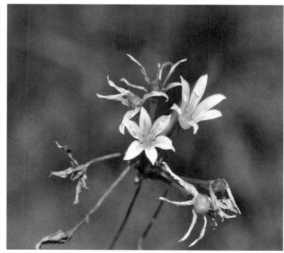

多星韭 *Allium wallichii* Kunth

区域民族用药经验·

1. *金属异物食入腹内*·山韭菜鲜品去汁后吞下,即可随粪便排出。

2. *刀枪伤,异物入肉*·山韭菜鲜品适量,捣敷。异物入肉则敷于伤口背面。

3. *皮癣*·山韭菜鲜叶配等量大蒜。捣烂,用纱布包裹后烘热,外搽患处。

现代研究·

化学成分:主要含有皂苷类、生物碱类化学成分。

药理作用:具有降血压、降血糖、抗氧化、治疗肝损伤等药理作用。

山羊角·Shanyangjiao

独龙族药名·ʌsei(音:阿塞)。

异名·野羊、青羊。

来源·牛科动物斑羚 *Naemorhedus goral* Hardwicke 的角。

形态特征·体长 0.9～1.1 m,尾长 13～17 cm,雌者较小。四肢短眶下腺退化。雌雄均有角,角短而直,长 10～14 cm 色黑,斜向后方,二角基部很靠近,除尖端外,其余部分都有横棱。通体毛色灰棕褐色,底绒灰色。额、下颊及喉部均呈棕色,喉后部有一块白色大斑。尾基部近乎灰棕色,末端棕黑色。

分布生境·云南主要分布于碧罗雪山、高黎贡山、云岭山。生活于海拔 3 000 m 以下,高山森林或山顶裸岩带,阳坡较多。

采收加工·全年均可采收。狩猎后将角锯下,干燥。

性味归经·苦、咸、寒。归肝、肾经。

功效·镇惊,清热,散瘀止痛。

主治·用于小儿惊痫,头痛,产后腹痛,痛经。

用法用量·内服:煎汤,30～50 g;或磨粉;或烧焦研末。外用:0.6～0.9 g,研末吹耳。

区域民族用药经验·

小儿惊痫·山羊角烧焦研末。每次 1.5 g,日服 2 次。

现代研究·

化学成分:主要含有蛋白质及肽类、氨基酸类、脂类等化学成分。

药理作用:具有解热、镇静、镇痛、抗惊厥等药理作用。

山药·Shanyao

独龙族药名·raun dʌ(音:朗达)。

异名·土薯、山薯蓣、怀山药、淮山、白山药。

来源·薯蓣科植物薯蓣 *Dioscorea polystachya* Turczaninow 的根茎。

形态特征·缠绕草质藤本。块茎肥厚,呈圆柱形或伸长的圆锥形,垂直生长,长可达 1 m。茎右旋,光滑无毛,果期常呈紫色,叶腋常有灰色的卵形珠芽。单叶对生,在幼苗上或花枝上常互生,偶有 3 叶轮生的,叶片薄纸质,形态变化大,三角状卵形至三角状广卵形,基部心形,或耳状 3 浅裂至深裂,长 4～8 cm,下部宽 2～8 cm,如 3 裂,则中裂片三角状卵形,长椭圆形或披针形,顶端渐尖,侧裂片圆耳状至倒卵形,两面光滑无毛;基出脉 5～7,外脉多分叉,网脉细密。雄花序多数生叶腋,穗状、直伸、长 2～5 cm,序轴无毛,有棱翅;花单生,间距 1～2 mm;苞片卵形,短于花,近无毛,长约 1 mm;无梗;花被淡绿色至乳白色,裂片倒卵圆形,长约 2 mm,外被棕褐色柔毛并常散布紫褐色腺点;雄蕊 6,着生于花托边缘,花丝粗短,花药内向纵裂。雌花序常单生,稀 2 枚,长达 10 cm,花疏,间距 5～10 mm。蒴果具短梗,多少下倾,黄绿色,压扁后呈扁圆形,顶部下凹,基部截圆形,长 1.5～2 cm,宽 2.3～2.8 cm;种子周围具栗褐色膜质宽翅。花期 6～9 月,果期 7～11 月。

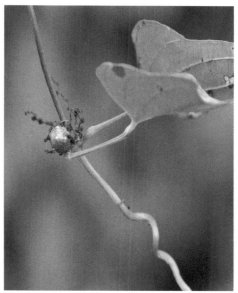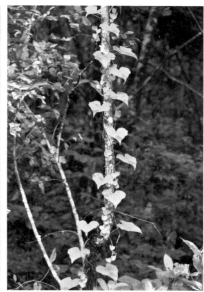

薯蓣 *Dioscorea polystachya* Turczaninow

分布生境 · 云南产于西北部（贡山、德钦、丽江）。生于海拔 1 600～2 500 m 路旁、山坡灌丛或沟谷阔叶林下。

采收加工 · 冬季茎叶枯萎后采挖，切去根头，洗净，除去外皮及须根，用硫黄熏后，干燥；也有选择肥大顺直的干燥山药，置清水中，浸至无干心，闷透，用硫黄熏后，切齐两端，用木板搓成圆柱状，晒干，打光，习称"光山药"。

性味归经 · 甘，平。归脾、肺、肾经。

功效 · 补脾养胃，生津益肺，补肾涩精。

主治 · 用于脾虚食少，久泻不止，肺虚喘咳，肾虚遗精，带下，尿频，虚热消渴。麸炒山药补脾健胃。用于脾虚食少，泄泻便溏，白带过多。

用法用量 · 15～30 g。

区域民族用药经验 ·

1. 糖尿病 · 山药、天花粉、沙参各 15 g，知母、五味子各 9 g。水煎服。

2. 肾亏早泄 · 山药、五味子、熟地、枣皮、云苓、泽泻、枸杞、覆盆子、菟丝子、芦巴子、淫羊藿各 10 g。水煎服。

3. 虚寒泄泻 · 山药、车前子、五味子（炒）、补骨脂、益智仁各 3 g，无花果 1 枚，手掌参 10 g。

4. 神经衰弱 · 山药、五味子各 15 g，酸枣仁、柏子仁各 9 g，龙眼肉 50 g。水煎服。

5. 女子带下，白浊 · 山药 15 g，白果、莲子、芡实各 10 g。煮鸡服食。

6. 关节痛 · 山药、白泡果、酸浆草、地柿花各 30 g，蒲草 20 g，岩桑树皮、草乌各 10 g。泡酒外擦患处。

现代研究 ·

化学成分：主要含有甾体、黄酮类、二萜类、二苯乙烷类、菲类、二苯庚烷类化学成分。

药理作用：具有抗肿瘤、保护心血管、调节神经系统、抗氧化、降血脂、降血糖等药理作用。

制剂：肠舒止泻胶囊 · 成分：山药、鸡矢藤、砂仁、人参、苍术（炒）、黄柏、黄连、木香（炒）、小茴香（炒）、肉豆蔻、诃子（去核）、甘草、山楂（炒焦）。功效主治：益气健脾，清热化湿。用于脾虚湿热所致的急慢性肠炎。

麝香·Shexiang

独龙族药名·kʰla(音:克拉)。

异名·原麝香、香脐子、寸草、麝脐香、臭子。

来源·鹿科动物黑麝 *Moschus fuscus* Li、马麝 *Moschus sifanicus* Przewalski、原麝 *Moschus moschiferus* L. 和林麝 *Moschus berezovskii* Flerov 的成熟雄体香囊中的干燥分泌物。

形态特征·1. **黑麝**·为麝属中体色最深暗的一个种,无论成体或幼体,其头部,颈部,耳和四肢均为黑色或黑褐色。成体喉部,颈侧和体背无任何条纹或异色斑点。体形与林麝大小相似,体重 7 kg,体长 70 cm。蹄大而宽厚,较其他麝种发达,前蹄甲长 3.7 cm,后蹄甲长 3.5 cm。无任何异色臀斑。

2. **马麝**·体形较大,体长 85～90 cm,体重 15 kg 左右。全身沙黄褐色或灰褐色,后部棕褐色较强。面、颊、额青灰色,眼上淡黄,眼下黄棕色。耳背端部及周缘黄棕色,耳内周缘,耳基沙黄色或黄棕色。颈背有栗色块斑,上有土黄色或肉桂黄色毛丛形成 4～6 个斑点排成两行。颈下白色带纹不显,因由棕褐色和白色混杂而形成黄白区。腹面为土黄色或棕黄色。

3. **原麝**·体长 85 cm 左右,体重 12 kg 左右。耳长直立,上部圆形,鼻端裸出无毛。雄性上犬齿发达,露出唇外,向后弯曲成獠牙。雌性上犬齿小,不露出唇外。四肢细长,后肢比前肢长,所以臀部比背部高。主蹄狭长,侧蹄长能及地面。尾端隐于臀毛内。雄性脐部与阴囊之间有麝腺,成囊状,即香囊,外部略隆起,香囊外及中央有二小口,前为麝香囊口,后为尿道口。通体为棕黄褐色,黑褐色等,嘴,面颊灰褐色,两颊有白毛形成的两个白道直接下颌。耳背,耳尖棕褐色或黑褐色,耳内白色。从颈下两侧各有白毛延至腋下成两条白色宽

带纹,颈背,体背有土黄色或肉桂色黄色斑点,排成 4～6 纵行。腹面毛色较淡,多为黄白色或黄棕色。四肢内侧呈浅棕灰色,外侧深棕或棕褐色,尾浅棕。

4. **林麝**·体长约 75 cm,体重约 10 kg。毛角较深,深褐色或灰褐色,成体身上一般无显著肉桂黄或土黄点状斑纹。耳背色多为褐色或黑褐色;耳缘,耳端多为黑褐色或棕褐色,耳内白色,眼的下部有两条白色或黄白色毛带延伸至颈和胸部。四枝前面似体肢为足迹和性。成年雄麝有 1 对上犬齿外露,称为獠牙,腹下有 1 个能分泌麝香的腺体囊,开口于生殖孔相近的前面。雌麝无腺囊和獠牙。尾短小,掩藏于臀毛中。

分布生境·云南主要分布于碧罗雪山、云岭山。生活于海拔 3 500～4 500 m 稀树灌丛或砾石地带,现多人工饲养。

采收加工·全年出产,夏季较多。秋末冬初的品质好,香气浓。可采用陷阱、绳索套、围捕和枪击等方法捕捉。加工时,用纱纸紧塞香囊口的小孔,握紧,再用利刀把香囊割下,用麻线扎紧囊口,去掉多余的皮肉和油脂,把毛剪断,立即加以干燥。就可以得到麝香成品。

性味归经·辛,温。归心、脾经。

功效·开窍醒神,活血通经,消肿止痛。

主治·用于热病神昏,中风痰厥,气郁暴厥,中恶昏迷,经闭,癥瘕,难产死胎,心腹暴痛,痈肿瘰疬,咽喉肿痛,跌扑伤痛,痹痛麻木。

用法用量·内服:0.03～0.1 g,多入丸、散。外用:适量。

宜忌·孕妇禁服。

区域民族用药经验·

1. **毒蛇咬伤**·麝香 0.5 g(药汤分次化服),重楼 9 g,白花蛇舌草 12 g。急煎服。

2. **膝关节痛**·用大蒜捣敷患部,然后用麝香、火草烧烤。

3. 半边瘫·麝香 0.5 g，红球姜、香芋、川芎、对节生各 25 g，苏子油适量。取上药晒干研细，加适量苏子油，炖热，备用。用棉花蘸取药液擦患处，并按摩，每日 1 次。

4. 胎死不下，胎衣不下·麝香 0.015 g，肉桂 6 g。研末，水冲服。

5. 头痛·麝香 0.1 g，山柰、香芋、红檀香、白檀香各 25 g。将上药共研成细粉用柠檬水拌匀，制成豌豆大药丸。用柠檬水吞服，每次 2 丸，日服 2 次。

现代研究·

化学成分：主要含有麝香酮、降麝香酮、胆甾醇等化学成分。

药理作用：具有抗炎、抗溃疡、抑菌、免疫调节等药理作用。

蛇蜕·Shetui

独龙族药名· bu(音：布)。

异名· 蛇皮、蛇退、长虫皮、龙衣、蛇壳。

来源· 游蛇科动物黑眉锦蛇 *Elaphe taeniura* Cope. 的蜕下的干燥表皮膜。

形态特征· 体形较大，全长可达 2 m 以上。头颈区分明显，上唇和咽喉部黄色，背面黄绿，灰绿或棕灰色，体前部背正中具黑色梯状横纹，体后黑色纵线延伸至尾末端，眼后具黑色眉纹，腹灰白色，但前端，尾部及体侧为黄色。眶前鳞 1(2)，其下方常有 1～2 枚小鳞，眶后鳞 2(3)；颞鳞 2(1,3)＋3(4,2,5)，上唇鳞 4～2～3(3～2～3,5～2～3)式。背鳞 25(23)～25(23,21)～19～(17)行，中段 9～17 行微棱；腹鳞 225～267；肛鳞 2 分，尾下鳞 76～122 对。

分布生境· 云南江河湖泽均有分布。主要栖息于江河湖泽中。

采收加工· 春末夏初或冬初采集，除去泥沙，干燥。

性味归经· 咸、甘，平。归肝经。

功效· 祛风，定惊，解毒，退翳。

主治· 用于小儿惊风，抽搐痉挛，翳障，喉痹，疔肿，皮肤瘙痒。

用法用量· 内服：2～3 g；研末吞服，0.3～0.6 g。

区域民族用药经验·

1. 急性脑血管病·蛇蜕皮 12 g(焙黄研细)，白龙须(八角枫根)3 g，青竹标 15 g，黄碯 20 g。药汤送服。1 日 1 剂。

2. 乳腺炎·蛇蜕 5 g，青皮、鲜橘叶各 10 g。煎服。

3. 腮腺炎·蛇蜕 3 g，蚯蚓 10 g。煎服。

4. 疥癣，皮肤瘙痒·蛇蜕 6 g，苦参 15 g，蛇床子 50 g，白矾 9 g。水煎烫洗。

现代研究·

化学成分：主要含骨胶原氨基酸、不饱和脂肪酸等化学成分。

药理作用：具有抗炎、抑制红细胞溶血等药理作用。

生姜·Shengjiang

独龙族药名· luŋ dʑin(音：伦整)。

异名· 姜。

来源· 姜科植物姜 *Zingiber officinale* Rosc. 的根茎。

形态特征· 直立草本，高 0.5～1 m。根茎肥厚，分枝多，具芳香与辛辣味。叶片披针形或狭披针形，长 15～30 cm，宽 2～2.5 cm，深绿色，两面无毛；无叶柄；叶舌微 2 裂，长 2～5 mm，膜质，无毛。穗状花序椭圆形，长 4～5 cm，从根茎基部抽出 1～2 枚；花序梗直立，长达 25 cm，具淡绿色鳞片，且上部鳞片具有或不具有小叶片；苞片卵形，长约 2.5 cm，淡绿色，先端具短尖头，边缘膜质而透明；小苞片与花

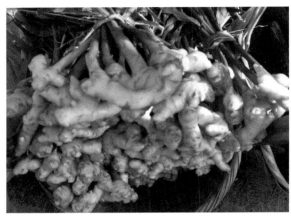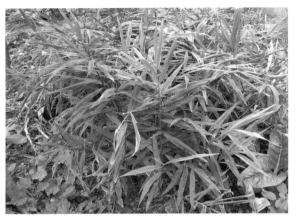

姜 *Zingiber officinale* Rosc.

萼等长;花萼管长约 1 cm;花冠管长 2~2.5 cm,黄绿色,裂片等长,背裂片披针形,长约 1.8 cm,宽 8 mm,侧裂片较狭;唇瓣中裂片倒卵形,长约 1.2 cm,具紫色条纹与黄色斑点,先端全缘,侧裂片(侧生退化雄蕊)狭卵形,长约 6 mm,宽 4 mm,与中裂片同色;雄蕊淡黄色,等长于唇瓣,花药长约 9 mm,药隔附属体钻状,长约 7 mm,紫黑色。花期秋季。

分布生境 · 云南热带地区野生或栽培。

采收加工 · 秋、冬季采挖。除去须根和泥沙,洗净,用时切厚片。

性味归经 · 辛,微温。归肺、脾、胃经。

功效 · 解表散寒,温中止呕,化痰止咳,解鱼蟹毒。

主治 · 用于风寒感冒,胃寒呕吐,寒痰咳嗽,鱼蟹中毒。

用法用量 · 3~10 g。

宜忌 · 阴虚内热及实热证禁服。

区域民族用药经验 ·

1. 哮喘,咳嗽,痰多 · 生姜配杏仁、胡桃、蜂蜜各 100 g。熬成饴糖,每次服 10 g。

2. 酒醉,伤风病 · 生姜配海椒、食盐熬水喝。

3. 风寒疼痛,恶寒发热 · 生姜 50 g,海椒、食盐各 10 g。水煎服。

4. 老人咳嗽 · 生姜熬水服。

5. 风寒外感 · 生姜加金竹叶、灯心草。熬水服。

6. 南星、半夏中毒 · 生姜舂烂,取汁服。

7. 久咳不止 · 生姜舂烂,捣汁,兑蜂糖水服。

8. 风寒感冒 · ①生姜 9 g。水煎加红糖适量趁热服。或加紫苏叶 6 g,葱白 2 根。水煎服。②生姜 10 g,野藿香 20 g,芸香草、陈皮各 15 g。红糖为引,熬水内服。

9. 小儿惊风 · 生姜 3 g,白酒草 9 g,青靛蓝 0.3 g。水煎服。

10. 胃痛、消化不良 · 鲤鱼 250 g,加胡椒、生姜、鸡内金、荸荠等少许。共煮汤服。

11. 急惊风 · 生姜 6 g,荆芥 5 g,土狗(蝼蛄去足)3 个,苍耳子 3 g。水煎服,每日 1 剂,日服 3 次。

12. 小儿蛔虫 · 生姜、薏苡仁根各 30 g。水煎服。

13. 细菌性痢疾 · 生姜 7 片,乌梅、黄连、翻白叶各 10 g,车前草 3 g。水煎内服。

14. 胃寒呕吐 · 生姜、丁香各 10 g,樟木 25 g,草豆蔻 15 g。每日 1 剂,水煎服。

15. 支气管哮喘，支气管炎，肺炎，咳嗽。生姜、绵草薢各 15 g，地胆草、大绿叶各 10 g。水煎服。

现代研究·

化学成分：主要含有挥发油、烷基酚类等化学成分。

药理作用：具有抗晕动症、降脂、降血糖、抗氧化、镇痛抗炎、抗真菌等药理作用。

水红木·Shuihongmu

独龙族药名· ri bv(音：丽补)。

异名·吊白叶、粉帕叶、炒面叶、揉白叶、粉桐叶、灰叶子、野灰靛叶、摸翻脸、翻脸叶、马番莲、抽刀红、捏面樟。

来源·忍冬科植物水红木 *Viburnum cylindricum* Buch. -Ham. ex D. Don. 的根、叶、花。

形态特征·常绿灌木至小乔木，高可达 8～15 m。幼枝被微毛，老枝红褐色，变无毛，疏生皮孔；冬芽有 1 对芽鳞，芽鳞具腺点。叶片坚纸质至革质，揉之出现白色斑痕，椭圆形至长圆形或卵状长圆形，长 6～16 cm，宽 3～5 cm，粗壮枝上的叶片较薄，长可达 17～30 cm，宽 10 cm，先端渐尖至骤然渐尖，基部狭窄至宽楔形，全缘或在中、上部常具少数不整齐疏齿，叶面暗绿色，具光泽，背面淡绿色，疏被暗色腺点，近基部两侧有 1 至数个腺体，两面无毛，或背面有时脉腋有簇聚毛，侧脉每边 3～8 条，近叶缘网结，与中脉在叶面凹陷，在背面突起，脉网上不明显，下面明显；叶柄长 1～5 cm，腹面具槽，略被微柔毛至无毛。花序聚伞状近伞房形或复伞形，直径 7～18 cm，被微毛至仅有微小腺点，总梗长 2.5～4.5 cm，第一级辐射枝通常 7 条；花通常着生于第三级辐射枝上；萼筒长约 1.5 mm，具细小腺点，萼檐具不明显的 5 齿；花冠白色或带粉红色，筒状钟形，长 4～6 mm，花冠裂片长约 1 mm，直伸；雄蕊 5，伸出花冠长约 3 mm。核果卵状球形，长约 5 mm，先红后紫黑；核扁，背具 2、腹具 1 浅槽。花期 6～7 月，果期 8～10 月。

分布生境·除滇南热区以外，云南各地均产。生于海拔 1 120～3 200 m 的阳坡常绿阔叶林或灌丛中。

采收加工·根：全年可采，鲜用或晒干备用。叶：全年可采。花：夏季采摘，阴干。

性味归经·根：微苦、涩，凉。叶：味苦、涩，平。花：味苦，凉。

功效·根：清热解毒。花：润肺止咳。叶：利湿解毒，活血。

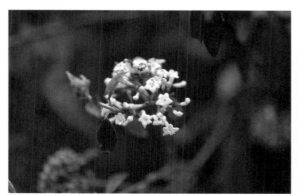 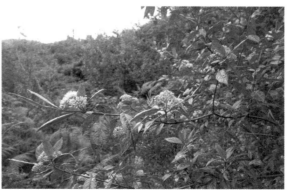

水红木 *Viburnum cylindricum* Buch. -Ham. ex D. Don

主治 · 根:用于痢疾,泄泻,疝气,痛经,跌打损伤,淋证,痈肿疮毒,皮癣,口舌生疮,烧伤。花:用于肺燥咳嗽。叶:用于赤白痢疾,泄泻,疝气,痛经,跌打损伤,尿路感染,痈肿疮毒,皮癣,口腔炎,烫火伤。

用法用量 · 叶:煎汤,15~30g;或捣汁含服。外用:鲜品捣敷;或干品研末调敷;或煎水洗。花:内服:煎汤,9~15g;或泡酒。根:内服:煎汤,15~30g;或泡酒。

区域民族用药经验 ·

1. 皮肤瘙痒,疮痈肿毒 · 水红木、大荨麻、绣球防风、千里光各15g。水煎服。

2. 肝硬化腹水 · 水红木根30g,五凤朝阳草、败酱草、刺五加皮各15g,小红参10g。红糖为引,水煎服。

3. 黄疸型肝炎 · 水红木根30g,红花龙胆、马蹄香各15g,虎掌草根10g,红糖适量。水煎服。

4. 急性支气管炎 · 水红木叶、雪灵芝、牡蒿、生甘草各15g,金荞麦20g,石椒草10g。水煎服。

5. 痢疾,急性肠炎 · 水红木叶10g,一点红15g。水煎服。

6. 疮痈肿毒,皮炎,湿疹 · 水红木、绣球防风、四方蒿各15g,千里光20g。水煎服,并湿敷患处。

7. 尿路感染 · 水红木15g,蜈蚣草块根30g。水煎服。

8. 病毒性肝炎 · 水红木根30g,马蓝、虎杖、马蹄香、白绿叶各15g,五味子10g,红糖适量。水煎服。

9. 湿疹,过敏性皮炎 · 水红木、九子不离母、秦皮各15g,千里光20g,飞扬草、黄果茄果各10g,生甘草6g。水煎服。

10. 肠炎痢疾腹痛 · 水红木叶、毛大丁草根各15g,金鸡豇豆30g。水煎服。

11. 痢疾,肠炎 · 水红木、朝天罐根、毛大丁各15g。水煎服。

12. 跌打损伤 · 水红木根30~60g。泡酒服。

13. 腰肌劳损 · 水红木15g,疯姑娘5~7片,山红花根10g,红糖适量。水煎服。

14. 食积,胃痛,腹胀 · 水红木与大叶南木香等份研末。开水送服,每次3g,每日3次。

15. 跌打损伤,烧烫伤,皮癣 · 水红木叶适量。捣烂外包患处。

16. 口腔炎 · 水红木鲜品绞汁涂搽患处。

17. 烧烫伤,跌打肿痛 · 水红木鲜叶适量。捣烂外敷患处。

18. 癣 · 水红木、构皮各等量。研末,用菜油调搽。

现代研究 ·

化学成分: 主要含有三萜、二萜、环烯醚萜和黄酮、皂苷、甾醇和木质素等化学成分。

药理作用: 具有抗氧化的药理作用。

松 · Song

独龙族药名 · sɯ ɹu ɕiŋ(音:苏鲁新)。

异名 · 猪鬃松、松毛、山松须、松针、黄松木节、油松节、松郎头。

来源 · 松科植物云南松 *Pinus yunnanensis* Franch. 的松节、松针、松脂。

形态特征 · 常绿乔木,高达30m,胸径1m。树皮褐灰色,裂成不规则鳞块状脱落;枝开展,稍下垂;一年生枝粗壮,淡红褐色,无毛,二、三年生枝上苞片状的鳞叶脱落露出红褐色内皮;冬芽红褐色。针叶通常3针一束,柔软,稍下垂。叶鞘宿存。雄球序聚生于当年生小枝的下部,黄色,圆柱形,外有一苞片承托;雌球序单生,近于幼枝顶端,鳞片紫褐色。球果圆锥状卵形,成熟时张开,基部宽,有短柄;鳞盾肥厚,稍

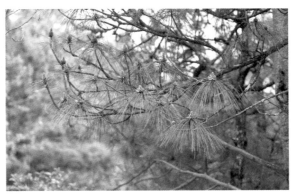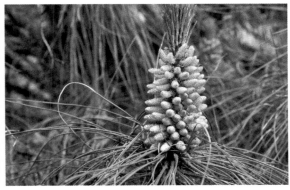

云南松 *Pinus yunnanensis* Franch.

平或隆起;鳞脐微凹或微凸,有短刺;种子近卵圆形或倒卵圆形,黄褐色,有翅。花期 3～4月,果期 11～12 月。

分布生境 · 云南分布较广,东至富宁、南至蒙自及普洱,西至腾冲,北至香格里拉以北。其中以金沙江中游、南盘江中下游及元江上游最为密集。垂直分布自海拔 1 000～3 000 m 组成纯林或与华山松、云南油杉、旱冬瓜及栎类树种组成混交林。

采收加工 · 松节全年可采,于伐倒的松树上,收集锯下的瘤状节,晒干。松针鲜用。松脂通常选择生长 7～15 年树木,在树干基部用利刀自皮部割至边材部,挖洞或切成"V"字形、螺旋形地割刻,则油树脂源源流出,收集油树脂,加水蒸馏,使松节油馏出,残渣冷凝固,即香松脂。

性味归经 · 松节:苦,温;归肝、肾经。松针:苦,温;归心、脾经。松脂:苦、甘、温;归心、脾、胃经。

功效 · 松节:祛风燥湿,舒筋通络,活血止痛。松针:祛风燥湿,杀虫止痒,活血安神。松脂:祛风燥湿,排脓拔毒,生肌止痛。

主治 · 松节:用于风湿关节痛,腰腿痛,大骨节病,跌打肿痛。松针:用于风湿痿痹,脚气,湿疮,癣,风疹瘙痒,跌打损伤,神经衰弱,慢性肾炎,高血压病,预防乙脑、流感。松脂:用于痈疽恶疮,瘰疬,瘘症,疥癣,白秃,疬风,痹症,金

疮,扭伤,妇女白带,血栓闭塞性脉管炎。

用法用量 · 松节:内服:煎汤,9～15 g;或浸酒。外用:浸酒涂擦。松针:内服:煎汤,9～15 g(鲜叶 50～100 g);或浸酒。外用:煎水洗。松脂:内服:3～9 g,入丸、散;或浸酒服。外用:适量,入膏药;或研末敷患处。

宜忌 · 阴虚血燥者慎服。

区域民族用药经验 ·

1. 风湿痹痛 · 松节、清风藤、虎杖各 9 g。煎服。

2. 烧伤,白带 · 松节 15～30 g。水煎服。

3. 急性软组织损伤 · 松节、叶下花(追风箭)各 20 g。水煎服,每日 1 剂,日服 3 次。

4. 四肢关节痛 · 松节、紫饭豆、海风藤、三角枫各 15 g,芦子藤、透骨草各 10 g。泡酒1 000 mL,每次 10 mL 内服。

5. 风湿关节痛 · 鲜松节 12 g。煎服。

6. 疥癞疮 · 松脂 15～30 g。研末,搽患处。

7. 肾炎,关节炎,预防流感、流脑 · 松针、车前草各 15 g,淡竹叶 10 g。煎汤服。

8. 夜盲症 · 松针洗净捣烂,加等量水煎汁。每服 200 mL,每日 3 次。

9. 麻疹中晚期(恢复期) · 鲜松针 5 g,牛筋草、灯心草各 15 g。水煎服,每日 1 剂,连用3 剂。亦可煎水外洗。

现代研究·

化学成分：主要含有挥发油类、黄酮类、氨基酸类及维生素类化学成分。

药理作用：具有抑菌消炎、降血压、降血脂、抗疲劳、延缓衰老、抗肿瘤等药理作用。

松萝·Songluo

独龙族药名·si mu sən（音：西木森）。

异名·女萝、松上寄生、松落、树挂、天棚草、雪风藤、山挂面、龙须草、天蓬草。

来源·松萝科植物长松萝 *Usnea longissima* Ach. 和节松萝 *Usnea diffracta* Vain. 的地衣体（叶状体）。

形态特征·1. 长松萝·全体成线状，长可达100 cm 左右。基部着生于树皮上，下垂。不分歧，密生细小而短的侧枝，长约 1 cm。全体灰绿色，外皮部质粗松，中心质坚密。子器稀少，皿状，生于枝的先端。

2. 节松萝·全体淡灰绿色，长丝状，垒长10～40 cm，成二叉式分枝，基部较粗，径 1～1.5 mm，愈近前端分枝愈多愈细，枝体平滑，无粉芽或针芽，表面有很多白色环状裂沟，横断面可见中央有线状强，韧性的中轴，具弹性，可拉长，由菌丝组成，其外为藻环，常由环状沟纹分

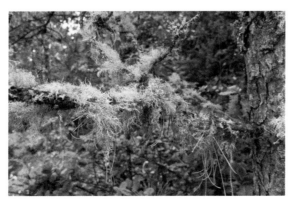

长松萝 *Usnea longissima* Ach.

离成短筒状。菌层产少数子囊果，子囊果盘状，褐色，子囊棒状，内生 8 个椭圆形子囊孢子。

分布生境·长松萝：云南中部、西北部及东北部地区有分布。生于阴湿的林中，附生于针叶树上。节松萝：云南各地均有分布。生于阴湿的林中，附生在针叶树上。

采收加工·全年可采。去杂质，晒干备用。

性味归经·甘、苦，平。有小毒。归心、肾、肺经。

功效·清热解毒，止咳化痰。

主治·用于肺结核，慢性支气管炎；外用治创伤感染，术后刀口感染，化脓性中耳炎，疮疖，淋巴结结核，乳腺炎，烧伤，子宫颈糜烂，阴道滴虫。

用法用量·内服：5～15 g。外用：适量，研末外敷；或煎水洗患处。

区域民族用药经验·

1. 小儿上感·松萝（茶树上寄生的最佳）、灯台树（皮）、纤花耳草、大百部（根）、马鞭草各10 g。水煎服。每日 1 剂，连服 3 剂。

2. 百日咳·松萝 20～30 g。煎水内服。

3. 肿痛，精神病·松萝 10～20 g。研末，冲开水服。

4. 风湿关节炎·松萝、长花铁线莲各15 g，五味子藤 30 g，桃儿七根 6 g，秦艽 10 g。水煎服；或泡酒服。

5. 咳嗽痰多·松萝、岩白菜、生甘草各10 g，吉祥草 15 g，五味子 6 g。水煎服。

6. 化脓性感染·松萝、千里光各 15 g，土大黄 10 g。水煎服。

7. 月经不来·松萝、石胆草各 25 g，卷柏30 g，松树内白皮 20 g，红糖 50 g，炒糯米 15 g。水煎服。

8. 九子病·松萝、核桃皮各 20 g，刺包菜根 25 g。煎服，蜂蜜为引。

现代研究·

化学成分：主要含有含巴尔巴地衣酸、松

萝酸、地弗地衣酸、树花地衣酸、地衣聚糖等化学成分。

药理作用：具有解毒、抑制白色念珠菌和阴道滴虫等药理作用。

獭肝 · Tagan

独龙族药名 · ∫vi raǝe（音：随让；意：吃鱼的动物）。

异名 · 水獭肝。

来源 · 鼬科动物水獭 *lutra lutra* L. 的肝脏。

形态特征 · 体细长呈圆筒状，长 60～80 cm，体重 2～7.5 kg；雄较雌大。头部宽而稍扁，吻端短粗，须粗硬，鼻垫小，眼小，耳小而圆。四肢粗短，趾间具蹼。爪短，侧扁而尖锐；下颌中央有数根短的硬须；在前肢腕垫后面有较短的刚毛数根。尾长，超过体长之半。全身毛短而密，有光泽。上唇白色，颊两侧及颈下为污白色。腹毛较长呈栗棕色，余者毛色为棕褐色或咖啡色。

分布生境 · 云南主要分布于高黎贡山。生活于海拔 1500 m 以下河谷岸边洞穴。

采收加工 · 全年均可捕捉。捕杀后，剖腹，取出肝脏，去净油脂，洗净血液及污物，悬挂通风处阴干。

性味归经 · 甘、咸，温。归肺、肝、肾经。

功效 · 益肺，补肝肾，明目，止血。

主治 · 用于虚劳羸瘦，肺虚咳嗽，肺结核，潮热盗汗，目翳，夜盲，咯血，便血。

用法用量 · 内服：煎汤，3～6 g；或入丸、散。

区域民族用药经验

1. **肺结核，夜盲，角膜翳** · 将干燥的獭肝研细末，每次 3～6 g，日服 2 次。

2. **肝气痛** · 獭肝、沉香适量。作散剂服。

3. **肺痨潮热盗汗** · 獭肝 6 g，蛤蚧、冬虫夏草各 15 g，海龙、天冬、百合、麦冬各 9 g，地骨皮

12 g。水煎服。

4. **咳嗽，咯血** · 獭肝 6 g，冬虫夏草 15 g，仙鹤草、石斛各 9 g，白及 12 g。水煎服。

5. **虚劳咳嗽** · 水獭肝烧灰，酒送服。

6. **肠痔出血** · 水獭肝烧为末，每服 3 g，水送下。

太白茶 · Taibaicha

独龙族药名 · Iʌ gʌ Iʌ dʒʌ（音：腊嘎腊加）。

异名 · 蛔样地衣、高山白茶、石白茶、地茶、太白针。

来源 · 地茶科植物雪地茶 *Thamnolia vermicularis*（Sw.）Ach. 的地衣体。

形态特征 · 地衣体树枝状，白色，略带灰色，高 3～7 cm。多分叉，2～3 叉或单枝上具小刺状分叉，长圆条形或扁带形，粗 1～2 mm，渐尖，

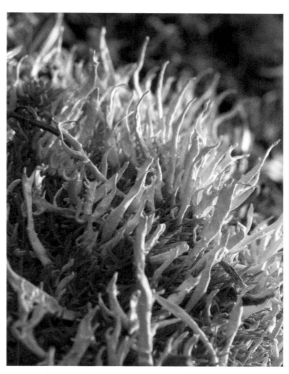

雪地茶 *Thamnolia vermicularis*（Sw.）Ach.

体表有皱纹凹点,中空。

分布生境· 云南分布于滇西北和滇东北。生于海拔 3 800 m 的高寒山区草地、流石滩上。

采收加工· 积雪融化后采收,拔起全株,除去基部苔藓状物及杂草,晒干。

性味归经· 甘、苦、淡,凉。归肺、胃、心、肝经。

功效· 清热生津,醒脑安神。

主治· 用于中暑,心烦口渴,肺热咳嗽,阴虚潮热,癫痫,失眠,目疾。

用法用量· 内服:煎汤、9～15 g;或泡茶。

区域民族用药经验·

1. 神经衰弱· 太白茶、鹿衔草各 9 g,羊角参 6 g。黄酒为引,水煎服。

2. 癫痫狂躁· 太白茶、朱砂七各 9 g。水煎服。须久服。

3. 高血压· 太白茶、羊角参、小晕鸡头各 15 g。水煎服。

现代研究·

化学成分:主要含有雪茶素、雪茶酸、鳞片酸、羊角衣酸等化学成分。

桃·Tao

独龙族药名· sw mu(音:苏木)。

异名· 桃实。

来源· 蔷薇科植物桃 *Prunus persica* L. 的种子(桃仁)、花、叶。

形态特征· 乔木,高 4～8 m。树冠宽广而平展;树皮暗红褐色,老时粗糙呈鳞片状;小枝细长,无毛,有光泽,绿色,向阳处转变成红色,具大量小皮孔;冬芽圆锥形,顶端钝,外面被短柔毛,常 2～3 个簇生,中间为叶芽,两侧为花芽。叶片长圆状披针形,椭圆状披针形或倒卵状披针形,长 7～15 cm,宽 2～3.5 cm,先端渐尖,基部宽楔形,上面无毛,背面在脉腋间具少数短柔毛或无毛,边缘具细锯齿或粗锯齿,齿端具腺体或无腺体;叶柄粗壮,长 1～2 cm,常具 1 至数枚腺体,有时无腺体。花单生,先于叶开放,直径 2.5～3.5 cm;花梗短或几无花梗;萼筒钟形,被短柔毛,稀几无毛,绿色而具红色斑点,萼片卵形至长圆形,顶端钝圆,外面被短柔毛;花瓣长圆状椭圆形至宽倒卵形,粉红色,罕为白色;雄蕊 20～30,花药绯红色;花柱几与雄蕊等长或稍短;子房被短柔毛。果实形状与大小均有变异,卵形,宽椭圆形或扁圆形,直径 3～12 cm,长几与宽相等,色泽变化由淡绿白色至橙黄色,常在向阳面具红晕,外面密被短柔毛,稀无毛,腹缝明显,果梗短而深入果注;果肉白色,浅绿白色,黄色,橙黄色或红色,多汁,有香味,甜或酸甜;核大,离核或黏核,椭圆形

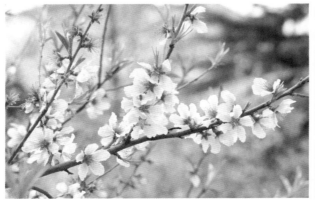
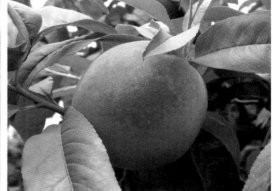

桃 *Prunus persica* L.

或近圆形,两侧扁平,顶端渐尖,表面具纵、横沟纹和孔穴。种仁味苦,稀味甜。花期 3～4月,果期通常 8～9 月,且常因品种而异。

分布生境·云南各地均有栽培。生于海拔800～1200 m 的山坡、山谷沟底或荒野疏林及灌丛内。

采收加工·果实:果实成熟时采摘。种子:果实成熟后采收,除去果肉及核壳,取出种子,晒干。花:开花时采收,阴干。叶:夏秋采收,鲜用或晒干。

性味归经·果实:甘、酸、温;归肺、大肠经。种子:苦、甘、平;归心、肝、大肠经。花:苦、平;归心、肝、大肠经。叶:苦、辛、平;归脾、肾经。

功效·果实:生津,润肠,活血,消积。种子:活血祛瘀,润肠通便。花:利水,活血化瘀。叶:祛风清热;杀虫。

主治·果实:用于津少口渴,肠燥便秘,闭经,积聚。种子:用于经闭,痛经,癥瘕痞块,跌扑损伤,肠燥便秘。花:用于水肿,脚气,痰饮,利水通便,砂石淋,便秘,闭经,癫狂,疮疹。叶:用于头风,头痛,风痹,疟疾,湿疹,疮疡,癣疮。

用法用量·果实:内服:适量,鲜食;或作脯食。外用:适量,捣敷。种子:4.5～9 g。花:内服:煎汤,3～6 g;或研末,1.5 g。外用:适量,捣敷;或研末调敷。叶:内服:煎汤 3～6 g。外用:煎水洗;或捣敷。

宜忌·不宜久服,孕妇禁服。

区域民族用药经验·

1. 卒然心痛·桃仁 7 枚(去皮尖)。研烂和滚水服之即止。

2. 疮痛·未成熟而萎死的桃子。炒黄研细末,调香油搽患处。

3. 湿疹,痔疮,皮肤瘙痒·桃叶适量。煎汤熏洗。

4. 疟疾·未成熟而萎死的桃 7 个,杨柳尖、青蒿尖各 3 个。水煎服。

5. 产后血闭·桃仁 20 枚(去皮、尖),藕一块。水煎服之。

6. 产后恶露不净,脉弦滞涩者·桃仁、当归、沙糖(炒炭)各 9 g,赤芍、桂心各 4.5 g。水煎,去渣温服。

7. 疠子疮·桃花熬水服。同时以桃叶舂烂外敷。

8. 干疮·桃叶熬水洗。

9. 高血压病,高热·桃叶、马鞭草、吊柳叶、竹叶菜、紫薇叶、黄花蒿、柿叶、毛毛蒿各 15 g,葛根 50 g。煎服。

10. 小儿头生白秃,发不生出·桃叶、香椿、楸叶适量。捣烂取汁敷患处。

现代研究·

化学成分:主要含有脂肪油、苷类化学成分。

药理作用:具有增加循环系统血流量、润肠缓下等药理作用。

天麻·Tianma

独龙族药名· gv muq rv'ng ang(音:戈木热安;意:野洋芋)。

异名·赤箭、木浦、明天麻、定风草根、白龙皮。

来源·兰科植物天麻 *Gastrodia elata* Bl. 的块茎。

形态特征·植株高 30～100 cm,有时可达 2 m。根状茎肥厚,块茎状,椭圆形至近哑铃形,肉质,长 8～20 cm,直径 3～7 cm,具较密的节,节上密生许多三角状宽卵形的鳞片。茎直立,红色、橙黄色、黄色、灰棕色或蓝绿色,无绿叶,但疏生 5～6 枚膜质鞘。总状花序长 5～50 cm,通常具 30～50 余朵花,有时多达 100 朵以上;花苞片长圆状披针形,长 1～1.5 cm,膜质;花梗和子房长 7～12 mm,略短于花苞片;花扭转,红色、橙黄、淡黄、蓝绿或黄白色,近直立;

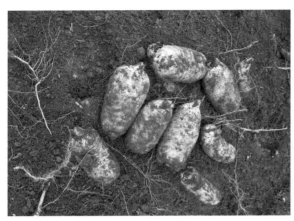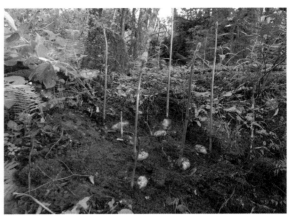

天麻 *Gastrodia elata* Bl.

萼片和花瓣合生成的花被管长约 1 cm,直径 5~7 mm,近斜卵状圆筒形,顶端具 5 枚裂片,但前方亦即两枚侧萼片合生处的裂口深达 5 mm,管的基部向前方凸出呈囊状;外轮裂片(萼片离生部分)卵状三角形,先端钝;内轮裂片(花瓣离生部分)近长圆形,较小;唇瓣长圆状卵圆形,长 6~7 mm,宽 3~4 mm,3 裂,基部贴生于蕊柱足末端与花被管内壁上并有一对肉质胼胝体,上部离生,上面具乳突,边缘有不规则短流苏;蕊柱长 5~7 mm,有短的蕊柱足。蒴果倒卵状椭圆形,长 1.4~1.8 cm,粗 8~9 mm。花果期 5~7 月。

分布生境 · 云南产于滇西和西北(贡山独龙江、维西、香格里拉、丽江、下关、洱源)、滇东北(彝良)。腐生于海拔 1 950~3 000 m 的疏林下、林缘、林间草地、灌丛、沼泽草丛、火烧迹地中。

采收加工 · 立冬后至次年清明前采挖,洗净,用清水或白矾水略泡,刮去外皮,水煮或蒸透心,切片,摊干晾干。

性味归经 · 甘、辛,平。归肝经。

功效 · 平肝熄风,止痉。

主治 · 用于头痛眩晕,肢体麻木,小儿惊风,癫痫抽搐,破伤风。

用法用量 · 3~9 g。

区域民族用药经验 ·

1. 偏正头痛,眩晕,风湿麻木,中风惊痫 · 天麻 9~15 g。水煎服。

2. 蚂蚁、蚊子、毒蛇咬伤 · 天麻加雄黄适量。研末敷伤口。

3. 小儿高热惊厥 · 天麻、桑叶各 9 g,全蝎 3 g,菊花 6 g,钩藤 12 g。水煎服。

4. 头发脱落 · 天麻、当归、黄芪各 12 g,熟地 9 g。水煎服。

5. 眩晕头痛 · 天麻、黄芩、茯神、钩藤、栀子、杜仲、夜交藤、牛膝、益母草、桑寄生适量。水煎服。

6. 偏头痛 · 天麻 15 g,白芷 12 g,川芎、白花蛇、地龙各 9 g。水煎服。

7. 慢性风湿性关节炎 · 天麻、秦艽、羌活、牛膝、杜仲等适量。水煎服。

现代研究 ·

化学成分:主要含有酚类、苷类、多糖类、有机酸类、甾醇类化学成分。

药理作用:具有镇静催眠、镇痛、抗癫痫、改善记忆抗痴呆、对心血管和增强免疫等药理作用。

制剂:1. 茯蚁参酒 成分:天麻、茯苓、卷柏、当归、千年健、党参、黑蚂蚁、黄芪、竹节参、三七。功效主治：益肾健脾，养心安神。用于失眠。

2. 平眩胶囊。成分：天麻、万丈深、楤木、黄精、三七、猪殃殃、仙鹤草。功效主治：滋补肝肾，平肝潜阳。用于肝肾不足，肝阳上扰所致眩晕，头痛，心悸耳鸣，失眠多梦，腰膝酸软。

天南星 · Tiannanxing

独龙族药名 · bən bʌ hʌ（音：本巴哈；意：蛇毒草）。

异名 · 南星、白南星、山苞米、蛇包谷、山棒子。

来源 · 天南星科植物一把伞南星 *Arisaema erubescens*（Wall.）Schott 的块茎。

形态特征 · 多年生草本。雌雄异株。块茎扁球形，直径可达 10 cm，鳞叶下部管状，上部披针形，最内面的长 15～20 cm，绿白色，有紫褐色斑块。叶 1，叶柄长 40～80 cm，至中部鞘状，下部粉绿色，上部绿色，有时具斑纹；叶片放射状分裂，裂片 11～20，披针形，无柄，长 8～24 cm，宽 6～35 cm，长渐尖，具长达 7 cm 的线形长尾。表面深绿色，背面淡粉绿色；侧脉上升，与中肋成极小的锐角，较不明显。花序柄短于叶柄，长 30～50 cm，具褐色斑纹。佛焰苞绿色或绿紫色至深紫色，背面有清晰的白色条纹，直立；管部狭圆柱形，长 4～8 cm，直径 9～

20 mm，喉部稍外卷或否；檐部三角状卵形至长圆状卵形，长 4～7 cm，宽 2.2～6 cm，先端渐狭，具长 5～15 cm 的线形尾尖。肉穗花序单性；雄花序长 2～2.5 cm，花密；雌花序长 2 cm，粗 6～7 mm；附属器淡绿色，棒状，向两头渐狭，长 2～4 cm，中部粗 2.5～5 mm，先端钝，光滑，稍伸出喉外，雌花序的附属器下部 0.5～1 cm，具钻形中性花（长 3～4 mm，有时分叉），雄花序附属器有时无中性花。雄花青紫色或暗褐色，雄蕊 2～4，具短柄，药室近球形，顶孔开裂成圆形。雌蕊卵圆形，柱头无柄。果序柄下弯。浆果红色，种子 1～2，球形，淡褐色。花期 5～7 月。

分布生境 · 云南大部分地区有分布。生于海拔 1 100～3 200 m 的林下、灌丛、草坡或荒地。

采收加工 · 秋、冬季茎叶枯萎时采挖，除去须根及外皮，干燥。

性味归经 · 苦、辛，温。有毒。归肺、肝、脾经。

功效 · 燥湿化痰，祛风止痉，散结消肿。

主治 · 用于顽痰咳嗽，风痰眩晕，中风痰壅，口眼歪斜，半身不遂，癫痫，惊风，破伤风。生用外治痈肿，蛇虫咬伤。

用法用量 · 一般炮制后用，3～9 g。外用：生品适量，研末以醋或酒调敷患处。

宜忌 · 孕妇慎用。

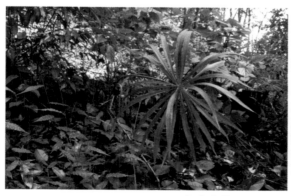
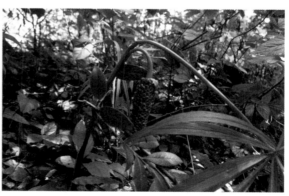

一把伞南星 *Arisaema erubescens*（Wall.）Schott

区域民族用药经验 ·

1. 乳房有包块 · 天南星、独角莲、穿山虎各适量。捣烂敷患处。

2. 疗疮痈肿,疮疡肿毒,毒蛇咬伤,神经性皮炎,慢性面神经麻痹 · 天南星 10 g。水煎内服。外用适量,捣烂敷患部或捣烂取汁搽患部。

3. 面神经麻痹 · 鲜南星磨醋取汁,于睡前搽患侧,每晚 1 次。

4. 风寒湿痹,肢体关节疼痛剧烈,遇寒冷则疼痛加剧 · 天南星、草乌、雪上一枝蒿各 20 g,大麻药、千年健各 15 g。白酒 500 mL 浸泡 1 周,外擦患处,每日 2 次。有毒忌内服。

5. 带状疱疹,疼痛瘙痒 · 天南星 5 g,白头翁、万丈深根、狗屎兰花根各 25 g。泡清酒服。

现代研究 ·

化学成分: 主要含有生物碱、环二肽、胡萝卜苷、氨基酸等化学成分。

药理作用: 具有祛痰、抗肿瘤、镇静、抗心律失常、抗氧化等药理作用。

獾膏 · Tuangao

独龙族药名 · mə tʃv(音:墨丘)。

异名 · 猪獾油、獾油。

来源 · 鼬科动物猪獾 *Arctonyx collaris* F. Cuvier 的脂肪油。

形态特征 · 体长 60～70 cm,重约 10 kg。体形粗实肥大,四肢短,耳壳短圆,眼小鼻尖,颈部粗短,前后足的趾均具强有力的黑棕色爪,前爪比后爪长。鼻端具有发达的软骨质鼻垫,类似猪鼻;四肢较粗而强,趾端均生有强而粗的长爪,爪长近似趾长。

分布生境 · 云南主要分布于高黎贡山。生活于海拔 2 500 m 以下沟谷林缘及农耕地。掘洞而居,夜间活动。

采收加工 · 冬季捕捉,宰杀后,剖腹,取出脂肪,用小火炼出油,冷去后呈膏状。

性味归经 · 甘,平。归肺经。

功效 · 润肺止咳,除湿解毒。

主治 · 用于肺痿,咳逆上气,秃疮,顽癣,痔疮,臁疮。

用法用量 · 内服:酒冲,适量。外用:适量,涂搽。

区域民族用药经验 ·

1. 烫伤,烧伤,胃溃疡 · 涂猪獾脂肪提取的油脂。

2. 头生白秃及牛皮癣 · 大枫子、木鳖子、牛耳大黄、木槿皮、花椒适量,共为末;调猪獾油涂。

五灵脂 · Wulingzhi

独龙族药名 · wə dʒi(音:喔急)。

异名 · 黄足鼯鼠、橙足鼯鼠。

来源 · 松鼠科动物复齿鼯鼠 *Trogopterus xanthipes* Milne Edwards 的干燥粪便。

形态特征 · 形如松鼠,但较松鼠略大,为中等的一种鼯鼠。体长 20～30 cm,体生 250～400 g。头宽,吻较短。眼圆而大,耳壳显著,耳基部前后方生有黑色细长的簇毛。前后肢间有皮膜相连。尾呈扁平状,略短于体长,尾毛长而蓬松。全身背毛为灰黄褐色,毛基部黑灰色,上部黄色,尖端黑褐色。颜脸部较淡,为灰色,耳同身色。腹部毛色较浅。毛基灰白色,毛尖黄棕色。皮膜上下一与背腹面色相同,唯侧缘呈鲜橙黄色。四足色较深,为棕黄色。尾为灰黄色,尾尖有黑褐色长毛。

分布生境 · 云南分布于滇西北一带。栖息于有柏树的山地,筑窝于岩石陡壁上的石洞或岩缝中。

采收加工 · 全年可采,但在春、秋季为多,春季采者品质较佳。采得后,拣净砂石、泥土等杂

质,晒干。按形状的不同常分为"灵脂块"及
"灵脂米"。

性味归经 · 苦、甘,性温。归肝、脾经。

功效 · 活血止痛,化瘀止血,消积解毒。

主治 · 用于心腹血气诸痛,妇女闭经,产后瘀
滞腹痛,崩漏下血,小儿疳积,蛇蝎蜈蚣咬伤。

用法用量 · 内服:煎汤,5～10 g;或入丸、散。
外用:适量,研末撒或调敷。

宜忌 · 孕妇慎服。

区域民族用药经验 ·

1. 痫痛 · 五灵脂、炒蒲黄各等份,麝香少
许。上为末,炼蜜和丸如梧桐子大。每服 1
丸,醋汤下。

2. 骨折肿痛 · 五灵脂、白及各 50 g,乳香、
没药各 9 g。上药为末,热水同香油调涂患处。

3. 毒蛇咬伤 · 五灵脂 50 g,雄黄 25 g。同
为末,以酒调 6 g 灌之,药滓敷咬处。

4. 重舌,喉痹 · 五灵脂 50 g。为细末,用
米醋一大碗煎,旋噙漱口。

5. 恶血牙痛 · 五灵脂 50 g,川椒 15 g。共
末,擦患处。

现代研究 ·

化学成分:主要含有醇类、酮类、烯类、脂
肪酸及其酯类、萜烯等化学成分。

药理作用:具有抑菌抗炎、活血化瘀、抗溃
疡、调节免疫和抗应激损伤等药理作用。

狭眼凤尾蕨 · Xiayanfengweijue

独龙族药名 · mu rəm ʃ lu(音:木伦什卢)。

来源 · 凤尾蕨科植物狭眼凤尾蕨 *Pteris
biaurita* L. Sp. 的全草。

形态特征 · 多年生草本,高 70～120 cm。根茎
木质,直立,顶端密被线状披针形鳞片。叶簇
生;叶柄长 40～60 cm,无毛,基部淡褐色,上部
禾秆色至淡绿色;叶片厚纸质,无毛,长圆状卵
形,长 40～50 cm,宽 25～30 cm,二回羽状深裂
或基部三回羽状深裂;羽片 8～10 对,对生,有
短柄,下部的斜展,上部的无柄,阔披针形,长
15～20 cm,宽 3～5 cm,顶端长尾尖,篦齿状深
羽裂达羽轴两侧的宽翅,基部 1 对羽片的基部
分叉;裂片 20～25 对,互生,镰刀状阔披针形,
长 1.8～3 cm,宽 5～7 mm,全缘;羽轴呈禾秆
色,叶脉明显,裂片基部上侧小脉与前面裂片
基部下侧小脉连成弧形脉,在羽轴两侧形成 1
行狭长的网眼,网眼外的小脉分离。孢子囊群
线形,沿裂片边缘延伸,裂片先端不育;囊群盖
线形,膜质,全缘。

分布生境 · 云南分布于热带、亚热带地区。生
于海拔 600～2 000 m 的林下或林缘。

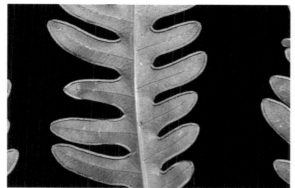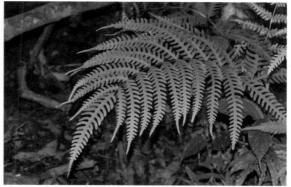

狭眼凤尾蕨 *Pteris biaurita* L. Sp.

采收加工·全年均可采挖。洗净,晒干。

性味归经·苦,寒。归胃、大肠经。

功效·止血,收敛,止痢。

主治·用于痢疾,肠炎及外伤出血。

用法用量·内服:煎汤,6～15 g。外用:适量,研末敷。

香樟·Xiangzhang

独龙族药名· tʃu(音:秋)。

异名·樟木、乌樟、油樟、香通、芳樟。

来源·樟科植物樟 *Cinnamomum camphora* (L.) Presl 的根。

形态特征·常绿乔木,高 20～30 m。树皮灰褐色或黄褐色,纵裂;小枝淡褐色,光滑;枝和叶均有樟脑味。叶互生,革质,卵状椭圆形以至卵形,长 6～12 cm,宽 3～6 cm,先端渐尖,基部钝或阔楔形,全缘或呈波状,上面深绿色有光泽,下面灰绿色或粉白色,无毛,幼叶淡红色,脉在基部以上 3 出,脉腋内有隆起的腺体;叶柄长 2～3 cm。圆锥花序腋生;花小,绿白色或淡黄色,长约 2 mm;花被 6 裂,椭圆形,长约 2 mm、内面密生细柔毛;能育雄蕊 9,花药 4 室;子房卵形,光滑无毛,花柱短;柱头头状。核果球形,宽约 1 cm,熟时紫黑色,基部为宿存、扩大的花被管所包围。花期 4～6 月,果期 8～11 月。

分布生境·云南分布于昆明至河口铁路沿线一带。生于山坡或沟谷中,常有栽培。

采收加工·春、秋季采挖。洗净,切片,晒干。不宜火烘,以免香气挥发。

性味归经·辛,温。归肝、脾经。

功效·理气活血,除风湿。

主治·用于上吐下泻,心腹胀痛,风湿痹痛,跌打损伤,疥癣瘙痒。

用法用量·内服:煎汤,12～16 g;或浸酒。外用:煎水洗。

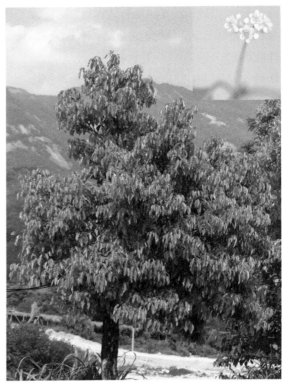

樟 *Cinnamomum camphora* (L.) Presl

宜忌·气虚有内热者禁服。

区域民族用药经验·

1. 气胀,气痛·香樟根末 15 g。熬甜酒服。

2. 风湿,跌打损伤,筋骨疼痛·香樟根、铁筷子、白龙须、岩川芎各 15 g。泡酒服,早晚 1 次,每次服酒 15 mL。

3. 风湿疼痛·香樟根煎水外洗。

4. 歪嘴风·鲜香樟根 100 g,枫香树根皮 15 g。混合捣烂,外包(歪左包右,歪右包左)。

5. 狐臭·香樟根为细末,加入生米饭混合成团,搓揉腋下。

6. 脚汗·鲜香樟根皮捣烂,包脚底过夜。

7. 虫牙痛·香樟根白皮加食盐少许,捣烂敷痛处。

现代研究·

化学成分:主要含有挥发油、黄酮类、木脂素类、糖苷类等化学成分。

药理作用·具有抑菌、抗氧化、抗炎、抗肿瘤、杀虫和止痛等药理作用。

小白撑·Xiaobaicheng

独龙族药名·bu lʌ（音：布腊）。

异名·黄蜡一枝蒿、泡叶乌头。

来源·毛茛科植物保山乌头 *Aconitum nagarum* Stapf 的块根。

形态特征·多年生草本。块根近圆柱形。茎高 70～100 cm，下部变无毛，上部疏被弯曲并紧贴的短柔毛，不分枝或分枝。基生叶及生于茎基部的茎生叶均具长柄；叶柄长达 48 cm，几无毛，有短鞘；叶片纸质或革质，五角状肾形，长 5～8.5 cm，宽 10～15 cm，三全裂达或近基部，中央全裂片菱形或倒卵状菱形，三裂，末回小裂片狭卵形至狭披针形，侧全裂片斜扇形，不等二深裂，表面几无毛，背面疏被紧贴的短柔毛；其他茎生叶 1～3，渐变小。总状花序狭长，长 12～30 cm，有 6～25 花；下部苞片三裂，上部苞片狭卵形；花序轴和花梗密被弯曲并紧贴的白色短柔毛；花梗长 2～4.5 cm；小苞片生花梗的基部或下部，狭卵形，长 3～4 mm；萼片蓝紫色，外面有白色短柔毛，上萼片船状盔形，下缘长约 1.8 m，侧萼片圆倒卵形，长约 1.2 cm；花瓣无毛，瓣片长约 7 mm，唇长约 2.5 mm，距长约 1.5 mm，向后弯曲；雄蕊无毛，花丝全缘；心皮 5，子房密被白色短柔毛。花期 10 月。

分布生境·云南分布于保山、泸水、云龙。生于海拔 2550～3800 m 的山地草坡。

采收加工·秋冬季采挖块根，洗净，晒干。

性味归经·辛、苦，温。大毒。归肝经。

功效·祛风除湿，活血止痛。

主治·用于湿疼痛，腰肌劳损，关节扭伤，肋间神经痛，中风瘫痪，痈疽初起。

用法用量·内服：研末，0.05～0.1 g，酒或温开水送服。外用：适量，研末敷。

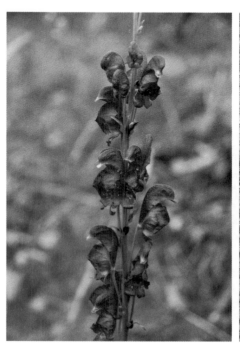 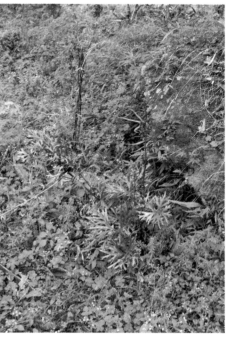

保山乌头 *Aconitum nagarum* Stapf

宜忌 · 本品剧毒,内服需经炮制,不宜过量,以免中毒。年老体弱者、婴幼儿、孕妇禁服。

区域民族用药经验 ·

1. 各种疼痛 · 小白撑块根洗净晒干研末。成人每日 1～2 次,每次 50 mg,用酒或温开水送服。

2. 跌扑损伤、风湿关节炎 · 小白撑浸酒外擦。

现代研究 ·

化学成分:主要含二萜生物碱化学成分。

药理作用:具有镇痛、抗炎、杀虫、免疫调节和抗心律失常等药理作用。

小白及 · Xiaobaiji

独龙族药名 · la ba(音:拉巴)。

异名 · 乱角莲、方眼莲、台湾白芨。

来源 · 兰科植物小白及 *Bletilla formosana* (Hayata) Schltr. 的块茎。

形态特征 · 多年生草本植物,高 15～120 cm。假鳞茎扁卵球形,较小,上面具荸荠似的环带,富黏性。茎纤细或较粗壮,基部具 2～3 枚筒状鞘,中部具 3～5 枚叶。叶通常线状披针形、狭披针形至狭长圆形,长 6～40 cm,宽 5～55 mm,先端长渐尖,基部收狭成鞘并抱茎。总状花序具 1～6 朵花;花序轴呈"之"字状曲折或否;花苞片长圆状披针形,长 1～1.3 cm,先端渐尖,开花时凋落;子房圆柱形,扭转,长 8～12 mm;花较小,淡紫色或粉红色,罕白色;萼片与花瓣狭长圆形,长 15～21 mm,宽 4～6.5 mm,近等大;萼片先端近急尖;花瓣先端稍钝;唇瓣椭圆形,长 15～18 mm,宽 8～9 mm,中部以上 3 裂;侧裂片直立,斜半圆形,围抱蕊柱,先端稍尖或急尖,常伸达中裂片的 1/3 以上;中裂片横长圆形或近倒卵形,长 4～5 mm,宽 4～5 mm,边缘微波状,先端钝圆,罕略凹缺;唇盘上具 5 条纵脊状褶片;褶片从基部起为波状;蕊柱长 12～13 mm,柱状,具狭翅,稍弓曲。蒴果纺锤形,褐色,明显具 6 条棱脊,长达 3 cm,粗达 1 cm,顶端有宿存的花冠或长喙。花期 6～7 月,果期 10 月。

分布生境 · 云南大部分地区有分布。生于海拔 900～3 100 m 的杂木林、栎林、松林下、灌丛中、路边草丛、草坡或岩石缝中。

采收加工 · 8～11 月采挖,除去残茎、须根,洗净泥土,经蒸至内面无白心,然后撞去粗皮,再晒干或烘干。

性味归经 · 苦、甘,凉。归肺经。

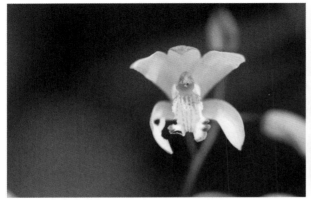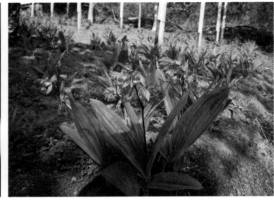

小白及 *Bletilla formosana* (Hayata) **Schltr.**

功效·补肺止血,消肿生肌,敛疮。

主治·用于肺伤咳嗽,衄血,金疮出血,痈疽肿毒,汤火灼伤,手足皲裂。

用法用量·内服:10~20 g,煎服。外用:适量。

区域民族用药经验·

1. 肺结核、慢性支气管炎·小白及、黄芩(炒)、岩白菜各 10 g,吉祥草 20 g,鱼腥草 15 g,甘草 6 g。水煎服。

2. 吐血、便血·小白及 15 g,黄泡根 30 g。水煎服,每日 1 剂,日服 3 次。

3. 肺燥咳嗽·小白及 5~10 g。碾粉,加蜂蜜服用。也可配黄精用。

小柿子·Xiaoshizi

独龙族药名· ba rəem(音:八让)。

异名·地石榴、跳八丈、小面瓜、牙万卖。

来源·大戟科植物钝叶黑面神 Breynia retusa (Dennst.) Alston 的根。

形态特征·灌木,高约 50 cm。全株均无毛。小枝具四棱。叶片革质,椭圆形,长 1.5~2.5 cm,宽 7~15 mm,先端钝至圆形,基部圆形,上面绿色,近叶缘密被小鳞片,下面粉绿色,侧脉每边 4~5 条;叶柄长 1~2 mm;托叶卵状披针形,长约 1 mm。花小,黄绿色;花梗纤细,长 5~8 mm;雄花:花萼陀螺状,长 2~3 mm,顶端 6 裂;雄蕊 3,合生呈柱状,药隔尖而伸出花药之外;雌花:花萼盘状,顶端 6 裂;子房 3 室,每室 2 胚珠,花柱 3,粗短。蒴果近圆球状,直径 8~10 mm,果皮肉质,不开裂,橙红色,基部花萼宿存。花期 4~9 月,果期 7~11 月。

分布生境·云南分布于滇南大部分地区。生于海拔 1 000~2 000 m 的山地疏林下或山谷灌木丛中。

采收加工·全年均可采集。洗净晒干备用。

性味归经·苦,涩,凉。归肺经。

功效·清热解毒,止血,止痛。

主治·用于感冒发热,扁桃体炎,月经过多,崩漏,尿道感染。

用法用量·内服:15~60 g,水煎服。

区域民族用药经验·

1. 月经过多、崩漏·小柿子根 60 g,生黄芪 30 g,巴戟天、小红参各 15 g,炙甘草 10 g。水煎服。

2. 上消化道出血·小柿子根 60 g,白及 30 g,大红袍 15 g。水煎服。

3. 脾虚白带·小柿子根、鸡冠花各 12 g,双肾参 30 g,白术、棕树根、苍术各 9 g,胡椒 10 g。1 日 1 剂。

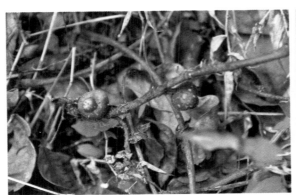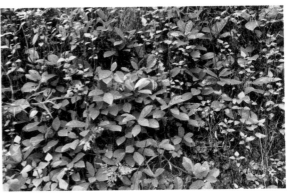

钝叶黑面神 *Breynia retusa*(Dennst.)Alston

薤白 · Xiebai

独龙族药名 · su(音:苏)。

异名 · 野薤、野葱、薤白头、野白头、小根蒜。

来源 · 百合科植物薤白 *Allium macrostemon* Bunge 的鳞茎。

形态特征 · 多年生草本,高 25～56 cm。鳞茎近球形,高达 2 cm,粗 1.5 cm,外皮膜质,白色,不破裂,苗期鳞茎 2～3 枚聚生,圆柱形或狭圆锥形,粗 3～5 mm,共同外包一层膜质的外皮;根稍肉质,较粗壮。叶 4～8 枚,绿色,线形,两侧内卷,横切面新月形,向先端渐狭,扁平,长 15～30 cm,宽 2～3 mm,柔软,常披垂。花葶高于叶,长 30～50 cm,圆柱形,下部 8～10 cm 包藏于叶鞘中;总苞膜质,2 裂;伞形花序球形至半球形,花多,密集,花间具暗紫色的珠芽或有时全为珠芽;花梗伸长,长 12～20 mm,基部具小苞片;花淡紫色或淡红色;花被片长圆状卵形至长圆披针形,长 4～5.5 mm,宽 1.2～2 mm,内轮的常较狭;花丝稍长于花被片,长 4.5～6.5 mm,在基部合生并贴生于花被片上,分离部分基部扩大为三角形,内轮的较宽;子房近球形,腹缝线基部具有帘的凹陷蜜穴;花柱伸出花被外。花期 5～6 月。

分布生境 · 云南分布于滇西及滇西北(德钦、丽江、维西)、滇中(昆明、澄江)、滇东(师宗)。生于海拔 1 500～3 200 m 的山坡灌丛、草地、水沟边。

采收加工 · 栽后第 2 年 5～6 月采收。将鳞茎挖起,除去叶苗和须根,洗去泥土,鲜用或略蒸一下,晒干或炕干。

性味归经 · 辛、苦,温。归肺、胃、大肠经。

功效 · 通阳散结,行气导滞。

主治 · 用于胸痹疼痛,痰饮咳喘,泻痢后重。

用法用量 · 5～9 g。

区域民族用药经验 ·

1. 胸痹,不得卧,心痛彻背者 · 栝楼实 1 枚(捣),薤白 150 g,半夏 0.5 L,白酒一斗。上四味,同煮,取 4 L。温服 1 L,日三服。

2. 赤痢 · 薤白、黄柏适量。煮服之。

3. 鼻渊 · 薤白、木瓜花各 9 g,猪鼻管 200 g。水煎服。

4. 妊娠胎动,腹内冷痛 · 薤白 1 L,当归四两,水 5 L。煮 2 L,分 2 次服。

5. 赤白痢疾 · 薤白、糯米各 60 g。煮稀饭食。

6. 小儿疳痢(包括慢性肠炎) · 薤白头洗净,捣烂如泥,用米粉和蜜糖适量拌和做饼,烤熟食之。

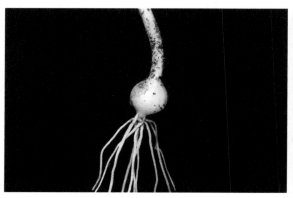 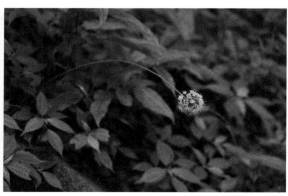

薤白 *Allium macrostemon* **Bunge**

7. 胸痹心痛·薤白、瓜蒌仁各 10 g,半夏 5 g。水煎去渣,黄酒冲服,1 日 2 次。

现代研究·

化学成分:主要含有甾体皂苷、挥发油、含氮化合物、酸性成分、多糖等化学成分。

药理作用:具有增强免疫力、降血脂、抗肿瘤、平喘、抗氧化、抗血小板聚集、扩张血管、抑制凝血和抗血栓、抑菌等药理作用。

熊胆·Xiongdan

独龙族药名· shi chvhri(音:西卡黑)。

异名·狗熊胆、黑瞎子胆。

来源· 熊科动物黑熊 *Selenarctos thibetanus* G. Cuvier 的胆囊。

形态特征·体形较大,长 1.5～1.7 m,体重约 150 kg。头部宽圆。吻部短而尖;鼻端裸露,眼小;耳较长且被有长毛,伸出头顶两侧。颈部短粗,两侧毛特别长。胸部有一倒人字形白斑。尾很短。毛较一致漆黑色,有光泽。四肢粗健,前后足均具 5 趾,前足腕垫宽大与掌垫相连,后足跖垫亦宽大且肥厚,前宽后窄,内侧中部无毛间隔。具爪。除其鼻面部棕色,下颌白色,倒人字白斑外,全身均为黑色并带有光泽。

分布生境·云南主要分布于高黎贡山、碧罗雪山、云岭山。生活于海拔 3 500 m 以下的森林中。

采收加工·胆囊取出后,要将胆囊管口扎紧,剥去胆囊外附着的油脂,用木板夹扁,置通风处阴干,或置石灰缸中干燥。我国已能人工活取熊胆汁,通过手术造成熊胆囊瘘管,定期接取胆汁,并净胆汁制成熊胆粉以供药用。

性味归经·苦、寒。归肝、胆、心、胃经。

功效·清热解毒,平肝明目,杀虫止血。

主治·用于湿热黄疸,暑湿泻痢,热病惊痫,目赤翳障,喉痹,鼻蚀,疔疮,痔漏,疳疾,蛔虫,多种出血。

用法用量·内服:入丸、散,0.2～0.5 g。外用:适量,研末调敷或点眼。

宜忌·虚证禁服。

区域民族用药经验·

1. 胆道炎,胆石症,黄疸·熊胆 0.5 g,郁金 10 g,茵陈蒿 15 g。水煎,日服 2 次。

2. 目赤障翳·熊胆 0.3 g,黄连 3 g,冰片 0.9 g,加冷水 12 g。调匀,贮在瓶内备用。常点患处,孕妇慎用。

3. 小儿痔疮,虫蚀鼻·熊胆 0.15 g。汤化调涂于鼻中。

4. 神经性胃痛·熊胆研末,每日服 3 次,每次 0.9 g,开水送服。

5. 痔疮·熊胆汁、片脑(研细)各等份。用水调匀,用棉签蘸取涂痔上。

6. 风虫牙痛·熊胆 9 g,片脑 1.2 g。上为末,用猪胆汁调搽患处。

7. 跌打昏迷·熊胆汁 1.5～3 g。冲酒服。

现代研究·

化学成分:主要含有胆汁酸类、胆固醇类、胆色素类等化学成分。

药理作用:具有抗炎、抑菌、抗病毒、抗肿瘤、保肝等药理作用。

续断·Xuduan

独龙族药名· mu raun mu roun(音:木朗木龙)。

异名·和尚头、山萝卜。

来源· 忍冬科植物川续断 *Dipsacus asper* Wallich ex Candolle 的根。

形态特征·多年生草本,高达 2 m。主根圆柱形,黄褐色,稍肉质;茎具 6～8 条棱,棱上具短而粗的硬刺。基生叶丛生,叶片倒向羽裂,长 15～25 cm,宽 5～15 cm,顶端裂片大,长椭圆

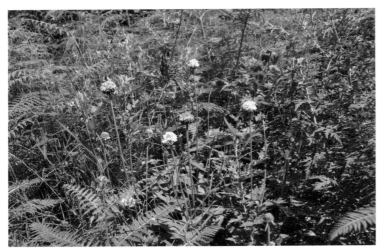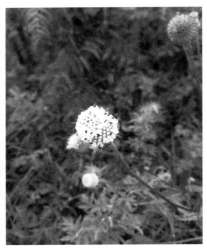

川续断 *Dipsacus asper* Wallich ex Candolle

形或披针形,全缘或具疏齿,两侧裂片 3～4 对,倒卵形,叶面被白色柔毛,背面沿脉被刺毛;叶柄长达 25 cm;茎生叶,中下部的为羽状深裂,长约 11 cm,宽约 5 cm,其上部的为披针形,全缘或在基部 3 裂。头状花序球形,直径 2～3 cm,具总梗,长 10～25 cm;总苞片叶状,披针形或线形,被硬毛;小苞片倒卵形,长 7～11 mm,被短柔毛,先端具喙尖,长 3～4 mm,喙尖两侧被刺毛;副萼成四棱倒卵柱状;花萼四棱形,浅盘状,通常 4 裂,外面被短毛,花冠淡黄色或白色,顶端 4 裂,裂片不等大,花管细弱,长 9～11 mm,内外被毛;雄蕊 4,花丝扁平,花药紫色;子房下位,花柱常短于雄蕊,柱头短棒状。瘦果倒卵形,长 2～4 mm,淡褐色,藏于副萼内,仅顶端外露。花期 7～9 月,果期 9～11 月。

分布生境 · 云南大部分地区有分布。生长于海拔 2 000～3 600 m 的林边、灌丛、草地。

采收加工 · 秋季采挖,除去根和须根,用微火烘至半干,堆置"发汗"至内部变绿色,再烘干。

性味归经 · 苦、辛,微温。归肝、肾经。

功效 · 补肝肾,强筋骨,续折伤,止崩漏。

主治 · 用于肝肾不足,腰膝酸软,风湿痹痛,跌扑损伤,筋伤骨折,崩漏,胎漏。酒续断多用于风湿痹痛,跌扑损伤,筋伤骨折。盐续断多用于腰膝酸软。

用法用量 · 内服:9～15 g,水煎服。外用:适量。

区域民族用药经验 ·

1. 先兆性流产,习惯性流产 · 川续断 15 g。水煎服。

2. 腰背酸软无力 · 川续断、牛膝、当归、寄生、菟丝子各 9 g。水煎服。

3. 肾虚腰痛 · 川续断、杜仲各 9 g,狗脊、菟丝子各 12 g。水煎服。

4. 风湿关节痛 · 川续断、牛膝、防己、老鹳草各 12 g。水煎服。

5. 先兆流产 · 川续断、桑寄生、女贞子各 12 g。水煎服。

6. 冷寒身痛 · 川续断加茯苓、金竹叶。煨服。

7. 哮喘 · 川续断炖猪心肺吃。

8. 体虚 · 川续断炖肉吃或煎水服。

现代研究 ·

化学成分:主要含有生物碱、挥发油、三萜皂苷、环烯醚萜苷类化学成分。

药理作用：具有促进骨损伤愈合、抗老年痴呆、延缓衰老等药理作用。

雪胆·Xuedan

独龙族药名 · jim bə(音：英伯)。

异名 · 金盆、罗锅底、金龟莲、金银盆、土马兜铃、金腰莲、曲莲、苦金盆。

来源 · 葫芦科植物雪胆 *Hemsleya chinensis* Cogn. ex Forb. et Hemsl. 的块根。

形态特征 · 多年生攀缘草本。茎和小枝纤细，疏被短柔毛，老枝平滑近无毛，通常近茎节处被毛较密。卷须线形，长 8～14 cm，疏被短柔毛，先端 2 歧。趾状复叶由 5～9 小叶组成，多数为 7 小叶，复叶柄长 4～8 cm；小叶片卵状披针形、矩圆状披针形或宽披针形，膜质，被短柔毛，上面深绿色，背面灰绿色，先端渐尖，基部渐狭成柄，边缘圆锯齿状，沿中脉、侧脉及叶缘疏被小刺毛，中央小叶长 5～12 cm，宽 2～2.5 cm，两侧较小，外侧的略歪斜，小叶柄长 5～10 mm。花雌雄异株。雄花：疏散聚伞总状花序或圆锥花序，花序轴及小枝线形，曲折，被短柔毛，长 5～12 cm，花梗发状，长 6～10 mm；花萼裂片 5，卵形，先端急尖，长 7 mm，宽 4.5 mm，反折；花冠橙红色(压干后呈黄褐色)，由于花瓣反折围住花萼成灯笼状(扁圆球形)，径 1.2～1.5 cm；裂片矩圆形，长 1～1.3 cm，宽 8～9 mm，内面被白色长柔毛，近基部较密，背面疏被短柔毛；雄蕊 5，花丝短，长约 1 mm，花药卵形，1 室。雌花：稀疏总状花序，花序梗纤细，长 2～4 cm；花萼、花冠同雄花，但花较大，径 1.5 cm；子房筒状，长 5～6(～10) mm，径 2～3 mm，疏被短柔毛，果时近无毛；花柱 3，柱头 2 裂。果矩圆状椭圆形，单生，长 3～5(～7) cm，径 2 cm，基部渐狭，果柄略弯曲，长 8～10 mm，近无毛，上具纵棱 9～10 条，花柱基高 1.5～2 mm，顶端近平截。种子黑褐色，近圆形，长 1～1.2 cm，宽 1 cm，周生狭的木栓质翅，宽 1～1.5 mm，边缘微皱，下端近平截，种子本身肿胀，厚 2～2.5 mm，两面边缘密生小瘤突，中间部分较稀疏。花期 7～9 月，果期 9～11 月。

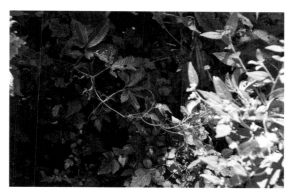

雪胆 *Hemsleya chinensis* Cogn. ex Forb. et Hemsl.

分布生境 · 云南分布于东川、镇雄、大理。生于海拔 1 200～2 100 m 的杂木林下或林缘沟边。

采收加工 · 栽种 3 年以上，秋末地上部分枯萎后或早春萌芽前采收，切片晒干。

性味归经 · 苦，寒。归心、胃、大肠经。

功效 · 清热解毒，利湿消肿，止痛止血。

主治 · 用于肠炎菌痢，肺热咳嗽，急性咽喉肿痛。

用法用量 · 1.5～3.0 g。

宜忌 · 虚寒患者及心脏病患者慎用。

区域民族用药经验 ·

1. 急性肾盂肾炎 · 雪胆 3 g，马先蒿、蒲公英、万丈深、白术各 9 g，地豇豆 12 g，生石膏 30 g。1 日 1 剂。

2. 阿米巴痢疾 · 雪胆 3 g，白头翁、马齿苋、马鞭草各 12 g，黄芩、草血竭、地榆各 9 g，干姜 6 g。1 日 1 剂。

3. 慢性气管炎·雪胆 8 g,野罂粟、白云花根各 12 g,胡颓子叶 9 g,紫花地丁 15 g,陈皮 6 g。1 日 1 剂。

4. 细菌性痢疾,湿热痢·雪胆 8 g,马尾黄连 30 g,地榆、翻白叶、金银花各 10 g。1 日 1 剂。

5. 胃、十二指肠溃疡,胃病·雪胆研粉,每次 0.6～1.2 g,分冲服;或 6～9 g,水煎服。

现代研究·

化学成分:主要含有葫芦烷型、齐墩果烷型三萜及皂苷化学成分。

药理研究:具有抑菌抗炎、改善心肌循环、保护心肌缺氧、抗肿瘤、治疗溃疡及胃肠道疾病等药理作用。

制剂:雪胆胃肠丸·成分:雪胆、木香、吴茱萸、重楼、白及、延胡索、海螵蛸、白术、当归、党参、黄芪、甘草。辅料为蜂蜜(炼)、活性炭、虫白蜡。功效主治:温中散寒,理气止痛。用于中焦虚寒所致的胃脘冷痛,嗳气吞酸,便溏及胃及十二指肠溃疡、十二指肠炎、直肠炎表现为上述症状者。

荨麻·Xunma

独龙族药名· ʃin ni(音:欣尼)。

异名·细荨麻、无刺荨麻、小苎麻、蝎子草。

来源·荨麻科植物荨麻 *Urtica fissa* E. Pritz. 的全草、根。

形态特征·多年生草本,高 50～100 cm。茎直立,通常不分枝,具钝四棱,有稍密生的刺毛和反曲微柔毛。叶片宽卵形或卵圆形,长 5～12 cm,宽 4～10 cm,先端渐尖,基部浅心形或平截,边缘有 5～7 对浅裂片,裂片先端锐尖,有小锯齿,上面散生刺毛和贴生细毛,下面密生细毛,沿脉散生刺毛,钟乳体点状,基出脉 3 条;叶柄长 1～7 cm,被毛同茎;托叶在叶柄间合生,每节 2 枚,卵形或长椭圆形,长达 10 mm,先端钝圆。雌雄同株或异株;花序长达约 10 cm,分枝较少且短,近于穗状,序轴有刺毛和细毛,雌雄同株时雌花序生雌花序之下。雄花具短梗,在芽时直径约 2.5 mm;花被片 4,外面疏生小毛;退化雌蕊杯状,具柄。雌花近无

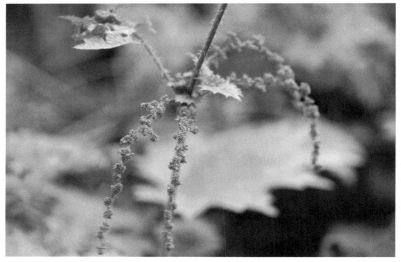
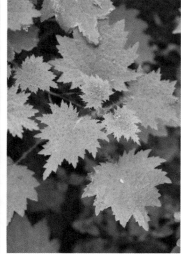

荨麻 *Urtica fissa* E. Pritz.

梗。瘦果宽卵形,稍扁,长约 1.5 mm,成熟时有褐色细疣点;宿存花被片外面疏生微糙毛,内面 2 片近圆形,与果近等大,外面 2 片宽倒卵形。花期 6～8 月,果期 9～10 月。

分布生境 · 云南分布于镇雄、楚雄、蒙自。生于海拔约 1 500 m 的山地林缘、路旁、住宅附近。

采收加工 · 全草:夏、秋季采收,切段,晒干。根:夏,秋季采挖,除去杂质,洗净,晒干或鲜用。

性味归经 · 全草:苦、辛,温;有毒;归肝经。根:苦、寒。

功效 · 全草:祛风通络,平肝定惊,消积通便,解毒。根:祛风,活血,止痛。

主治 · 全草:用于主风湿痹痛,产后抽风,小儿惊风,小儿麻痹后遗症,高血压,消化不良,大便不通,荨麻疹,跌打损伤,虫蛇咬伤。根:用于风湿疼痛,荨麻疹,湿疹,高血压。

用法用量 · 全草:内服:煎汤,5～10 g。外用:适量,捣汁擦;或捣烂外敷;或煎水洗。根:内服:煎汤,15～30 g;或浸酒。外用:适量,煎水洗。

区域民族用药经验 ·

1. 不孕症 · 荨麻根、人参、熟地、叶上花、子上叶各适量,猪卵巢 1 个。胡椒为药引,装以上药物煮食。

2. 经期红崩大流血 · 荨麻根、苎麻根各 20 g,山红稗 15 g,胡椒 3 粒。熬水内服。

3. 肿病 · 荨麻 15 g,血满草 30 g,树芭蕉 20 g。煎水内服,同时也熬一部分药水外洗。

4. 跌打损伤 · 荨麻全草适量(鲜品)。开水烫蔫后捣烂包敷患处。

5. 皮肤瘙痒 · 荨麻 20 g,白毛藤、苦参各 30 g,蛇床子 15 g。煎水外洗。

现代研究 ·

化学成分:主要含有有机酸类、黄酮类、甾体类萜类、生物碱类等化学成分。

药理作用:具有抗炎、镇痛、抑制良性前列腺增生、抗风湿等药理作用。

鸭跖草 · Yazhicao

独龙族药名 · waun tʃi ʃin(音:王其新;意:阴湿处)。

异名 · 竹节菜、鸭鹊草、耳环草、蓝花菜、翠蝴蝶、三角菜、三荚菜、桂竹草、蓝花水竹草、淡竹叶。

来源 · 鸭跖草科植物鸭跖草 *Commelina communis* L. 的全草和根。

形态特征 · 一年生草本,株高 15～40 cm。茎多分枝,下部匍匐生根。单叶互生,披针形或卵状披针形,长 2.5～6.5 cm,宽 1～2 cm,叶无柄或近无柄,基部狭或近圆形。佛焰苞有柄,心状卵形,微镰刀状弯曲,长 1.5～2 cm,边缘对合折叠,基部不相连,具毛,顶端急尖,有明显横线条;聚伞花序 1～2 朵(稀 3～4),略伸出佛焰苞外,萼片 3 枚,膜质,长约 3 mm,内面 2 枚常靠近;花瓣深蓝色,长约 5 mm,具爪。雄蕊 6 枚,3 枚发育,3 枚退化;子房卵形,淡绿色,花丝丝状,先端弯,柱头头状。果椭圆形,长约 6 mm,2 室,每室有种子 2 粒,长 2～3 mm,具皱纹和窝点。花期 8～9 月。

分布生境 · 云南分布于盐津、大关等地。生于海拔 1 200 m 的田边、山坡阴湿处。

采收加工 · 春、秋季采收,鲜用或晒干备用。

性味归经 · 甘、淡,寒。归肺、胃、小肠经。

功效 · 清热解毒,利水消肿。

主治 · 用于风热感冒,高热不退,咽喉肿痛,水肿尿少,热淋涩痛,痈肿疔毒。

用法用量 · 内服:15～30 g,鲜品 60～90 g。外用:适量。

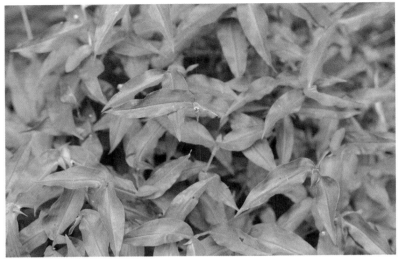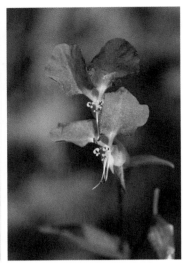

鸭跖草 *Commelina communis* L.

区域民族用药经验·

1. 流感·鸭跖草 30 g，紫苏、马兰根、竹叶、麦冬各 9 g，豆豉 15 g。水煎服。

2. 上呼吸道感染，支气管炎·鸭跖草、蒲公英、桑叶各 30 g。水煎服。

3. 急性咽炎，扁桃体炎·鲜鸭跖草 30 g。水煎服；或捣烂，取汁，含咽。

4. 四肢水肿·鸭跖草 15 g，赤小豆 60 g。水煎服。

5. 风热感冒·鸭跖草、石椒草各 10 g，生藤 15 g。水煎服，每日 1 剂，日服 3 次。

6. 急性咽炎，腺窝性扁桃体炎·鲜鸭跖草 50 g。水煎服。

7. 细菌性肺炎·鱼腥草、鸭跖草、半枝莲各 50 g，野荞麦根、虎杖各 25 g。水煎服。服药后 2 天内退热。对某些抗菌素无效的肺炎患者有较好的疗效。但个别有剧烈的胃肠道反应。

8. 小便不通·鸭跖草、车前草各 50 g。捣汁，入蜜少许，空腹服之。

9. 高烧不退·鸭跖草 15 g，马鞭草 10 g。水煎服。

现代研究·

化学成分：主要含有鸭跖黄酮苷、木栓酮、黑麦芽内酯、β-谷甾醇等化学成分。

药理作用：具有抑菌、抗炎、镇痛、抗高血糖等药理作用。

岩虱子·Yanshizi

独龙族药名· dəem po ʃ lu（音：丹波什卢；意：水沟阴湿）。

异名·岩虱子、有尾铁线蕨、过山龙。

来源·铁线蕨科植物鞭叶铁线蕨 *Adiantum caudatum* L. 的全草。

形态特征·常绿植物。根状茎短而直立，密被深棕色、全缘的披针形鳞片；叶簇生。叶柄长 5～10 cm，栗棕色，有光泽，基部生有与根状茎上相同的鳞片，向上密被深棕色多细胞硬毛。叶片长 15～35 cm，宽 2～4.5 cm，线状披针形，向基部略变狭，一回羽状。羽片 30～40 对，互生，平展，相距 5～8 mm；下部的羽片逐渐缩小，反折下斜；中部羽片半开式，长 1～2.5 cm，宽 4～8 mm，长圆形，上缘及外缘深裂成许多

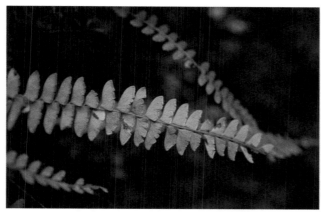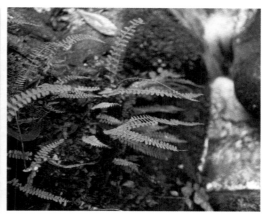

鞭叶铁线蕨 *Adiantum caudatum* L.

狭裂片,下缘近通直而全缘,基部不对称,上侧截形;中部以下的羽片有短柄;上部的羽片向上部逐渐变小,近无柄。裂片线形,先端撕裂状,并有不整齐的齿牙。叶脉多回二歧分枝。叶纸质,两面均疏生向各方张开的棕色的多细胞长硬毛;叶轴与叶柄同色,并疏被同样的毛(老时部分脱落),先端通常伸长成鞭状,能着地生根,行无性繁殖。孢子囊群每羽片 5～12 枚;假囊群盖圆形或长圆形,被毛。孢子周壁具粗颗粒状纹饰,处理后周壁破裂,但不脱落。

分布生境 · 云南分布于文山、红河、玉溪、普洱、西双版纳、保山、瑞丽。生于石灰岩地区海拔 230～1 150 m 的常绿阔叶林下、灌丛下石隙或水沟边砌石隙。

采收加工 · 夏、秋采收,洗净,晒干。

性味归经 · 苦、微甘、平、寒。归大肠、肾经。

功效 · 清热解毒,利水消肿。

主治 · 用于痢疾,水肿,小便淋浊,乳痈,烧烫伤,毒蛇咬伤,口腔溃疡。

用法用量 · 内服:煎汤,30～60 g。外用:适量,研末撒。

区域民族用药经验 ·

1. 水肿 · 岩虱子 100 g。煨水服。

2. 乳痈,黄水疮 · 岩虱子研末敷患处。

现代研究 ·

化学成分:主要含有三萜和黄酮类化学成分。

盐肤木 · Yanfumu

独龙族药名 · jʌ mǝem(音:恰满)。

异名 · 盐霜柏、盐酸木、敷烟树、蒲连盐、老公担盐、五倍子树。

来源 · 漆树科植物盐麸木 *Rhus chinensis* Mill. 的根、皮、花。

形态特征 · 落叶小乔木或灌木,高 2～10 m。小枝棕褐色,被锈色微柔毛,具圆形小皮孔。奇数羽状复叶互生,有小叶(2～)3～6 对,叶轴具宽和狭的叶状翅,上部小叶较大,每对小叶间距 3～6 cm,叶轴和叶柄密被锈色柔毛;小叶多形,卵形,卵状椭圆形或长圆形,长 6～12 cm,宽 3～7 cm,先端急尖,基部圆形,顶生小叶基部楔形,边缘具圆齿或粗锯齿,叶面暗绿色,无毛或中脉上被疏柔毛,叶背粉绿色,略被白粉,被锈色短柔毛,脉上较密,侧脉和细脉在叶面凹陷,在叶背突起;小叶无柄。圆锥花序顶生,宽大,多分枝,雄花序长 30～40 cm,雌花序长 15～20 cm,密被锈色柔毛;苞片披针形,长约 1 mm,被疏柔毛,小苞片极小;花白色;

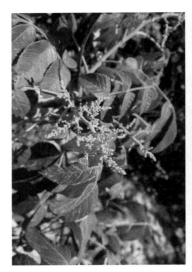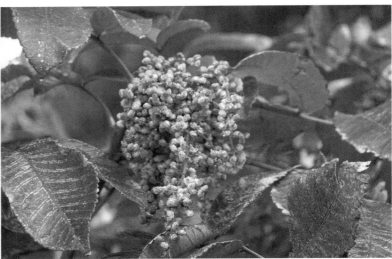

盐麸木 *Rhus chinensis* **Mill.**

花柄长约 1 mm,被微柔毛;雌花:花萼 5 裂,裂片三角状卵形,长约 0.6 mm,外面被微柔毛,边缘具睫毛;花瓣 5,椭圆状卵形,长 1.6 mm,边缘具睫毛,里面下部被疏柔毛;雄蕊极短;花盘盘状,无毛;子房卵形,长约 1 mm,密被白色微柔毛,花柱 3,稀 4,柱头头状;雄花:花萼裂片长卵形,长约 1 mm,背面被微柔毛,边缘具睫毛;花瓣倒卵状长圆形,长约 2 mm,开花时外卷;雄蕊伸出花冠之外,花丝线形,长约 2 mm,无毛,花药卵形,长约 0.7 mm,背着药,成熟时纵裂;子房不育,花柱 3,长约 1 mm。核果球形,微压扁,径 4～5 mm,被具节毛和腺毛,成熟时红色,果核径 3～4 mm。花期 8～9 月,果期 10 月。

分布生境 · 云南全省均有分布。生于海拔 170～2 700 m 的向阳山坡、沟谷、溪边的疏林、灌丛和荒地上。

采收加工 · 根:全年可采,切片晒干或鲜用。皮:夏、秋季剥取树皮,去掉栓皮层,留取韧皮部,鲜用或晒干备用。花:8～9 月采花,鲜用或晒干。

性味归经 · 根:酸、咸,平。皮:酸,微寒。花:酸、咸,微寒。归肺、大肠、肾经。

功效 · 根:祛风湿,利水消肿,活血散毒。皮:清热解毒,活血止痢。花:清热解毒,敛疮。

主治 · 根:用于风湿痹痛,水肿,咳嗽,跌打肿痛,乳痈,癣疮。皮:用于血痢,痈肿,疮疥,蛇犬咬伤。花:用于疮疡久不收口,小儿鼻下两旁生疮,色红瘙痒,渗液浸淫糜烂。

用法用量 · 根:内服:煎汤,9～15 g,鲜品 30～60 g。外用:煎水洗,或鲜品捣敷。皮:内服:煎汤,15～60 g。外用:适量,煎水,或捣敷。花:外用:适量,研末调敷。

宜忌 · 外感风寒或肺有实热之咳嗽,以及积滞未尽之泻痢禁服。

区域民族用药经验 ·

1. 痔疮,脱肛 · 盐肤木根 100 g,凤尾草 50 g。水煎服,每日 2 剂。体虚者加猪瘦肉 50 g 同煮。

2. 慢性支气管炎 · 盐肤木 50 g,枇杷叶、金沸草、胡颓子各 9 g,鼠曲草 4.5 g。每日 1 剂,水煎分 2 次服。连服 10～12 日。

3. 漆疮 · 盐肤木叶适量。煎水熏洗患处。

4. 淋巴腺炎、瘰疬 · 盐肤木根 30 g,马蹄香 15 g。水煎服。

5. 咳嗽痰多·盐肤木 20 g。水煎服。

6. 顽癣·盐肤木果实研末,或加野棉花根等份,醋调敷患处。

7. 跌打骨折·盐肤木根、叶、皮适量。配方捣细包患处。

8. 毒蛇咬伤·用盐肤木根、鲜品皮在伤口上端缠绕;或捣烂包伤口。

9. 淋巴结炎·盐肤木根、木瓜、七叶一枝花、粉葛根各适量。水煎,适量陈醋,内服外洗。

10. 过敏性皮炎·盐肤木叶、毛果蒜盘叶、杠板归、千里光各等量。煎水熏洗。

11. 食物中毒·盐肤木根、香茅草根各90 g。用水煎熬,日服 3 次,服 3 剂。

12. 鼻疳·盐肤木花或子、硼砂、黄柏、青黛、花椒各等量。共研末,吹患处。

13. 痈毒溃烂·盐肤木子和花捣烂,香油调敷。

现代研究·

化学成分:主要含有三萜类、黄酮类、鞣质与酚酸类化学成分。

药理作用:具有抗肿瘤、抗腹泻、抗炎、抗龋齿和保肝等药理作用。

杨梅·Yangmei

独龙族药名· gə əa(音:格儿)。

异名·树梅、珠红。

来源·杨梅科植物毛杨梅 *Morella esculenta* (Buch.-Ham. ex D. Don) I. M. Turner 的根、树皮及果实。

形态特征·常绿乔木。高 4～10 m,胸径约 40 cm。树皮灰色;小枝和芽密被毡毛,皮孔密而明显。叶片革质,楔状倒卵形至披针状倒卵形或长椭圆状倒卵形,长 5～18 cm,宽 1.5～

4 cm,先端钝圆或急尖,基部楔形,渐狭至叶柄,全缘或有时在中上部有少数不明显的圆齿或明显的锯齿,表面深绿色,除近基部沿主脉被毡毛外,其余无毛,背面淡绿色,具极稀疏的金黄色树脂质腺体,中脉及侧脉两面隆起,侧脉每边 8～11 条,弧曲上升,于边缘网结,细脉网状,明显;叶柄 5～20 mm,密被毡毛,雌雄异株;雄花序为多数穗状花序组成的圆锥花序,通常生于叶腋,直立或顶端稍俯垂,长 6～8 cm,花序轴密被短柔毛及极稀疏的金黄色树脂质腺体;分枝(即小穗状花序)基部具卵形苞片,苞片背面具上述腺体及短柔毛,具缘毛,分枝长 5～10 mm,圆柱形,直径 2～3 mm,具密接的覆瓦状排列的小苞片,小苞片背面无毛及腺体,具缘毛,每小苞片腋内具 1 雄花,每花具 3～7 枚雄蕊,花药椭圆形,红色;雌花序亦为腋生,直立,长 2～3.5 cm,分枝极短,每枝仅有

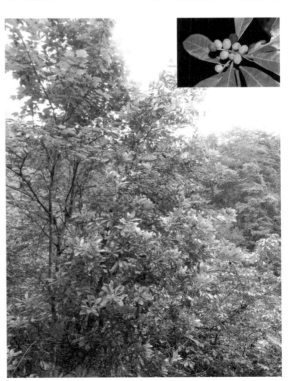

毛杨梅 *Morella esculenta*(Buch.-Ham. ex D. Don) I. M. Turner

1～4花,因而整个花序仍似穗状,通常每花序上仅有数个雌花发育成果实;每苞片腋内有1雌花;雌花具2小苞片;子房被短柔毛,具2细长的鲜红色花柱。核果椭圆形,略压扁,成熟时红色,外面具乳头状突起,长1～2 cm,外果皮肉质,多汁液及树脂;核椭圆形,长8～15 mm,具厚而硬的木质内果皮。花期9～10月,果期次年3～4月。

分布生境 · 云南分布于滇东南及滇西南。生于海拔1 000～2 500 m杂木林内或干燥的山坡上。

采收加工 · 根及茎皮:全年可采,去粗皮切片晒干备用。果:夏季成熟时采,鲜用、干用或盐渍备用。

性味归经 · 根、树皮:苦,温。果:酸、甘,平。

功效 · 根、树皮:散瘀止血,止痛。果:生津止渴。

主治 · 根、树皮:用于跌打损伤,骨折,痢疾,胃、十二指肠溃疡,牙痛;外用治创伤出血,烧烫伤。果:用于口干,食欲不振。

用法用量 · 根:内服,煎汤,鲜者50～100 g;或研末。外用:适量,煎水含漱、熏洗,或烧存性研末调敷。树皮:内服,煎汤,15～21 g;浸酒;或入丸剂。外用:适量,烧存性研末调敷;或煎水熏洗。果实:内服,煎汤,15～30 g;或烧灰;或盐藏。外用:适量,烧灰涂敷。

区域民族用药经验 ·

1. **痢疾** · 鲜杨梅树皮50 g,鲜南天竹15 g,橘皮4.5 g。水煎,分3次服,每日1剂。

2. **胃、十二指肠溃疡,胃痛** · 杨梅树根皮(去粗皮)、青木香各等量。共研细粉制成蜜丸。每丸重9 g。每服2丸,每日2次。

3. **子宫功能性出血** · 杨梅15 g,山皮条15～50 g,铁血藤12 g,小柿子9 g,炮姜6 g。水煎服。

4. **肠炎,痢疾,腹泻** · 杨梅、刺黄柏、山皮

条各15 g。水煎服。

5. **血痢** · 杨梅树皮、马鞭草根、覆盆子根各20 g,青蒿根、红糖各15 g,生姜3片。水煎服。

6. **腹痛腹泻** · 杨梅根、仙鹤草、金锁梅根各30 g,茶叶10 g,青蒿15 g。煨服。

7. **跌打扭伤肿痛** · 杨梅树根100～200 g。水煎,熏洗伤处。

8. **消化道出血** · 杨梅树皮20 g。水煎服。

现代研究 ·

化学成分:茎皮主要含有β-谷甾醇、蒲公英赛醇等化学成分。

药理作用:具有保护肾脏、兴奋心脏、利尿、抗血管渗透、止血、抑菌等药理作用。

野花椒 · Yehuajiao

独龙族药名 · ar dza pu(音:阿扎扑)。

异名 · 土花椒、山花椒、岩椒、臭花椒、三叶花椒、山胡椒、玉椒、竹叶椒。

来源 · 芸香科植物竹叶花椒 *Zanthoxylum armatum* DC. 的果实。

形态特征 · 落叶小乔木,高3～5 m。茎枝多锐刺,刺基部宽而扁,红褐色,小枝上的刺劲直,水平抽出,小叶背面中脉上常有小刺,仅叶背基部中脉两侧有丛状柔毛,或嫩枝梢及花序轴均被褐锈色短柔毛。叶有小叶3～9,稀11片;小叶对生,通常披针形,或为椭圆形。花序近腋生或同时生于侧枝之顶,有花约30朵以内;花被片6～8片,形状与大小几相同,长约1.5 mm;雄花的雄蕊5～6枚,药隔顶端有1干后变褐黑色油点;不育雌蕊垫状凸起,顶端2～3浅裂;雌花有心皮3～2个,背部近顶侧各有1油点,花柱斜向背弯,不育雄蕊短线状。果紫红色,有微凸起少数油点,单个分果瓣径4～5 mm;种子褐黑色。花期4～5月,果期8～10月。

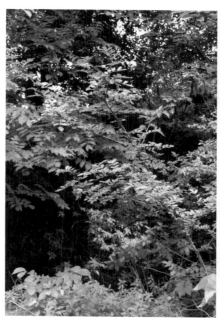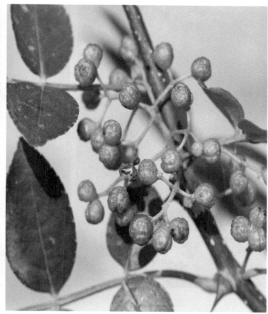

竹叶花椒 *Zanthoxylum armatum* **DC.**

分布生境 · 云南除滇东北、滇东外,其余绝大部分地区均有。生于海拔 600~3 100 m 的灌丛中。

采收加工 · 夏、秋季采收,晒干备用。

性味归经 · 辛、微苦,温。小毒。归脾、胃经。

功效 · 温中燥湿,散寒止痛,驱虫止痒。

主治 · 用于脘腹冷痛,寒湿吐泻,蛔厥腹痛,龋齿牙痛,湿疹,疥癣痒疮。

用法用量 · 内服:煎汤,6~9 g;或研末,1~3 g。外用:适量,煎水洗或含漱;或酒精浸泡外搽;或研粉塞入龋齿洞里;或鲜品捣敷。

区域民族用药经验 ·

1. 脘腹冷痛 · 野花椒、干姜各 6 g,党参12 g。加糖温服。

2. 寒湿泄泻 · 野花椒、苍术、陈皮、木香适量。水煎服。

3. 虫积腹痛 · 野花椒、生姜、榧子适量。水煎服。

4. 皮肤湿疹瘙痒 · 野花椒、地肤子、苦参、白矾适量。煎水熏洗。

现代研究 ·

化学成分:主要含有挥发油类、生物碱类、木脂素类、香豆素类甾体类和黄酮等化学成分。

药理作用:具有镇痛抗炎、保肝、抗氧化、抗肿瘤、抗高血糖等药理作用。

野棉花 · Yemianhua

独龙族药名 · wʌ lə bau ʃin(音:瓦勒包辛)。

异名 · 满天星、野牡丹、接骨莲、铁蒿、水棉花、土白头翁。

来源 · 毛茛科植物野棉花 *Anemone vitifolia* Buch.-Ham. 的根、茎叶。

形态特征 · 多年生草本。根状茎斜生,直径0.8~1.5 cm。基生叶 2~5;叶片心状卵形或宽卵形,长 10~32 cm,宽 12~26 cm,基部心形,顶端急尖,边缘有小齿,3~5 浅裂,叶面疏被糙伏毛,背面被白色短绒毛,有时毛渐脱落;叶柄长 20~60 cm,被柔毛。花葶高 60~100 cm,

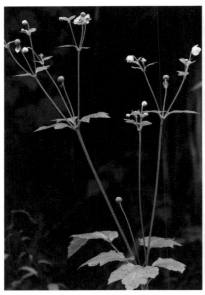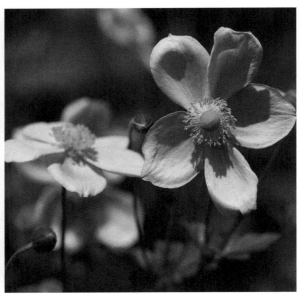

野棉花 *Anemone vitifolia* **Buch. -Ham.**

被柔毛；聚伞花序长 20～60 cm，2～4 回分枝；苞片 3，有柄，似基生叶，但较小；花梗长 3.5～5.5 cm，被短绒毛；萼片 5，白色或带粉红色，倒卵形，长 1.4～1.8 cm，宽 0.8～1.3 cm，顶端圆形，背面被短绒毛；雄蕊长 2～4.5 mm，花药长约 1.1 mm；心皮约 400，子房被绵毛。瘦果长约 3.5 mm，有细柄，被绵毛。花期 7～10 月。

分布生境·云南分布于滇中（昆明、楚雄、宜良）、滇西和滇西北（大理、德钦、贡山、泸水）、滇东南（西畴、文山、屏边）。生于海拔 1 200～2 400 m 山地草坡、沟边或疏林中。

采收加工·根：全年均可采根，洗净切片，晒干。茎叶：四季可采，洗净，晒干。

性味归经·根：苦、辛，凉；有小毒；归胃、心经。茎叶：苦，寒；有小毒。

功效·根：消食杀虫，解毒消肿。

主治·根：用于食积，虫积，胃痛，疮疡，瘰疬。茎叶：用于鼻疳、目翳。

用法用量·根：内服：煎汤，5～10 g；或入丸、散。外用：适量，捣敷。茎叶：外用：捣烂塞鼻或外敷。

宜忌·本品过量服用时，可致头晕、呕吐、四肢麻木等中毒症状、故内服宜慎。

区域民族用药经验·

1. 风湿关节痛，外伤所致内出血·野棉花根适量。泡酒服。

2. 疮痈·野棉花鲜叶，取汁外搽。

3. 消化不良，水泻·野棉花根 0.5～1 g。研末吞服。

4. 蛔积·野棉花根 1 g，切细；与白蜡 1 g、鸡蛋 2 个炒食。

5. 疟疾·野棉花根茎 0.5 g。捣烂包寸口（大陵穴），起泡后刺破流出清水，包纱布以防感染。

6. 秃疮·野棉花 30 g，青胡桃皮 120 g。共捣烂外敷。

7. 小儿蛔虫病，钩虫病·野棉花（鲜草）6 g。水煎。

8. 胃痛，腹胀，腹泻·野棉花、隔山消各 10 g，藿香、麦芽、地榆各 6 g，鸡内金、木香各 3 g。水煎服。

9. 急性肠炎·野棉花根 30 g。洗净切碎，加水半面盆,煮沸 10～20 min,趁热泡洗双脚 20～30 min,每日 1～2 次。

10. 前列腺炎·野棉花、蒲公英、苦荬菜、车前子各 20 g。煎服。

11. 鼻痔·野棉花茎叶捣烂,以布包塞鼻。

现代研究·

化学成分: 主要含有皂苷、有机酸类、甾类和挥发油内酯类化学成分。

药理作用: 具有抑菌、镇痛、抗寄生虫等药理作用。

野猪胆·Yezhudan

独龙族药名· pu nan mu(音:扑南木)。

异名· 山猪。

来源· 猪科动物野猪 Sus scrofa L. 的胆或胆汁。

形态特征· 形似家猪。最大的雄猪体长可达 2 m,体重可达 250 kg,雄比雌大。吻部十分突出。雄猪的犬齿特别发达,上、下颌犬齿皆向上翘,称为獠牙,露出唇外;雌猪獠牙不发达。四肢较短。尾细。躯体被有硬的针毛,背上鬃毛发达,长约 14 cm,针毛与鬃毛的毛尖大都有分叉。毛色一般为棕黑色,面颊和胸部杂有黑白色毛。

分布生境· 云南全省有分布。多栖息于灌木丛、较潮湿的草地或混交林、阔叶林中。

采收加工· 常年均可捕捉。捕杀后,剥皮、剖腹、取出胆汁鲜用或将胆囊挂起晾干,或在半干时稍稍压扁,再干燥。

性味归经· 苦,寒。归肺、肝、胆、大肠经。

功效· 清热镇惊,解毒生肌。

主治· 用于癫痫,小儿疳疾,产后风,目赤肿痛,疔疮肿毒,烧烫伤。

用法用量· 内服:研末或取汁冲,1～3 g。外用:适量,涂敷。

区域民族用药经验·

1. 疗疮恶肿·野猪胆汁捣葱白,敷患处。

2. 火烫伤·黄柏 50 g,研极细末;野猪胆汁调涂患处。

3. 小便不通·野猪胆汁一盅。热酒冲服,日服 2 次。

4. 鬼疰癫痫及恶毒热气,小儿诸痫·野猪胆水研少许。日 2 服。

5. 产后风·野猪胆 1 个。研末。每次服 0.9 g,加黄酒溶解服。

6. 跌打扭伤·野猪胆研末,每次服 1.5～3 g,冲白酒服。

现代研究·

化学成分: 主要含有胆汁酸类、胆色素、脂类等化学成分。

药理作用: 具有镇静、利胆、降血脂、促进胃肠、抗炎、抗过敏、抗氧化、抑菌等药理作用。

阴地蕨·Yindijue

独龙族药名· bin gən(音:宾根)。

异名· 肺心草、蕨叶一枝蒿、蕨苗一枝蒿、大百改、蕨箕参、毛蕨鸡爪参、绒毛阴地蕨、独蕨萁。

来源· 阴地蕨科植物阴地蕨 Sceptridium ternatum (Thunb.) Y. X. Lin 的全草。

形态特征· 多年生草本。根状茎短而直立,有一簇粗健肉质的根。总叶柄短,长仅 2～4 cm,细瘦,淡白色,干后扁平,宽约 2 mm。叶片为阔三角形,短尖头,三回羽状分裂;侧生羽片 3～4 对,几对生或近互生,有柄、下部两对相距不及 2 cm,略张开,基部一对最大,几与中部等大,柄长达 2 cm,羽片长宽各约 5 cm,阔三角形,短尖头,二回羽状;一回小羽片 3～4 对,有柄,基部下方一片较大,柄长约 1 cm,一回羽状;末回小羽片为长卵形至卵形,基部下方一片较大,长 1～1.2 cm,略浅裂,有短柄,其余较

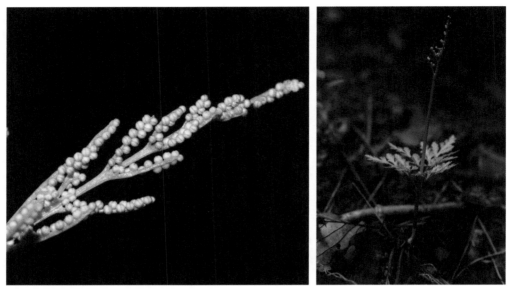

阴地蕨 *Sceptridium ternatum*（Thunb.）Y. X. Lin

小,长 4～6 mm,边缘有不整齐的细而尖的锯齿密生。第二对起的羽片渐小,长圆状卵形,短尖头。叶干后为绿色,厚草质,遍体无毛,表面皱凸不平。叶脉不见。孢子叶有长柄,少有更长者,远远超出营养叶之上,孢子囊穗为圆锥状,2～3回羽状,小穗疏松,略张开,无毛。

分布生境 · 云南各地有分布。生于海拔 1 200～2 600 m 的林中、坡灌丛阴湿处。山地常绿杂木林下。

采收加工 · 冬季至次春采收,连根挖取,洗净,鲜用或晒干。

性味归经 · 微苦,凉。归肺、肝经。

功效 · 清热解毒,平肝熄风,止咳,止血,明目去翳。

主治 · 用于小儿高热惊搐,肺热咳嗽,咳血,百日咳,癫狂,痢疾,疮疡肿毒,瘰疬,毒蛇咬伤,目赤火眼,目生翳障。

用法用量 · 内服:煎汤,6～12 g,鲜品 15～30 g。外用:适量,捣烂敷。

宜忌 · 虚寒、体弱及腹泻者禁服。

区域民族用药经验 ·

1. 风热感冒、咽喉肿痛 · 阴地蕨 15 g,小黄散、小报春花各 10 g,生甘草 6 g。水煎服。

2. 阴虚咳嗽、肺热咳血 · 阴地蕨、白及各 15 g,百合 20 g,五味子 10 g。水煎服。

3. 羊痫风、小儿惊风 · 阴地蕨 10 g。煎汤代水饮。

4. 火眼 · 阴地蕨捣汁点眼。

现代研究 ·

化学成分:主要含有黄酮类、酚酸类、长链脂肪酸酯类、芳香酯类、甾体类和萜类化学成分。

药理作用:具有抗氧化、抑菌和抗肿瘤的药理作用。

鼬鼠 · Youshu

独龙族药名 · pu soum(音:普松)。

异名 · 黄鼠狼、黄皮子。

来源 · 鼬科动物黄鼬 *Mustela sibirica* Pallas 的肉。

形态特征 · 体细长，雄性体长 25～40 cm，体重 1kg 左右。雌体为雄体的 2/3。头略圆，唇有须，耳小而横宽。颈部长，四肢短，前后足 5 趾，爪尖锐，足部毛长而硬。尾长，约为体长的一半，尾毛蓬松，肛门附近具有 1 对分泌腺。遇敌时能放出臭气以自卫。吻端，眼周，两眼之间为棕褐色，额部为浅棕色。鼻端周围，口角，唇均为白色。全身棕黄色或橙黄色，腹面颜色较淡。四足颜色较暗。夏毛色较深，常显暗棕褐色或褐色；冬毛颜色浅而带光泽。偶见白化的个体。

分布生境 · 云南主要分布于碧罗雪山、高黎贡山、云岭山。生活于海拔 3 500 m 以下山坡、草丘、河谷及灌丛间。

采收加工 · 捕捉后杀死，去皮毛及肠杂，取肉，鲜用或烘干。

性味归经 · 甘，温。归肺、肾经。

功效 · 解毒，杀虫，通淋，升高血小板。

主治 · 用于淋巴结结核、疥癣、疮瘘、淋证、血小板减少性紫癜。

用法用量 · 内服：烧存性研末，1.5～3 g。外用：适量、煎油涂；或烧灰研末撒。

区域民族用药经验 ·

淋病 · 鼬鼠全身黑烧粉末，与等量之锌白皮细末混合，每次约服一匙，开水送。

鱼腥草 · Yuxingcao

独龙族药名 · bən s（音：本思）。

异名 · 侧耳根、猪鼻孔、臭草、鱼鳞草、折耳根。

来源 · 三白草科植物蕺菜 *Houttuynia cordata* Thunb. 的带根全草。

形态特征 · 多年生草本，高 30～60 cm。有腥臭味，无毛或节上有毛。茎直立，有时带紫红色，下部匍匐状，具根状茎；根状茎白色，节上轮生须根。叶片纸质，心形、卵状心形或宽卵状心形，长 4～10 cm 或略长，宽 2.5～6 cm 或略宽，顶端短渐尖，基部心形，全缘，具腺点，背面尤为明显，主脉有时被柔毛，两面有时被疏微柔毛，背面通常呈紫红色，掌状脉(5～)7，最

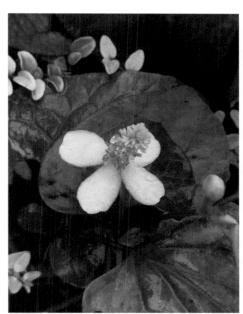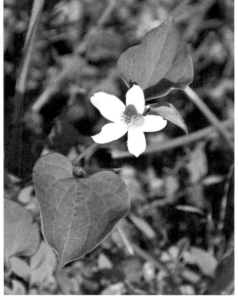

蕺菜 *Houttuynia cordata* Thunb.

外的 1 对脉近边缘网结成边缘脉,最里面的 1 对离基约 5 mm;叶柄长 1～3.5 cm,下部的叶柄较长,无毛;托叶膜质,长 1～2 cm,长圆状披针形,顶端钝,常具缘毛或无中部或 2/3 以下与叶柄合生,基部抱茎。花小,花序长约 2 cm,直径约 6 mm,总花梗长 1.5～3 cm,无毛;总苞片长圆形或倒卵形,其有 1～2 片略大,长 1～1.5 cm,宽 5～7 mm,顶端圆形或钝,白色,花瓣状;雄蕊长于子房,花药长圆形,花丝长为花药的 1 倍,与子房近等长;子房卵形,无毛。果长 2～3 mm,具宿存花柱,顶端开裂;种子小,近球形或椭圆形,棕褐色。花期 4～7 月,果期 7～9 月。

分布生境 · 云南各地均有分布。生于海拔 150～2 500 m 的林缘水沟边、湿润的路边、村旁沟边、田埂沟边等潮湿的肥土上。

采收加工 · 夏、秋季采收,将全草连根拔起,洗净晒干。

性味归经 · 辛,寒。归肝、肺经。

功效 · 清热解毒,排脓消痈,利尿通淋。

主治 · 用于肺痈吐脓,痰热喘咳,喉哦,热痢,痈肿疮毒,热淋。

用法用量 · 内服:煎汤,15～25 g,不宜久煎;或鲜品捣汁,用量加倍。外用:适量,捣敷或煎汤熏洗。

宜忌 · 虚寒证及阴性外疡忌服。

区域民族用药经验 ·

1. 感冒咳嗽,发热,咽喉肿痛 · 鱼腥草 30 g。水煎服。

2. 麻疹不透 · 鱼腥草根 20 g。开水泡服。

3. 外伤出血 · 鱼腥草鲜品适量。捣烂外敷患处。

4. 鼻出血 · 鱼腥草鲜品适量。捣烂包敷额部及后颈部。

5. 肝炎 · 鱼腥草、红糖各 30 g。水煎服,2 个月为 1 疗程。

6. 小儿腹泻 · 鱼腥草 25 g,炒山药 10 g,炒白术 7.5 g,茯苓 6 g。水煎服,每日 1 剂。

7. 肺脓疡,急性支气管炎,风热感冒 · 鱼腥草 15～50 g。水煎服或配伍用。

8. 肺痨咯血,痔疮,产后流血不止,水肿 · 鱼腥草根 50～100 g。水煎服。

9. 热淋,白浊,白带 · 鱼腥草 40～100 g。或配伍用。水煎服。

10. 痢疾 · 鱼腥草 30 g,山楂炭 6 g。水煎加蜜糖服。

11. 咽喉炎,支气管炎 · 鱼腥草、臭灵丹、盐肤木根各 15～20 g,掌叶榕根 15 g。水煎服,每日 1 剂,分 3 次服。

12. 胃痛 · 鱼腥草鲜品 100 g,猪肺 1 具。煮食。

13. 百日咳 · 鱼腥草、百部各 15 g,杏仁、远志各 6 g。水煎服,日 3 次。

14. 肺痈咳吐脓血 · 鱼腥草、天花粉、侧柏叶各等份。煎汤服。

15. 肺病咳嗽盗汗 · 鱼腥草叶 60 g,猪肚子 1 个。将鱼腥草叶倒置猪肚内炖汤服。

16. 肺热咳嗽 · 鱼腥草 20 g,黄芩、知母各 10 g,贝母 12 g,桔梗 15 g,甘草 6 g。水煎服。

17. 疮痈肿毒 · 鱼腥草、千里光、蒲公英各 20 g,野菊花 12 g,金银花 15 g,连翘 10 g。水煎服。或单用鲜鱼腥草洗净捣烂外敷。

18. 小便淋漓涩痛 · 鱼腥草、白茅根各 20 g,金钱草 30 g,车前子、玉米须、土牛膝各 18 g,甘草 6 g。水煎服。

现代研究 ·

化学成分:主要含有挥发油、黄酮类、甾醇类、有机酸类等化学成分。

药理作用:具有抑菌、抗病毒、增强免疫、抗炎、利尿、抗过敏等药理作用。

制剂:龙金通淋胶囊 · 成分:鱼腥草、龙胆、白花蛇舌草、金钱草、紫丹参、地黄、栀子、竹叶柴胡、黄芪、茯苓、熊胆粉、人工牛黄。功效主治：清热利湿，化瘀通淋。用于湿热瘀阻所致的淋证，证见尿急、尿频、尿痛；前列腺炎、前列腺增生证见上述证候者。

玉米黑粉 · Yumiheifen

独龙族药名 · gə doum(音：格董)。

异名 · 玉米黑霉、棒子包。

来源 · 黑粉菌科真菌玉米黑粉 *Ustilago maydis*（DC.）Corda 的孢子堆。

形态特征 · 孢子堆可在寄主的地上部任何部位、形成各种形状大小不同的瘤、直径可达 10 m 以上。初期瘤外面包着一层白色的膜、其中混杂着寄主组织、后期破裂露出紫褐色的粉状孢子堆。孢子球形、椭圆形或不规则形、黄褐色、表面有明显的刺、直径 8～12 μm。

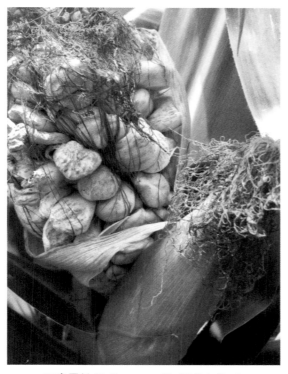

玉米黑粉 *Ustilago maydis*（DC.）Corda

分布生境 · 云南各地均有分布。寄生于玉米上。

采收加工 · 秋季收。新鲜时（老熟前）采下药用，或老熟时收集冬孢子炼蜜为丸备用。

性味归经 · 甘，平。归肝、胃经。

功效 · 健脾胃，利肝胆，安神。

主治 · 用于肝炎，胃肠道溃疡，消化不良，疳积，失眠。

用法用量 · 内服：炒食，每次 3 g；或入丸剂。小儿减量。

芋 · Yu

独龙族药名 · gui(音：贵)。

异名 · 芋魁、芋根、土芝、芋奶、芋渠、狗爪芋、百眼芋头、芋艿、毛芋、水芋、芋头。

来源 · 天南星科植物芋 *Colocasia esculenta*（L.）Schott. 的块茎、叶。

形态特征 · 湿生草本。块茎通常卵形，常生多数小球茎，均富含淀粉。叶 2～3 枚或更多。叶柄长于叶片，长 20～90 cm，绿色，叶片卵状，长 20～50 cm，先端短尖或短渐尖，侧脉 4 对，斜伸达叶缘，后裂片浑圆。花序柄常单生，短于叶柄。佛焰苞长短不一，一般为 20 cm 左右；管部绿色，长约 4 cm，粗 2.2 cm，长卵形；檐部披针形或椭圆形，展开成舟状，边缘内卷、淡黄色至绿白色。肉穗花序长约 10 cm、短于佛焰苞；雌花序长圆锥状，长 3～3.5 cm，下部粗 1.2 cm；中性花序长 3～3.3 cm，细圆柱状；雄花序圆柱形，长 4～4.5 cm，粗 7 mm，顶端骤狭；附属器钻形，长约 1 cm，粗不及 1 mm。花期 2～4 月。

分布生境 · 云南各地栽培或逸生。

采收加工 · 秋季采挖，去净须根及地上部分，洗净，鲜用或晒干。

性味归经 · 块茎：甘、辛，平；归胃经。叶：辛，

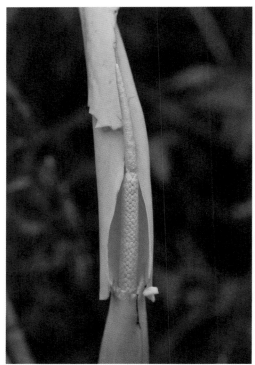 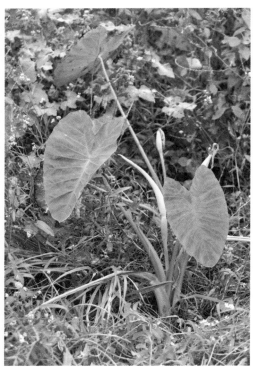

芋 *Colocasia esculenta*（L）. Schott.

凉；无毒；归心、肺、脾经。

功效 · 块茎：健脾补虚，散结解毒。叶：止泻，敛汗，消肿，解毒。

主治 · 块茎：用于脾胃虚弱，纳少乏力，消渴，瘰疬，腹中癖块，肿毒，赘疣，鸡眼，疥癣，烫火伤。叶：用于自汗、痈疽肿毒，黄水疮，蛇虫咬伤。

用法用量 · 块茎：内服：煎汤，60～120 g；或入丸、散。外用：适量，捣敷或醋磨涂。叶：内服：煎汤，15～30 g，鲜品 30～60 g。外用：适量，捣汁涂或捣敷。

区域民族用药经验 ·

1. 痢疾，腹泻 · 芋头、马齿苋、萝卜、车前草、叶下珠、龙芽草适量。水煎兑红白糖服。

2. 蛇虫咬伤 · 芋叶鲜品捣汁涂或捣敷。

3. 滋养身体 · 芋头适量，芝麻、食盐少许。把芋头晒干研成细末，和芝麻、盐混合，随时可食。

现代研究 ·

化学成分：主要含有多糖、花青苷、过氧化氢酶、甾醇等化学成分。

药理作用：具有降血压、降血糖、免疫调节等药理作用。

圆叶楤木 · Yuanyesongmu

独龙族药名 · bʌ əem（音：八安）。

异名 · 刺老包。

来源 · 五加科植物圆叶羽叶参 *Pentapanax caesius*（Hand.-Maz.）C. B. Shang 的根皮、茎皮。

形态特征 · 小乔木，高约 3 m。分枝密生细直的刺。二回羽状复叶，长 30～50 cm 或更长，无毛；羽片有小叶 5～7 片；小叶有白霜，膜质至纸质，卵状矩圆形至披针形，长 4～11.5 cm，宽 2～2.5 cm，先端长渐尖，基部圆形至楔形,侧生小叶基部歪斜,边缘有稀疏细锯齿,上面深绿色无毛,下面灰色,无柄或有短柄。花序为由许多伞形花序组成的顶生圆锥花序,长 30～50 cm,几无梗,淡褐色,有鳞片状的毛,花序轴不久变为几无毛;伞形花序柄长 2～5 cm;伞形花序有 12～20 朵花;花梗长 15～30 mm;萼有 5 齿,齿三角状卵形;花瓣 5,卵状矩圆形;雄蕊 5;子房 5 室,花柱 5,分离。果球形,5 棱,直径 2～3 mm,有 5 个反折的宿存花柱。

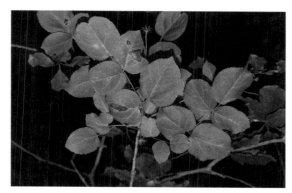

圆叶羽叶参 *Pentapanax caesius*(Hand.-Maz.)C. B. Shang

分布生境 · 云南分布于滇西北(香格里拉、丽江)。生于海拔 2 100～2 200 m 的灌丛、石灰岩缝隙或开阔的松林中。

采收加工 · 秋、冬季挖根,削皮,晒干备用。鲜用四季可采。

性味归经 · 甘、微苦,平。

功效 · 祛风除湿,利尿消肿,活血止痛。

主治 · 用于肝炎,淋巴结肿大,肾炎水肿,糖尿病,风湿关节痛,慢性腰腿疼痛,跌打损伤,妇女白带多等症。

用法用量 · 内服:5～15 g,配方用或单味用药均可。外用:10～20 g,或视病情轻重加减药量,将鲜药捣烂成泥状包患处。

宜忌 · 孕妇忌服。

蜘蛛香·Zhizhuxiang

独龙族药名 · ji lu mu roum(音:一鲁木龙;意:荒地川芎)。

异名 · 土细辛、心叶缬草、养心莲、养血莲、臭药、乌参、猫儿屎、老虎七、香草、马蹄香。

来源 · 败酱科植物蜘蛛香 *Valeriana jatamansi* Jones 的根及根茎。

形态特征 · 多年生宿根草本,高 20～70 cm。根块状,具密节环,并有浓郁香气;茎单一至数枚。基生叶发达,叶片心状圆形至卵状心形,长 3～10 cm,宽 3～8 cm,边缘具缘毛,浅波状齿,被短毛或有时无毛,叶柄长 4～25 cm;茎生

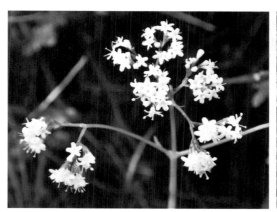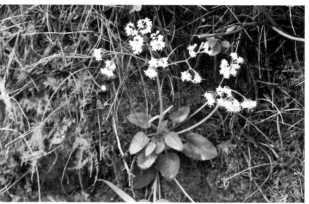

蜘蛛香 *Valeriana jatamansi* Jones

叶不发达,2～3 对,下部叶片心状圆形,近无柄;上部叶片为羽裂,无柄。花白色或淡红色,杂性,雌花小,长约 2 mm,不育花丝极短,着生于花冠喉部;雌花伸长,柱头 3 深裂;两性花较大,长 3～4 mm,雌雄外露。瘦果,长卵形,两面无毛。花期 7 月,果期 8～9 月。

分布生境 · 云南分布于昆明、普洱、临沧、红河、文山、大理、丽江、怒江、迪庆多个地区。生于海拔 2 500 m 以下的山顶草地、林中或溪边。

采收加工 · 秋季采挖,除去杂质,洗净,干燥。

性味归经 · 微苦、辛,温。归脾、胃、大肠经。

功效 · 理气健脾,止痛止泻,祛风除湿。

主治 · 用于消化不良,脘腹胀痛,羸弱消瘦,病后体虚,泄泻,疳积,风湿痹痛。

用法用量 · 3～6 g。

区域民族用药经验 ·

1. 腹痛吐泻 · 蜘蛛香根 50 g。水煎服。

2. 便血 · 蜘蛛香根 15 g,紫地榆 10 g,炒红糖适量。共水煎服。

3. 妇人干血痨 · 蜘蛛香、倒回龙各 15 g,小白薇 10 g。水煎服。

4. 暑热伤津,自汗,盗汗 · 蜘蛛香根、白人参各 15 g,柿饼 2 个,加饴糖或红糖。水煎服。

5. 小儿厌食 · 蜘蛛香根 6 g,川芎、白芷各 4 g,草血竭 10 g。水煎服。

6. 痢疾 · 蜘蛛香根 5 g,柿饼 2 个(生、熟各半),车前草 1 株。水煎服。

7. 眼部溃疡,结膜炎 · 蜘蛛香根 5～10 g。研细粉,与鸡蛋调匀蒸吃。

8. 消化不良,腹胀,腹痛,水泻 · 蜘蛛香 9～15 g,红糖适量。煎服。

9. 小儿高热,咳嗽,肺炎 · 蜘蛛香 3 g,土知母、石膏、马鞭草各 9 g。煎服。

10. 肠炎,痢疾 · 蜘蛛香、地蜂子各 9 g,翻白叶、黄龙尾各 6 g。煎服。

11. 感冒,支气管炎 · 蜘蛛香、前胡各 9 g,重楼、枇杷叶、杏仁各 6 g。煎服。

12. 胃气痛 · 蜘蛛香 10 g。水煎服;或吞服 3 g。

13. 霍乱上吐下泻 · 蜘蛛香 15 g。煨水服。

14. 风湿麻木 · 蜘蛛香 50 g。煨水服,并用药渣搽患处。

15. 胃胀痛 · 蜘蛛香 15 g,草果 1 个(烧焦)。水煎服,每日 2 次。

16. 虚劳 · 蜘蛛香适量。炖猪蹄服。

17. 腹部水肿 · 蜘蛛香适量,凤尾草适量。煨水服,也可煎水洗腹部。

18. 失眠、心悸 · 蜘蛛香、瓜子金各 9 g,夜交藤、松针各 30 g。水煎服。

19. 毒疮 · 蜘蛛香磨醋,外搽患处。

20. 麻疹,感冒,风湿疼痛,消化不良,腹胀,腹泻,胃及十二指肠溃疡 · 蜘蛛香干品 3～6 g。水煎服,日服 2 次。或用鲜品 15～50 g,炖肉吃。

21. 风湿筋骨痛 · 蜘蛛香 0.3 g 研粉,红糖少许。酒炖服。

22. 胃寒气痛,腹胀 · 蜘蛛香、大叶南木香各 15 g,菖蒲 9 g。共研粉,每次 0.9～1.5 g,开水或酒送服。

23. 小儿疳积 · ①蜘蛛香 6～9 g。研粉炖鸡蛋服。②蜘蛛香 9 g,大叶黄精 15 g。水煎服。

现代研究 ·

化学成分: 主要含有环烯醚萜类、黄酮、生物碱、倍半萜、苯丙素、三萜、木脂素、氨基酸及挥发油类等化学成分。

药理作用: 具有抗焦虑、抗抑郁、抑菌、抗肿瘤、镇静催眠、降血压等药理作用。

制剂: 秋泻灵合剂 · 成分:马蹄香。功效主治:理气化湿,健脾止泻。用于治疗小儿脾虚湿困及消化不良引起的腹泻。

苎麻·Zhuma

独龙族药名·dzｊi i（音：直一）。

异名·家麻、家苎麻、苦麻、白背苎麻、白苎麻、圆麻。

来源·荨麻科植物苎麻 *Boehmeria nivea*（L.）Gaud. 的根。

形态特征·半灌木，高 1～2 m。小枝密被开展长硬毛和近开展贴伏的短毛。叶互生；叶片纸质，宽卵形或近圆形，先端渐尖或尾尖，基部宽楔形，圆形或微心形，边缘在基部之上有齿尖向上的粗牙齿，上面绿色、粗糙、散生糙伏毛，下面除叶脉外均密被紧压交织的雪白色毡毛。花单性，雌雄通常同株，团伞花序排列成腋生无叶的圆锥花序，花序略下垂，通常雌花位于上部的叶腋间；雌花簇球形，淡绿色；雄花小，黄白色。瘦果小，椭圆形，密生短毛，宿存柱头丝状。花期 7～8 月，果期 9～11 月。

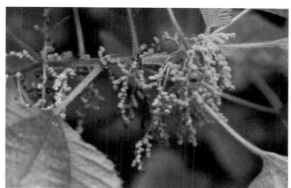
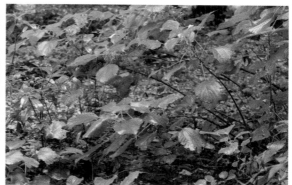

苎麻 *Boehmeria nivea*（L.）Gaud.

分布生境·云南南北各地常见栽培。生于海拔 1400～2700 m 的田边、村边及山坡上。

采收加工·冬初挖根，秋季采叶。洗净切碎，晒干备用或鲜用。

性味归经·甘，寒。归肝、心、膀胱经。

功效·清热，解毒，止血，散瘀。

主治·用于热病大渴，大狂，血淋，癃闭，吐血，下血，赤白带下，丹毒，痈肿，跌打损伤，蛇虫咬伤。

用法用量·内服：9～15 g，煎服。外用：适量，鲜品捣烂敷；或干品研粉撒患处。

区域民族用药经验·

1. 手脚麻木·苎麻根、红麻、白木通、小伸筋草各适量。炖肉吃。

2. 安胎·①苎麻根 100～150 g。炖鸡吃。②苎麻根、大血藤、白鸡头树根各 15 g。将上药混合舂细，与猪肉同剁细炖熟服，每日 1 剂，分 2 次服。

3. 子淋·苎麻根 15～50 g，仙鹤草 15 g。炒红糖为引，水煎服。

4. 寒湿痢·苎麻根 20 g，仙鹤草、地榆各 25 g，续断 15 g。水煎取药液调红糖服，每日 1 剂，日服 3 次，每次 150 mL。

5. 崩漏·鲜苎麻根 100 g。水煎服，每日 1 剂，日服 3 次。

6. 带下（湿热下注型）·苎麻根、败酱草各 20 g，臭椿树根白皮 30 g，黄柏 15 g，龙胆草 10 g。水煎服，每日 1 剂，日服 3 次。

7. 子宫脱垂·苎麻根、马蹄香、狗屎萝卜根、红蓟刺果、牛膝各 20 g，胡椒 10 粒，鸡蛋 3 个。上药用水煎。取药液煮鸡蛋，食药液及鸡蛋,每日1剂,日服3次。

8. 湿热痢·苎麻根、打烂碗花各20 g。水煎服,每日1剂,日服3次。

现代研究·

化学成分:主要含有三萜类、黄酮类、生物碱类、醌类、木脂素、有机酸和甾体类化学成分。

药理作用:具有止血、抗乙型肝炎病毒、抑菌、保肝、抗氧化、抗糖苷酶、抗胆碱酯酶、抗炎等药理作用。

紫苏·Zisu

独龙族药名· si raun(音:习朗)。

异名·苏、苏叶、紫菜。

来源·唇形科植物紫苏 *Perilla frutescens* (L.)Britt. 的叶或果实。

形态特征·一年生草本,高30~200 cm。具有特殊芳香。茎直立,多分枝,紫色、绿紫色或绿色,钝四棱形,密被长柔毛。叶对生;叶柄长3~5 cm,紫红色或绿色、被长节毛;叶片阔卵形、卵状圆形或卵状三角形,长4~13 cm,宽2.5~10 cm,先端渐尖或突尖,有时呈短尾状,基部圆形或阔楔形,边缘具粗锯齿,有时锯齿较深或浅裂,两面紫色或仅下面紫色,上下两面均疏生柔毛,沿叶脉处较密,叶下面有细油腺点;侧脉7~8对,位于下部者稍靠近,斜上升。轮伞花序,由2花组成偏向一侧成假总状花序,顶生和腋生,花序密被长柔毛;苞片卵形、卵状三角形或披针形,全缘,具缘毛,外面有腺点,边缘膜质;花梗长1~1.5 mm,密被柔毛;花萼钟状,长约3 mm,10脉,外面部密被长柔毛和有黄色腺点,顶端5齿,2唇,上唇宽大,有3齿,下唇有2齿,结果时增大,基部呈囊状;花冠唇形,长3~4 mm,白色或紫红色,花冠筒内有毛环,外面被柔毛,上唇微凹,下唇3裂,裂片近圆形,中裂片较大;雄蕊4,二强,着生于花冠筒内中部,几不伸出花冠外,花药2室;花盘在前边膨大;雌蕊1,子房4裂,花柱基底着生,柱头2室;花盘在前边膨大;雌蕊1,子房4裂,花柱基底着生,柱头2裂。小坚果近球形,灰棕色或褐色,直径1~1.3 mm,有网纹,果萼长约10 mm。花期6~8月,果期7~9月。

分布生境·云南各地均有栽培。生于山地、路旁、村边或荒地。

采收加工·南方7~8月、北方8~9月。叶:夏季枝叶茂盛时采收,除去杂质,晒干。果实:秋季果实成熟时采收,除去杂质,晒干。

性味归经·叶:辛,温;归肺、脾经。果实:辛,温;归肺经。

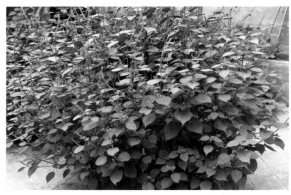
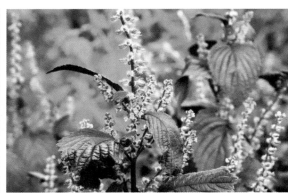

紫苏 *Perilla frutescens*(L.)Britt.

功效·叶:解表散寒,行气和胃。果实:降气消痰,平喘,润肠。

主治·叶:用于风寒感冒,咳嗽呕恶,妊娠呕吐,鱼蟹中毒。果实:用于痰壅气逆,咳嗽气喘,肠燥便秘。

用法用量·叶:5～9 g。果实:3～9 g。

宜忌·温病及气弱表虚者忌服。

区域民族用药经验·

1. 伤风发热·苏叶、防风、川芎各 1.5 g,陈皮 3 g,甘草 1.8 g,加生姜 2 片。煎服。

2. 胃肠型感冒·紫苏叶、荆芥、防风、生姜各 6 g。水煎服。

3. 胃肠感冒恶心呕吐,腹泻·紫苏叶 4.5 g,川连 3 g。水煎服。

4. 鱼蟹中毒·紫苏叶 30 g。水煎服。

5. 痰饮喘咳·紫苏子 3～9 g。水煎服。

6. 外感风寒,鱼蟹中毒·紫苏叶 6～9 g。水煎服。

现代研究·

化学成分:主要含有黄酮类化学成分。

药理作用:具有抗氧化、抑菌、保护心脑血管系统、降血脂、降血糖的药理作用。

棕榈·Zonglü

独龙族药名· bu roum(音:布龙)。

异名·棕衣树、棕树、陈棕、棕板、棕骨、棕皮。

来源·棕榈科植物棕榈 *Trachycarpus fortunei* (Hook.) H. Wendl. 的根。

形态特征·乔木状,高 3～10 m。树干圆柱形,被不易脱落的老叶柄基部和密集的网状纤维,除非人工剥除,否则不能自行脱落。裸露树干直径 10～15 cm 甚至更粗。叶片呈 3/4 圆形或者近圆形,深裂成 30～50 片具皱褶的线状剑形,宽 2.5～4 cm,长 60～70 cm 的裂片,裂片先端具短 2 裂或 2 齿,硬挺甚至顶端下垂;叶柄长 75～80 cm,两侧具细圆齿,顶端有明显的戟突。花序粗壮,多次分枝,从叶腋抽出,通常雌雄异株。雄花序长约 40 cm,一般只二回分枝;具有 2～3 个分枝花序;雄花卵球形,每 2～3 朵密集聚生,也有单生的;雄蕊 6;雌花序长 80～90 cm,2～3 回分枝,具 4～5 个分枝花序;

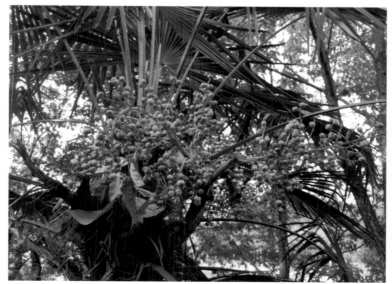
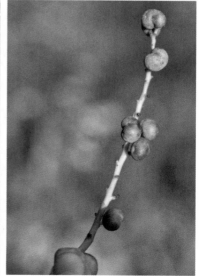

棕榈 *Trachycarpus fortunei* (Hook.) H. Wendl.

雌花球形,通常 2～3 朵聚生。退化雄蕊 6,心皮被银色毛。果实阔肾形,有脐,宽 11～12 mm,高 7～9 mm,成熟时由黄色变为淡蓝色,有白粉。种子胚乳均匀,角质,胚侧生。花期 4 月,果期 12 月。

分布生境 · 云南分布于滇西北部、滇部、滇中至滇东南的中海拔(2 000 m 以下)地区。通常栽培于路旁,也有成片栽培。

采收加工 · 全年均可采挖。洗净,切段晒干或鲜用。

性味归经 · 苦、涩,凉。

功效 · 收效止血,涩肠止痢,除湿,消肿,解毒。

主治 · 用于吐血,便血,崩漏,带下,痢疾,淋浊,水肿,关节疼痛,瘰疬,流注,跌打肿痛。

用法用量 · 内服:煎汤,15～30 g。外用:适量,煎水洗或捣敷。

区域民族用药经验 ·

1. 吐血 · 棕树根烧灰,兑童便、白糖。空腹服。

2. 血淋 · 棕榈根 50 g。炖猪精肉食。

3. 遗精 · 棕榈根 15 g。水煎,白糖冲服。

4. 高血压 · ①棕树(棕榈)果 15 g。炖鲜肉吃。②棕树(棕榈)子 30 g,败酱草、黄芪各 15 g。水煎服,每日 3 次。

5. 心脏病,肺虚咳血 · 棕榈花苞 15 g。炖肉吃或水煎服。

6. 头风 · 棕树(棕榈)尖 20 g,天茯苓 10 g。水煎服。

7. 消渴(下消) · 棕树(棕榈)根 26 g,辫子草 30 g,葵花根 50 g。水煎服,每日 1 剂。

现代研究 ·

化学成分:主要含有黄酮及苷类化学成分。

药理作用:具有止血、抗肿瘤、生长抑制等药理作用。

参考文献

一、图书书目

［1］ 周元川,郑进. 怒江流域民族医药[M].昆明:云南科技出版社,2010.

［2］ 傅仕敏. 云南特有民族百年实录:独龙族[M].北京:中国文史出版社,2010.

［3］ 云南省食品药品监督管理局. 云南省中药材标准(2005 年版)[M].昆明:云南科技出版社,2005.

［4］ 国家药典委. 中国药典:一部(2020 年版)[M].北京:中国医药科技出版社,2020.

［5］ 郑进,张超. 云南民族医药研究[M].昆明:云南民族出版社,2008.

［6］ 中央民族大学民族药课题组. 民族药[M].北京:中国经济出版社,2013.

［7］ 陈士奎,蔡景峰. 中国传统医药概览[M].北京:中国中医药出版社,1997.

［8］ 《全国中草药汇编》编写组. 全国中草药汇编[M].北京:人民卫生出版社,2006.

［9］ 兰茂,于乃义. 滇南本草[M].于兰馨整理.昆明:云南科技出版社,2004.

［10］ 云南省地方志编纂委员会. 云南省志卷四十:食品药名监督管理志[M].昆明:云南人民出版社,2019.

［11］ 国家医药管理局《中华本草》编委会. 中华本草[M].上海:上海科学技术出版社,2005.

［12］ 黎光南. 云南中药志[M].昆明:云南科技出版社,1990.

［13］ 周海钧,曾育鳞. 中国民族药志[M].北京:人民卫生出版社,1984.

［14］ 昆明市卫生局. 昆明民间常用草药[M].昆明:云南人民印刷厂,1970.

［15］ 云南省怒江傈僳族自治州卫生局. 怒江中草药[M].昆明:云南科技出版社,1991.

［16］ 国家药典委员会. 中华人民共和国药典临床用药须知中药成方制剂卷(2015 年版)[M].北京:中国医药科技出版社,2017.

［17］ 刘亚华. 侗族药物彩色图谱[M].贵阳:贵州科技出版社,2017.

［18］ 赵中振,肖培根. 当代药用植物典:第 4 册[M].上海:上海世界图书出版公司,2008.

［19］ 肖培根. 当代药用植物典:第 2 册[M].上海:上海世界图书出版公司,2007.

［20］ 李建国. 白茶新语[M].北京:文化发展出版社,2019.

二、期刊文献

［21］ 赵榛榛,赵松松,郭斌. 苦苣菜化学成分的研究[J].中成药,2017,39(7):1423 - 1426.

［22］ 杜晓妍,吴娇. 茯苓的化学成分和药理作用研究进展[J].新乡医学院学报,2021,38(5):496 - 500.

［23］ 黄桂坤,郭小葆,黎为能,等. 中药杠板归化学成分及其药理作用的研究进展[J].广州化工,2017,45(12):26 - 28,61.

［24］ 钱茜. 骨碎补化学成分和药理作用研究进展[J].中国生化药物杂志,2015,35(3):186 - 188.

［25］ 刘祥义,张加研,付惠. 管花鹿药微量元素的测定[J].微量元素与健康研究杂志,2003,20(3):17 - 19.

[26] 郝俊杰,韩芸.滇黄精与管花鹿药的药材鉴别研究[J].大理学院学报,2014,13(4):11-13.

[27] 吴凯,赵高禹.红稗中微量元素的测定[J].广东化工,2017,44(1):122-123.

[28] 李泽秀,母应春,黎以鸾,等.红稗多糖提取工艺优化及其流变学特性研究[J].食品科技,2015,40(12):148-153.

[29] 张远贤,管庆在.荭草的化学成分及药理学研究进展[J].黑龙江医药,2008,21(5):97.

[30] 连树林,李庆杰,何蕊,等.胡桃楸化学成分及药理作用研究[J].吉林中医院,2020,40(7):951-953.

[31] 张骥鹏,高旺,高慧媛.中药黄独的研究进展[J].中国现代中药,2008,10(2):34-37.

[32] 李锐.青蒿的化学和药理[J].广东医学,1980(7):24,36-38.

[33] 聂安政,林志健,王雨,等.秦艽化学成分及药理作用研究进展[J].中草药,2017,48(3):597-608.

[34] 王婷,苗明三,苗艳艳.小茴香的化学、药理及临床应用[J].中医学报,2015(6):856-858.

[35] 高允生.桑白皮的化学成分药理作用及临床应用(综述)[J].泰山医学院学报,1985(1):56,62-73.

[36] 王桃林,苏东,朱流财.鱼腥草化学成分及药理作用研究进展[J].世界最新医学信息文摘,2013,13(8):278.

[37] 王维皓,王智民.姜的化学、药理研究进展[J].中国中药杂志,2005,30(20):1569-1573.

[38] 吴国土,薛玲,黄自强.笔管草水提物对大鼠及高脂家兔的降脂作用[J].福建医科大学学报,2004,38(1):59-63.

[39] 杨慧洁,吴琦,杨世海.金毛狗脊化学成分与药理活性研究进展[J].中国实验方剂学杂志,2010,16(15):230-234.

[40] 盛华刚,朱立俏,林桂涛.金荞麦的化学成分与药理作用研究进展[J].西北药学杂志,2011,26(2):156.

[41] 左爱学,饶高雄.地胆草的化学成分和药理作用研究进展[J].中国药业,2014,23(17):3-7.

[42] 徐天才,陈翠,王泽清,等.云南黄精属植物资源及其药理作用的调查研究[J].中国农学通报,2018,34(12):84-90.

[43] 蔡孟成,金永生.中药辣蓼的生物活性实验研究进展[J].药学服务与研究,2020,20(6):442-445.

[44] 李红念,梅全喜,张志群,等.龙葵的化学成分与药理作用研究进展[J].今日药学,2011,21(11):713-715.

[45] 高浩学,丁安伟,唐于平,等.苇茎的化学成分、药理作用与临床应用研究进展[J].现代中药研究与实践,2009,23(3):75-78.

[46] 白敏,李宏亮,徐贵丽.雪胆属植物化学成分及药理活性研究进展[J].昆明医科大学学报,2012(S1):177-180.

[47] 刘雅琳,苗晋鑫,田硕,等.马鞭草化学成分及药理作用研究进展[J].河南中医,2021,41(2):294-299.

[48] 秦云,张蒙,张杨芹,等.彝药马蹄香(根)中微量元素的测定[J].微量元素与健康研究,2010,27(6):20-21.

[49] 许焱,伊力塔.对芒萁的化感活性及化学成分薄层的探讨[J].现代园艺,2019(4):11-12.

[50] 张贝西,王建军,雷启义,等.民族药用植物毛大丁草的化学成分及药理作用研究进展[J].南京中医药大学学报,2019,35(3):351-355.

[51] 吴虹,魏伟,吴成义.木瓜化学成分及药理活性的研究[J].安徽中医学院学报,2004,23(2):62-64.

[52] 廖忠实,韦松基,罗统勇,等.魔芋的化学成分与药理作用研究进展[J].医学信息,2015(31):395.

[53] 高立新.南瓜属植物研究概况[J].中国中医药现代远程教育,2009,7(8):221-222.

[54] 王歌.车前草化学成分与药理作用的研究[J].黑龙江医药,2014,27(4):864-865.

[55] 乌兰图雅,吴·斯琴毕力格,那生桑,等.蒙药材漆树膏的现代研究概况[J].中医药导报,2018,24(19):94-96.

[56] 贾慧萍,胡樱,魏晶晶,等.宽叶荨麻化学成分和药理作用及其开发利用研究进展[J].青海草业,2021,

30(2):57－60,63.

[57] 李海波,秦大鹏,葛雯,等.青蒿化学成分及药理作用研究进展[J].中草药,2019,50(14):3461－3470.

[58] 李洪刚,李广义.杠柳属植物研究概况[J].中草药,1992,23(3):150－158.

[59] 郑玲,邓亮,龙飞.三叶悬钩子的化学成分研究[J].药物分析杂志,2013,33(12):2104－2108.

[60] 马慧,李文慧,李昱,等.新疆药桑化学成分抗氧化机理及药理作用研究进展[J].农产品加工,2020(19):72－76.

[61] 罗昱澜,李江,毛柳珺,等.广西地不容生物碱化学成分、药理及质量控制研究进展[J].右江民族医学院学报,2015,37(2):304－306.

[62] 曾涌,罗建军,何文生,等.薯蓣属植物化学成分及药理活性的研究进展[J].中国药房,2016,27(31):4454－4459.

[63] 林源.松萝的研究现状[J].中国药业,2011,20(19):84－86.

[64] 安中原,钟斌.天麻的化学成分与药理活性研究概况[J].海峡药学,2017,29(6):22－24.

[65] 张筜晰,童永清,钱信怡,等.香樟化学成分及药理作用研究进展[J].食品工业科技,2019,40(10):320－333.

[66] 王歌.车前草化学成分与药理作用的研究[J].黑龙江医药,2014,27(4):864－865.

[67] 盛华刚.薤白的化学成分和药理作用研究进展[J].药学研究,2013,32(1):42－44.

[68] 许海燕,刘宇峰,余鸽.鸭跖草的研究进展[J].中国中医药现代远程教育,2009,7(4):88－89.

[69] 高洁莹,龚力民,刘平安,等.盐肤木属植物研究进展[J].中国实验方剂学杂志,2015,21(8):215－218.

[70] 尹俊亭,孙敬勇,仲英.野葛的现代研究概况[J].齐鲁药事,2004,23(10):34－36.

[71] 陈朝喜,田语诗,李丹,等.野棉花研究综述[J].西南民族大学学报(自然科学版),2017,43(3):242－246.

[72] 付琳,付强,李冀,等.黄连化学成分及药理作用研究进展[J].中医药学报,2021,49(2):87－92.

[73] 刘晓永,王潇,张腾.松针的化学成分及其药理研究[J].饮食科学,2017(10X):192.

[74] 纪爱玲.竹叶椒的化学成分及现代药理研究进展[J].继续医学教育,2020,34(6):155－157.

[75] 廖丽萍,肖爱平,冷鹃,等.苎麻根、叶化学成分及药用研究概况[J].中国麻业科学,2013,35(3):163－166.

[76] 贾佼佼,李艳,苗明三.紫苏的化学、药理及应用[J].中医学报,2016,31(9):1354－1356.

[77] 陈瀛澜,郝艳艳,郭夫江,等.蟾酥化学成分及药理活性研究进展[J].中草药,2017,48(12):2579－2588.

[78] 邱清华,邓绍云.五灵脂化学成分与药用研究进展[J].江苏科技信息,2015(11):76－78.

[79] 萨茹拉,温都苏毕力格,朝格巴达日呼,等.熊胆在蒙医药学中的应用[J].中国民族医药杂志,2019,25(1):53－55.

[80] 王亚苹,张凯月,张辉,等.鹿茸炮制方法、化学成分以及药理作用研究进展[J].吉林中医药,2019(4):484－486.

[81] 周宗元,王建,马骁.穿山甲的研究进展[J].中药与临床,2014,5(1):54－56,62.

三、学位论文

[82] 杨军.水红木及威灵仙的化学成分研究[D].郑州:河南大学,2010.

[83] 周施雨.阴地蕨化学成分提取分离及其生物活性分析[D].上海:上海师范大学,2019.

[84] 董玉琼.楤藤化学成分与药理活性研究[D].上海:上海交通大学,2011.

[85] 陈慧芝.雷丸化学成分及药理作用的研究[D].长春:吉林农业大学,2012.

四、网络数据

[86] 中国科学院植物研究所系统与进化植物学国家重点实验室. iPant. cn 植物智——中国植物＋物种信息系统[OL]. http://www. iplant. cn/.

[87] 重庆康洲大数据(集团)有限公司. 药智数据[OL]. https://db. yaozh. com/.

索　引

药物基原拉丁学名索引
（按字母排序）

药物中文名索引

（按笔画排序）